红河学院学术著作出版基金资助出版

本书为国家社科基金西部项目"哈尼族疾病信仰与治疗实践的医学人类学研究"（项目编号：10XMZ0022）成果

本研究受"中国宗教艺术遗产调查与数字化保存整理研究"国家社科重大项目以及 McGill University "Minorities in the Southeast Asian Research Massif Lab" "云南国际哈尼/阿卡社会历史与文化发展基地"资助。

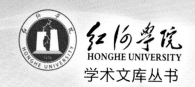

学术文库丛书

哈尼族疾病认知与治疗实践的医学人类学研究

徐义强　著

中国社会科学出版社

图书在版编目（CIP）数据

哈尼族疾病认知与治疗实践的医学人类学研究 / 徐义强著 . —北京：
中国社会科学出版社，2016.10
（红河学院学术文库）
ISBN 978 – 7 – 5161 – 8965 – 8

Ⅰ . ①哈…　Ⅱ . ①徐…　Ⅲ . ①哈尼族 – 民族医学 – 研究 – 中国
Ⅳ . ①R295.4

中国版本图书馆 CIP 数据核字（2016）第 226067 号

出　版　人	赵剑英
责任编辑	宫京蕾
特约编辑	大　乔
责任校对	朱妍洁
责任印制	何　艳

出　　　版	中国社会科学出版社
社　　　址	北京鼓楼西大街甲 158 号
邮　　　编	100720
网　　　址	http：//www.csspw.cn
发 行 部	010 – 84083685
门 市 部	010 – 84029450
经　　　销	新华书店及其他书店

印刷装订	北京市兴怀印刷厂
版　　　次	2016 年 10 月第 1 版
印　　　次	2016 年 10 月第 1 次印刷

开　　　本	710×1000　1/16
印　　　张	18.75
插　　　页	2
字　　　数	290 千字
定　　　价	59.00 元

《红河学院学术文库》总序

　　红河学院地处红河哈尼族彝族自治州州府蒙自市，南部与越南接壤。2003 年升本以来，学校通过对高等教育发展规律的不断探索、对自身发展定位的深入思考，完成了从专科到本科、从师范到综合的"两个转变"，实现了由千人大学向万人大学、由外延扩大到内涵发展的"两大跨越"，走出了一条自我完善、不断创新的发展道路。在转变和跨越过程中，学校把服务于边疆少数民族地区的经济社会发展、服务于桥头堡建设、服务于培养合格人才作为自己崇高的核心使命，确立了"立足红河，服务云南，辐射东南亚、南亚的较高水平的区域性、国际化的地方综合大学"的办学定位，凸显了"地方性、民族性、国际化"的办学特色，目前正在为高水平的国门大学建设而努力探索、开拓进取。

　　近年来，学校结合区位优势和独特环境，整合资源和各方力量，深入开展学术研究并取得了丰硕成果，这些成果是红河学院人坚持学术真理、崇尚学术创新，孜孜以求的积累。为更好地鼓励具有原创性的基础理论和应用理论研究，促进学校深入开展科学研究，激励广大教师多出高水平成果和支持高水平学术著作出版，特设立"红河学院学术著作出版基金"，对反映时代前沿及热点问题、凸显学校办学特色、充实学校内涵建设等方面的专著进行专项资助，并以《红河学院学术文库》的形式出版。

　　学术文库凸显了学校特色化办学的初步成果。红河学院深入实施"地方性、民族性、国际化"特色发展战略，着力构建结构合理、特色鲜明、创新驱动、协调发展的学科建设体系，不断加大力度推进特色学科研究，形成了鲜明的学科特色，强化了特色成果意识。学术文库的出版在一定程度上凸显了我校的办学特色，反映了我校学者在研究领域关注地方发展、关注民族文化发展、关注边境和谐发展的胸怀和视阈。

学术文库体现了学校力争为地方经济社会发展作贡献的能力和担当。服务社会是大学的使命和责任。学术文库的出版，集中展现了我校教师将科研成果服务于云南"两强一堡"建设、服务于推动边疆民族文化繁荣、提升民族文化自信、助推地方工农业生产、加强边境少数民族地区统筹城乡发展的追求和担当，为进一步促进民族团结、民族和谐贡献智慧和力量。

学术文库反映了我校教师在艰苦的条件下努力攀登科研高峰的毅力和信心。我校学者克服了在边疆办高等教育存在的诸多困难，发扬了蛰居书斋，沉潜学问的治学精神。这批成果是他们深入边疆民族贫困地区做访谈、深入田间地头做调查、埋头书斋查资料、埋头实验室做研究等辛勤耕耘的成果。在交通不畅、语言不通、信息缺乏、团队力量薄弱、实验室条件艰苦等不利条件下，学者们摒弃了"学术风气浮躁，科学精神失落，学术品格缺失"的陋习，本着为国家负责、为社会负责、为学术负责的担当和虔诚，展现了追求学术真理、恪守学术道德的学术品格。

本次得到学校全额或部分资助并入选文库的七部著作，涵涉文学、经济学、政治学、教育学等学科门类，是对我校学术研究水平的一次检阅。尽管未能深入到更多的学科领域，但我们会以旺盛的学术生命力在创造和进步中不断进行文化传承和科技创新，以锲而不舍的精神和舍我其谁的气质勇攀科学高峰。

"仰之弥高，钻之弥坚；瞻之在前，忽焉在后"，对学术崇高境界的景仰、坚韧不拔的意志和自身的天分与努力造就了一位位学术大师。红河学院人或许不敢轻言"大师级"人物的出现，但我们有理由坚信：学校所有热爱科学研究的广大师生一定能继承发扬过去我们在探索路上沉淀的办学精神，积蓄力量、敢于追梦，并为努力实现"国门大学"建设的梦想而奋勇前行。当然，《红河学院学术文库》建设肯定会存在一些问题和不足，恳请各位领导、各位专家和广大读者不吝批评指正，以期帮助我们共同推动更多学术精品的出版。

甘雪春

2013 年 10 月

目　　录

第一章

绪　　论

第一节　选题缘起

本研究旨在围绕着宗教信仰与疾病治疗这一主题，在云南省红河哈尼族地区进行田野调查，以宗教人类学和医学人类学的视角探讨一个族群的宗教观念、疾病观念与仪式治疗之间的关系。一直以来，笔者对于宗教的研究有着较为浓厚的兴趣，多年前，在硕士毕业论文选题的时候，就听从导师的建议选择了闽西客家地区的萨满（神媒）进行研究。但当时由于研究能力和视野局限，论文仅对萨满的文化呈现、社会结构以及与台湾乩童、鸾手等神媒的比较作了初步的探究，未能对萨满的仪式治疗部分进行有力的探讨。而大略了解萨满研究的人都知道，治病疗疾是萨满非常重要的一个职能特征。也因此笔者一直引以为憾事，期许以后能够有机会就此进一步有所拓展延伸。

研究哈尼族是到云南工作之后的事情。2007 年第一次从厦门来到红河，记得参加完单位的面试之后，笔者便独自背着包去了元阳梯田，当即被梯田的壮观所震撼，对哈尼人充满好奇，便决心以后来此工作。从厦门毕业之后，带着对彩云之南"异邦式"的想象，在亲友的不理解中毅然来到西南边疆云南红河哈尼族彝族自治州工作，从此开始了另一段人生旅程，而这也使笔者作为一个异乡人与一个古老神奇的民族结下了毕生的缘分。红河是我国哈尼族最为集中聚居的地区之一，红河哈尼族更因为规模宏大、连接云天的梯田美景享誉世界，吸引着海内外的游客前往观光，哈尼人也因此被认为是"大山的雕刻家"。同时，在漫长的历史长河中，在长期梯田耕作过程中，哈尼人创造了独具特色的文化系统如神话传说、哲学思想、宗教祭礼、史诗歌谣、节日庆典、人生礼俗等。但到红河工作，笔者似乎依然没从毕业论文的萨满中缓过神来，打算继续研究云南的各种萨满和神媒附体现象，由于刚开始工作，也并没有落实具体田野研究。

真正让笔者实际接触到哈尼族是缘于所服务的学校于 2008 年春季成立的国际哈尼/阿卡研究中心，并立项开展了国际哈尼/阿卡区域支系文化研究项目，计划对国内外哈尼/阿卡不同区域支系的文化进行系统的记录和整理研究。因为是人类学专业出身，笔者自然也就加入了研究中心和这一文化研究项目，因此契机，也有机会得以接触并深入到哈尼族村寨进行田野调查。2008 年暑假，调查组来到红河州元阳县马街乡登云村，调查研究那里的哈尼族郭合支系文化，数年后将成果出版。

从此以后，笔者有机会陆陆续续去往红河州的不少哈尼族村寨，认识了不少民间巫师、匠人及乡村教师等精英知识分子，几年下来，心中印象最为深刻的即是哈尼族极为丰富而又复杂的宗教仪式生活。在田野调查中，笔者沉湎于哈尼族老贝玛（笔者注：哈尼族的祭司和神职人员的尊称）对他所主持的仪式一次次神飞色舞的描述；惊讶于哈尼族拥有着如此丰富多彩的宗教信仰世界，保留着那般完整的鬼魂神灵体系；震惊于哈尼族一年之中竟然有将近 2/5 的日子与宗教仪式紧密联系。这些异文化的别样经历，恰好是文化人类学中所言的"文化震惊"（culture shock），而这样文化震惊的良好感觉强有力地吸引住了它的研究者。

据初步的估计，一年之中，哈尼人在宗教仪式中度过约五分之二的时间，每一个季节每一个月份都有不同的祭礼和农业礼仪，一个典型的哈尼村寨一年中，主要有"苦扎扎""昂玛突"（祭寨神）"开秧门""祭鬼""里玛主""喝新谷酒""献新米""祭火神""十月年"等仪式。而就个人来说，各种人生礼仪如出生礼仪、成年礼仪、婚姻礼仪、丧葬礼仪则伴随着每一个哈尼人的一生，各种叫魂祛鬼仪式见证了他们的成长。哈尼人在仪式里出生，在仪式里离开人世间[1]。

---

[1]　参见拙文《哈尼族的原始宗教信仰与仪式治疗》，《宗教学研究》2012 年第 1 期，232 页。

在这众多的仪式之中，存在着不少哈尼人受宗教影响之下的各种仪式治疗，它们占据着相当重要的地位，而这些治疗仪式的主持人便是哈尼族的巫师（哈尼语：师娘莫、尼帕等）、祭师（哈尼语：莫批）。这不由得让人再次联想到了远在千里之外的东南客家地区的神媒，同属广义上的萨满群体，所以笔者在研究的时候很自然地就常常把这两个往一处想，脑海里经常情不自禁将二者联系起来。当然也联想到了当时在仪式治疗研究上的不足，逐步让笔者开始产生了从宗教人类学的角度和医学人类学的角度对此进行研究的想法。在此后的每一次的田野中，笔者尽力搜集各种与仪式治疗和巫术有关的内容，试着体会哈尼族的"萨满"治疗疾病的机理，也试图理解一个族群千百年来所笃信的宗教观、身体观与治疗观念。

国内相关研究尤其是专门针对一个族群的仪式治疗进行专题研究还较为少见，而以哈尼族信仰文化及仪式治疗的专题研究目前尚属空白，此研究具有一定的理论意义和现实意义。2010 年春，笔者在多次田野调查所收集资料的基础上，以"哈尼族原始宗教信仰与治疗实践的医学人类学研究"和"哈尼族疾病信仰与医疗实践的医学人类学研究"为题分别申请云南省教育厅重点科研项目和国家社科基金项目，幸运的是，这两个项目最后都先后获得批准。这为本书的写作提供了良好的条件。

第二节 学科背景及相关研究动态

学术研究需要在前人研究基础上有所推进，就得了解其他学者已经关注的主题，也就是说知识谱系的梳理显得异常重要。本研究所关注的宗教仪式治疗，自然已经引起中外不少学者的关注。具体而言，对于仪式的研究业已成为人类学的经典研究领地，从爱德华·泰勒（Edward Tylor）、詹姆斯·弗雷泽（James Frazer）、埃米尔·杜尔凯姆（Emile Durkheim）、布罗尼斯拉夫·马林诺夫斯基（Bronislaw Malinowski）、马塞尔·莫斯（Marcel Mauss）、范·盖内普（Van Gennep）、维克多·特纳（Victor Turner）、列维－斯特劳斯（Claude Levi Strauss）到玛丽·道格拉斯（Mary Douglas）、克利福德·格尔兹（Clifford Geertz），呈现出一个比较明晰的研究历程。这些散发着智慧灵感的研究所彰显的仪式原理，例如范·盖内普的"过渡仪式"、列维－斯特劳斯的"仪式结构"、特纳的"仪式阈限"，同样对本书的"仪式治疗"的理解大有裨益。令人欣喜的是，关于仪式的梳理，已经有不少学者致力其中，他们或者对仪式各个要素进行评述①，或者对仪式行为和实践进行分类②，或者就仪式理论流变进行梳理③。这些学术史回顾均已达到较高的水平，本研究无意重复研究，兹不赘述，而是直接从仪式的回顾转入到有关"宗教仪式治疗"的梳理中来。

　　仪式治疗最早起源于何时？恐怕这是很难准确考证的，但是毋庸置疑的事实是，它有着十分悠久的历史，当远古人类于生活中遭遇着不幸，面临着病痛时，仪式治疗就随之出现了。彼时可能只是偶尔的进行，可能还只是十分简单的几道仪式程序，抑或还只是家中长者或部落酋长随意的主持。但是某种程度上也反映着人类与疾病灾难做斗争的历程，仪式治疗的大量出现应该是人类社会出现专门化职业化的宗教人员以后④。

　　可以说，仪式治疗在中国人的生活中留下了很深的印记，对中国社会产生过一定的影响。对于这样一个有意义也有意思的话题，中外学者都给予了积极广泛的关注⑤，展开了多学科多面向的研究，涌现出了不少研究成果。有的从巫医的层面来探讨（宋镇豪、张太教等），有的从巫蛊"非常意识形态"的角度来研究（邓启耀等），有的从精神疾病去分析（例如凯博文试图从科学的角度为乩童疗病寻找证据），有的将之纳入多元医疗体系（刘小幸、张实等），有的从心理治疗层面来剖析（列维－斯特劳斯等），有的从身体观切入（颜学诚、余舜德等）……本书主要从与仪式治疗相关的几个研究角度来加以叙述，试图一览前贤

---

　　① 彭兆荣：《人类学仪式研究评述》，《民族研究》2002年第2期。

　　② 彭文斌、郭建勋：《人类学视野下的仪式分类》，《民族学刊》2011年第3期。

　　③ 彭兆荣：《人类学仪式理论的知识谱系》，《民俗研究》2003年第2期；彭兆荣：《仪式谱系：文学人类学的一个视野》，四川大学博士学位论文，2002年。

　　④ 关于巫师的专门化历程，可参考拙文《巫与中国文化源头》，《中西文化研究》2007年第2期。

　　⑤ 这其中，关于仪式治疗的各种零星的、民俗式、传说式、逸闻式记载，若仔细梳理的话，不可谓不多，但是相比较而言，真正学术意义上的独立研究要少很多。

在此领域做出的探索脚步与不懈努力。当然，有很多研究是游离于宗教、医学、心理各个学科视角之间而无法绝对分割的，笔者谨按照该研究所反映的主要视角进行大致粗略的归类。

一 宗教信仰与治疗仪式研究：从"仪式中的治疗"到"仪式治疗"

人类仪式治疗最早即与宗教信仰紧密联系在一起，所以对于仪式治疗最先的研究也就多从宗教的角度展开，比如在宗教学研究领域，宗教仪式治疗往往最容易让人联想到的就是"巫医"。的确，从语言学上来看，巫与医本就同源一体，繁体字的医写作"毉"，这反映了二者的深厚联系。更有意思的是《论语》里有一段说道：

> 子曰："南人有言曰：'人而无恒，不可以作巫医。'善夫。"
> "不恒其德，或承之羞。"子曰："不占而已矣。"

其大意是：孔子说，南方人认为人如果缺少了恒心这样的品德，就不要去当巫师和医生。这主要反映了孔子对做巫师和医师职业所需美德的重视，把二者相提并论且平等看待恰恰反映了古时巫与医两种职业的紧密关系。

巫师在古代拥有相当高的地位，比如著名的大巫巫彭，《吕氏春秋·勿躬》曰："巫彭作医"，《说文》曰："医，治病工也……古者巫彭初作医。"以上皆说明大巫是中国古代重要的医者，也有不少学者甚至怀疑认为巫彭可能就是彭祖。再有，作为巫师集团崇拜的大神巫咸又被认为是古帝王尧之医师，《太平御览》卷七二一引《世本》说："巫咸，尧臣也，以鸿术为帝尧之医。"就巫的职能而言，主要是以舞降神，救灾祛病。《周礼·春官》载：

> 司巫掌群巫之政令。若国大旱，则帅巫而舞雩；国有大灾，则帅巫而造巫恒；祭祀，则共匰主，及道布，及蒩馆。凡祭事，守瘗。凡丧事，掌巫降之礼。
> 男巫掌望祀、望衍、授号，旁招以茅。冬堂赠，无方无算；春

招弭，以除疾病。王吊，则与祝前。

　　女巫掌岁时祓除、衅浴、旱暵，则舞雩。若王后吊，则与祝前。凡邦之大灾，歌哭而请。

　　可见当时巫的职能大约是：大旱大灾之时要求雨祭祀，丧葬时候主持礼仪，此外就是"除疾病"①。陈来先生补充认为在小邦国以及民间，巫的职能可能与王朝的巫官略不同，下层的巫可能更多的是执行祛病、禳祸、占卜、除不祥及参掌丧祭等②。

　　也因此，将仪式治疗放置于"巫医"的视域来研究是一个比较传统的视角。在此大的视域下，有的从历史的角度论述巫医之间同源关系，多认为医源于巫，一些研究通过历史上各个朝代的巫医状况的考察，论证巫、医的历史渊源关系。例如一些研究认为传统的中医里就充满着原始巫术思维，中医既吸收了巫术中的积极因素又消除了巫术中的一些消极因素，从而论述了中医与巫术之间紧密相连的关系。这方面多是从事历史及宗教学的学者③。而考古学者主要依仗考古出土的文物资料来考证上古时期的疾病观念和治疗方法，大部分是巫医的治疗也即主要是向

---

① 徐义强：《巫与中国文化源头》，《中西文化研究》2007 年第 2 期。

② 陈来：《古代宗教与伦理——儒家思想的根源》，生活·读书·新知三联书店 1996 年版，第 36 页。

③ 有关的研究可参见严一萍《中国医学之起源考略》，《大陆杂志》1951 年第 8 期，第 20—22 页；文欣《神秘的古代巫医》，《医学文选》1994 年第 5 期；张太教《巫术与巫医》，《常熟理工学院学报》2007 年第 5 期；钟克勋《"巫医"小考》，《南充师院学报》（哲学社会科学版）1982 年第 4 期；沈晋贤《医巫同源研究》，《南京中医药大学学报》（社会科学版），2003 年第 4 期；鲍晓东《试论巫文化中"巫医一体"的盛衰》，《江西中医学院学报》2003 年第 4 期；姜洪波《赫哲巫医分离、分立过程探析》，《黑龙江民族丛刊》1992 年第 2 期；刘运好、李飞《"巫医"非为贱业考释——〈论语〉"人而无恒，不可以作巫医"的文化阐释》，《孔子研究》2007 年第 1 期；华云《巫医与医学》，《中国中医药现代远程教育》2006 年第 1 期；张素玲等《从祝由看古代巫术的医疗作用》，《洛阳师专学报》1997 年第 6 期；李春兴《台湾中医药史略（一）——台湾民俗医药与巫医时期》，《中华医史杂志》1997 年第 1 期；余新忠《清代江南医疗中的"迷信"行为考察》，"国家、地方、民众的互动与社会变迁"国际学术研讨会暨第九届中国社会史年会会议论文，2002 年；詹鄞鑫《巫术：医药诞生的产婆》，《寻根》1996 年第 4 期；符友丰《"醫"字新释——兼考医、巫先后》，《医古文知识》1997 年第 2 期；马力《医巫同源与分离》，《贵州大学学报》（社会科学版）1998 年第 6 期；何裕民、张晔《走出巫术丛林的中医》，文汇出版社 1994 年版；漆浩《医、巫与气功——神秘的中国养生治病术》，人民体育出版社 1990 年版；[美]霍·W. 哈葛德著，张炜改编《从巫到医》，上海书店出版社 2002 年版。

神鬼祭祀、祈求以求病愈①。例如刘昭瑞先生在相关早期道教考古研究中介绍了古籍中多有占卜、祭祀活动，他的研究认为近年出土的秦祷病玉简中的文字正是一篇望祭的告神祷辞，且以行政的方式举国参与。举行对一国之望的祭祀以为一国之君禳灾祛病，是古代社会望祭的主要内容之一②。这正属于本书所界定的公共仪式治疗活动。

还有的学者则论述巫医的文化含义③，认为是巫术文化与医术的一种极其粗糙的结合，巫医体现了原始宗教的文化遗存，反映了原始思维特征。也有的站在"科学"的立场视之为"伪科学"，这方面多是接受生化医学培训的医务人员和从事医学研究的学者④。

目前，在我国从事民族医学研究工作的主要是医学领域的专家，他们除了进行民族医学典籍整理以外还开展了若干方面的研究⑤。但存在的不足是长期接受生化医学培训的医务人员和从事医学研究的学者对于巫医的看法往往站在"科学"／"伪信"的维度展开，都几乎认为自己属于"科学的"因而是"正确的"营垒。以西方生物医学为出发基点，

---

① 丁山：《释疾》，《中央研究院历史语言研究所集刊》第 1 本第 2 册，1930 年；陈梦家：《商代的神话与巫术》，《燕京学报》第 20 期，1936 年；胡厚宣：《殷人疾病考》，《甲骨学商史论丛初集》第 3 册，成都齐鲁大学国学研究所专刊，1944 年；胡厚宣：《论殷人治疗疾病之方法》，《中原文物》1984 年第 4 期；宋镇豪：《商代的巫医交合和医疗俗信》，《华夏考古》1995 年第 1 期；宋镇豪：《商代的疾患医疗与卫生保健》，《历史研究》2004 年第 2 期；刘玉堂、贾海燕：《马王堆帛书〈五十二病方·祛疣〉所涉之巫术与民俗》，《中南民族大学学报》2009 年第 1 期；张杰：《试论殷人对疾病及其治疗的认识》，郑州大学硕士学位论文，2002 年；李零：《绝地天通——研究中国早期宗教的三个视角》，《法国汉学》第六辑，中华书局 2002 年版；李零：《先秦两汉文字史料中的"巫"》，《中国方术考》，东方出版社 2001 年版；李零：《中国方术续考》，中华书局 2006 年版。

② 刘昭瑞：《考古发现与早期道教研究》，文物出版社 2007 年版；刘昭瑞：《秦祷病玉简、望祭与道教投龙仪》，《四川文物》2005 年第 2 期。

③ 相关研究参见李文彦《巫医现象的文化学反思》，《医古文知识》1999 年第 2 期；刘宗碧《贵州东部侗族"巫医"及其文化内涵》，《民族论坛》1997 年第 3 期。

④ 反映这方面倾向的研究例如：无非、张祖：《巫医：社会肌体的毒瘤》，《中国防伪》2004 年第 3 期；周世武：《入院前经巫医治疗住院精神病人 335 例资料分析》，《中国民政医学杂志》1996 年第 5 期；武树明、王继恒：《蒙族地区精神疾病患者看巫医行为分析》，《中国民政医学杂志》1995 年第 1 期；应文辉：《求医问药　实话实说——四、不要相信游医、神医和巫医》，《开卷有益·求医问药》2001 年第 5 期；郑焕金、王东辉等：《农民接受巫医处置的调查报告》，《中国健康教育》1992 年第 6 期；潘志丽、刘洋、潘艳丽：《解析当代巫医存在的原因》，《中医药管理杂志》2010 年第 5 期；王晓光：《与迷信巫术相关的精神障碍 30 例临床分析》，《苏州大学学报》（医学版）2003 年第 3 期。

⑤ 张有春：《医学人类学的社会文化视角》，《民族研究》2009 年第 2 期。

对于其他医学体系（如巫医）视之为"伪科学""迷信的"因而是"错误的"，不少持有一定的价值判断。但是笔者认为各个区域或族群的医疗知识不应简单地用生化医学的理性来衡量和评价，至少不能用一种标准判断另一个不同范畴的系统，这种根深蒂固的以自己的医疗知识为优越的偏见恰是另一种变相的文化中心主义①。

中国历代关于巫术及其相关活动的记载内容十分丰富，在中国古代的典籍史书如《周礼》《左传》中就有着大量关于巫术、巫医、占卜等活动记载，为后人提供了丰富的古代巫文化图景。但是真正对巫术进行学术意义上的研究大约始于 20 世纪 20 年代，中山大学 1926 年成立民俗学会，并且相继出版了《福建三神考》《龟神考》《迷信与传说》等著作。在国内外有关巫术的研究中，也可以梳理出不少涉及巫术与疾病的仪式治疗的内容，由于这些研究并非专门研究仪式治疗，本书不准备进行详细梳理②。加之此领域涉及面极为广泛，兹仅试举其中与人类学研究相近的几例。

人类学家弗雷泽（Frazer，J. G. ）在《金枝》中进行了经典的巫术研究，他所提出的相似律（law of similarity）和接触律（law of contact）仍然是适用于仪式治疗分析的原点之一。在疾病治疗中使用巫术的原因和选择上，人类学家马林诺夫斯基（Bronislaw Malinnowski）在研究巫术时，就曾经指出：人们只有在知识不能完全控制处境及机会的时候才使用巫术，巫术应用最广的地方，就在人们忧乐所系的康健上，在初民社

---

① 徐义强：《医学的文化视角：基于医学人类学的理念》，《南京医科大学学报》（社会科学版）2012 年第 1 期。

② 如宋兆麟：《巫与巫术》，四川民族出版社 1989 年版，《巫觋——人与鬼神之间》，学苑出版社 2001 年版；高国藩：《中国民俗探微——敦煌巫术与巫术流变》，河海大学出版社 1993 年版；高国藩：《中国巫术史》，上海三联书店 1999 年版；臧振：《蒙昧中的智慧——中国巫术》，华夏出版社 1994 年版；胡新生：《中国古代巫术》，山东人民出版社 1998 年版；张紫晨：《中国巫术》，上海三联书店 1999 年版；詹鄞鑫：《心智的误区：巫术与中国巫术文化》，上海教育出版社 2001 年版；刘黎明：《宋代民间巫术研究》，巴蜀书社 2004 年版；吴成国：《六朝巫术与社会研究》，武汉出版社 2007 年版；米尔恰·伊利亚德：《神秘主义、巫术与文化风尚》，光明日报出版社 1990 年版；等等。相关论文有童恩正：《中国古代的巫》，《中国社会科学》1995 年第 5 期；沈怀灵：《巫：上古文化的创造者和传承者》，《云南民族学院学报》1998 年第 4 期；孙家洲：《汉代巫术民俗与巫风初探》，《世界宗教研究》1994 年第 1 期；张晓芸：《浙北农村民间巫信的生存逻辑》，华东师范大学 2011 年硕士学位论文；等等。

会中几乎一切有关于疾病的事都是靠巫术的①。

江绍原先生在《发须爪：关于它们的迷信》中分析了古今关于发、须、爪三种人体身上细小物品的风俗与迷信，介绍了发、须、爪被认为有药物的功效，指出发须爪三件小事物与古今人的药物观、治疗观、病因观、身心关系观、祭观、刑观、时观、死观、死后生存观等都有关联②。他还有不少分析巫术的作品，近年重新整理出版《江绍原民俗论集》。再如厦门大学林惠祥在 1934 年出版的《文化人类学》中专门辟出"魔术、禁忌及占卜""巫觋"等章，研究介绍了巫术的原理和机制，如"人类如有感觉异样的痛苦受了伤心的损失的，便都指为妖巫的作祟。暴风雨的发生，谷物的损失，家畜的骤毙，都是妖巫所致。甚至无论何人的生病都是因为一个妖巫贬了他一眼，或是用蜡做他的像放在火上烘烤"③。中山大学人类学系的梁钊韬先生在其 1941 年写就的《中国古代巫术——宗教的起源和发展》④ 中就论述了巫术及其起源的理论、生机观的中国巫术要素。在巫术分类里专门列出"巫医术——指巫术治疗疾病的方法"部分，书中精彩论述也间接涉及巫术治疗的机理。这是我国首部对巫术进行系统性研究的著作。

许烺光先生考察了民家人"打醮"仪式，所著的《驱逐捣蛋鬼》⑤探讨了一场由霍乱引起的巫术仪式治疗。当地人认为捣蛋者可能是某个神灵和亡魂，引发霍乱，为了应付霍乱而纷纷采用祭祀祖灵、打醮仪式、法术、道德戒律等手段。书中还涉及当地人对疾病的认知和态度，并且认为这是一种应对危机的方式。作者强调不能简单地说魔法与宗教就是非理性的，而是更多地受到了所处社会与文化模式的影响。

与巫术相关的其实还有"巫蛊""巫毒"。邓启耀先生基于多年在西南的实地田野调查，收集了大量的第一手资料，并以多次扣人心弦的

---

① 参见［英］马林诺夫斯基《巫术、宗教、科学与神话》，中国民间文艺出版社 1986 年版；［英］马林诺夫斯基著，费孝通译：《文化论》，华夏出版社 2002 年版，第 55、59 页。

② 江绍原：《发须爪：关于它们的迷信》，上海开明书店 1928 年版。

③ 林惠祥：《文化人类学》，商务印书馆 1934 年版。

④ 梁钊韬：《中国古代巫术——宗教的起源和发展》，中山大学出版社 1999 年版。

⑤ ［美］许烺光：《驱逐捣蛋者——魔法·科学与文化》，台湾：南天书局 1997 年版。

精彩亲身经历为基础，用优美的笔触著成《中国巫蛊考察》①。首开巫蛊的医学人类学研究，为世人揭开了巫蛊的神秘面罩，并打破了学界的禁区，进一步将其扩展为非常文化心态和非常意识形态的层面。对巫蛊病症的诊断提出了一个跨文化的精神病学话题，为研究蛊毒奠定了一块坚固的基石，引起学界广泛重视。我们可以从中归纳出，巫蛊的存在实际上是一种关乎信仰、物质、人际关系等合力的复合式存在，而这正是医学人类学的若干基本假设。李瑶的《巫蛊方术之祸》② 则主要从历史的角度选取史书中汉代以后发生在宫廷中频繁出现的施蛊与方术活动，对有关巫蛊之祸进行描述。广西民族大学黄世杰的《蛊毒：财富和权力的幻觉》对蛊毒作了系统的人类学考察和梳理，对蛊毒的定义、种类、制蛊的方法、蛊毒病因和治疗等方面作了一个全面的探索③。吉首大学历史系陆群教授的《湘西巫蛊》④ 一书以实地调查材料为依据，真实地再现湘西民间社会中的巫蛊之情况，并对巫蛊产生的历史根源及社会根源进行剖析。

　　新中国成立后，我国开展了大范围的民族识别和民族社会文化历史调查工作，整理出大量的一手少数民族社会文化的调查报告，其中一些是有关少数民族原始宗教信仰及巫术治疗方面的资料。有关民族医学的研究也开展起来，部分人类学家在这基础上作了一些初步探索。其他关于巫术治疗的还有很多，他们均从不同的地域文化中发掘巫术活动仪式，也都不同程度上触及仪式治疗⑤。

---

　　① 邓启耀：《中国巫蛊考察》，上海文艺出版社 1999 年版，该书在台湾另由中华发展基金管理委员会和汉忠文化事业股份有限公司 1998 年联合出版。

　　② 李瑶：《巫蛊方术之祸》，广西民族出版社 1995 年版。

　　③ 参见拙文《近三十年我国医学人类学研究的回顾与反思》，《思想战线》2011 年第 3 期；黄世杰《蛊毒：财富和权力的幻觉——南方民族使用传统毒药与解药的人类学考察》，广西民族出版社 2004 年版。

　　④ 陆群：《湘西巫蛊》，民族出版社 2006 年版。

　　⑤ 玉时阶：《壮族巫术、巫师与巫医》，《世界宗教研究》2011 年第 2 期；玉时阶：《壮族巫医初探》，壮学首届国际学术研究会论文，中国广西社会科学院壮学研究中心 2004 年版；马丹丹：《迷狂的家户经验——王屋山巫医仪式的一项考察》，《北方民族大学学报》（哲学社会科学版）2009 年第 5 期；刘有安：《人类学视野下的汉族民间巫术研究——以宁夏南部汉族的"送病消灾"巫术为例》，《江南社会学院学报》2008 年第 2 期。相关学位论文有张劲夫：《从"页尼登"到"哈空"》，广西民族大学硕士学位论文，2008 年；李智：《湖北武当地区的"叫魂"习俗》，北京师范大学硕士学位论文，2008 年；朱飞：《彝族地区的巫文化探析》，四川大学硕士学位论文，2005 年。

应该指出的是，以上这些研究主要着眼点是对宗教、仪式与信仰进行研究，只是旁及了仪式治疗的领域，并没有形成对仪式治疗研究的学术自觉。真正以之为直接研究对象者则属以宗教人类学的视角，从宗教信仰角度来研究治疗仪式[①]。因此这里存在着一个从"仪式中的治疗"到"仪式治疗"研究转变的过程。

在宗教信仰与治疗方面，最具特色的便是萨满信仰与仪式治疗的研究。作为一种民间宗教医疗体系，萨满仪式的医疗一直备受行为科学、心理学、医学等诸学科学者的关注，涌现出一批影响深远的论著[②]。这些研究将萨满文化和治疗看作一种原生性的宗教文化现象及一种地方性知识，对于萨满治疗的文化内涵和象征意义、仪式的特征及治疗机制、治疗效果、医疗法则均作出有益的探索，也与西方生化医疗模式开展了对话。其中，《蒙古族萨满医疗的医学人类学阐释》一书值得关注，作者乌仁其其格是我国少数几位专攻宗教信仰医疗并取得博士学位的学者之一。本书基于其博士学位论文而成，有学者做出如下评价："本书是国内第一部从医学人类学的角度对蒙古族萨满医疗进行系统研究的专著。书中从民族精神病学的角度对安代疗法进行的阐释具有一定创新性。书中大量关于蒙古族萨满医疗的民族志描述，为医学人类学对民族传统医学的进一步研究积累了宝贵的资料。"[③]

---

① 此方面研究如罗宗志：《生命经验底下的信仰疗法：广西一个盘瑶村落的巫医研究》，广西民族大学硕士学位论文，2003 年。相关论文有郑志明：《〈赤松子章历〉与生死的仪式治疗》，《宗教学研究》2010 年第 S1 期；姜又春：《梅山宗教的医疗民俗》，《民族论坛》2012 年第 4 期；朱力平：《传统宗教与佤族疾病观》，《思茅师范高等专科学校学报》2007 年第 2 期；张劲夫、温美珍：《拉祜族神灵信仰与占卜习俗初探——一个拉祜族村落的宗教人类学考察》，《思茅师范高等专科学校学报》2008 年第 4 期；张岚、董明姣：《瑶族"度戒"仪式的医学意义》，全国第十一届中医医史文献学术研讨会会议论文，2008 年；徐义强：《哈尼族的原始宗教信仰与仪式治疗》，《宗教学研究》2012 年第 1 期。

② 孟慧英：《中国北方民族萨满教》，社会科学文献出版社 2000 年版；色音：《东北亚的萨满教》，中国社会科学出版社 1998 年版；色音：《萨满治病仪式的医学人类学阐释》，孟慧英主编《当代中国宗教研究精选丛书·原始宗教与萨满教卷》，民族出版社 2008 年版；乌仁其其格：《蒙古族萨满医疗的医学人类学阐释》，内蒙古人民出版社 2009 年版；乌仁其其格：《萨满教宗教治疗仪式的人类学分析——以科尔沁博的医疗活动为个案》，《中央民族大学学报》（哲学社会科学版）2007 年第 6 期；乌仁其其格：《蒙古族萨满教宗教治疗仪式的特征及治疗机理的医学人类学分析》，《西北民族研究》2008 年第 3 期；乌日古木勒：《安代传说与治疗仪式》，《民族文学研究》2010 年第 1 期。

③ 陈华：《〈蒙古族萨满医疗的医学人类学阐释〉评介》，《人类学学报》2010 年第 4 期。

　　彝族学者巴莫阿依在其一系列作品中探讨了彝族原生宗教信仰与彝族人对疾病和健康的认知，认为凉山彝族的疾病认知与其传统信仰密切相关。仪式治疗是彝族传统医疗实践的一个重要组成部分，生病与治病对于凉山彝族人来讲，不仅是一种生理的过程与感受，也是一种信仰的经历与体验，疾病与心理和信仰密不可分①。

　　此外，张振江教授也在相关田野调查资料上发现"日常生活中发生不能理解的、奇怪的非常规事件是人们求助于巫术的基本原因，而遭遇疾病和财产方面的异常则是人们使用巫术的两个具体的主要原因"②。云南省社会科学院李永祥研究员探讨了彝族的疾病观念与传统疗法，作者通过彝族尼苏人的人类学田野调查认为："在社区医疗事业不断发展和农村医疗保险制度逐渐完善的今天，尼苏人的疾病观念和传统治疗法仍发挥着较大的作用，彝族社区中的常见病和多发病多是靠传统仪式方法治疗的。彝族人对于传统方法的认同不能被简单地归因于经济困难，它是与彝族的传统信仰和知识体系密切联系在一起的。"③

　　海外方面，美国马萨诸塞理工学院教授席文（Natham Sivin）著有《用中国传统的礼仪治病》，他是致力于中国科学史与文化史研究的著名汉学家、道教研究者。由于他本人对古代道教有较深的研究，因此较多关注到的是道教与医疗、中医与治疗、宗教仪式与治疗、巫术治疗、炼丹术和天文学的内容。著有：《中国炼丹术初步研究》（*Chinese Alchemy*：*Preliminary Studies*，1968 年）、《传统医学在近代中国》（*Traditional Medicine in Contemporary China*，1987 年）、《中国古代的医学、哲学和宗教：研究者和反应》（*Medicine*，*Philosophy and Religion in Ancient China*：*Researches and Reflections*，1995 年）。

　　值得单独介绍的是台湾一些历史学学者从宗教史、医疗史、疾病史

---

　　① 巴莫阿依：《凉山彝族的疾病信仰与仪式医疗》，《宗教学研究》2003 年第 1、2 期；巴莫阿依：《彝人的信仰世界》，广西人民出版社 2004 年版。
　　② 张振江、苏慕烽：《三洞水族使用巫术的原因初探》，《思想战线》2011 年第 3 期，第 22 页。
　　③ 李永祥：《彝族的疾病观念与传统疗法——对云南赫查莫村及其周边的个案研究》，《民族研究》2009 年第 4 期。

的角度辅以历史人类学的方法进行的研究①，他们借助于历史文献，广泛地探讨了早期道士的医疗活动及其医术、方术与医学、六朝时期的巫觋与医疗、东汉晚期的疾疫与宗教等宗教与医疗的议题。又借助于田野调查，开展了乩童和民间治疗者的研究，代表者如"中央研究院"历史语言研究所的蒲慕州②、林富士③、祝平一④、李宗焜⑤、李建民⑥等。

　　历史语言研究所在 1997 年 7 月成立了生命医疗史研究室，展开了为期三年的"中国历史上的医疗与社会"主题研究。召开了"中国十九世纪医学""洁净的历史""养生、医疗与宗教""健与美的历史""疾病的历史"等专题研讨会⑦。从 2002 年开始，他们开展了"宗教与医疗"研究计划，林富士主要负责巫医传统和乩童治疗仪式，李宗焜负

　　① 此领域，笔者另有专文详细介绍。参见拙文《近四十年来台湾医疗人类学研究回顾与反思》，《世界民族》2014 年第 4 期。

　　② 蒲慕州：《古代宗教与信仰》，台湾大学，2002 年。

　　③ 林富士相关研究专书有《汉代的巫者》，台湾：稻乡出版社 1988 年版；《孤魂与鬼雄的世界——北台湾的厉鬼信仰》，台湾：台北县立文化中心 1995 年版；《疾病终结者——中国早期的道教医学》，台湾：三民书局 2001 年版；《中国中古时期的宗教与医疗》，台湾：联经出版事业公司 2007 年版。论文有《试论汉代的巫术医疗法及其观念基础》，《史原》16（1987）：29—53；《试论〈太平经〉的疾病观念》，《中央研究院历史语言研究所集刊》62. 2（1993）：225—263；《东汉晚期的疾疫与宗教》，《中央研究院历史语言研究所集刊》66. 3（1995）：695—745；《中国六朝时期的巫觋与医疗》，《中央研究院历史语言研究所集刊》70. 1（1999）：1—48；《头发、疾病与医疗——以汉唐之间的医学文献为主的初步探讨》，《中央研究院历史语言研究所集刊》71. 1（2000）：67—235；《试论中国早期道教对于医药的态度》，《台湾宗教研究》1. 1（2000）：107—142；《疾病与"修道"：中国早期道士"修道"因缘考释之一》，《汉学研究》19. 1（2001）：137—165；《中国早期道士的医疗活动及其医术考释：以汉魏晋南北朝时期的"传记"资料为主的初步探讨》，《中央研究院历史语言研究所集刊》73. 1（2002）：43—118；《医者或病人：童乩在台湾社会中的角色与形象》，《中央研究院历史语言研究所集刊》76. 3（2005）：511—568。

　　④ 祝平一：《宋、明之际的医史与"儒医"》，《中央研究院历史语言研究所集刊》2006 年第 77 期，第 401—449 页；《通贯天学、医学与儒学：王宏翰与明清之际中西医学的交会》，《中央研究院历史语言研究所集刊》1999 年第 70 期，第 165—201 页；《展望台湾的科技与医疗史研究：一个台湾当代知识社群的分析》，《中央研究院台湾史研究所集刊》1999 年 4 卷 2 期，第 157—174 页。

　　⑤ 李宗焜：《从甲骨文看商代的疾病与医疗》，《中央研究院历史语言研究所集刊》第 72 期第二份，2001 年 6 月。

　　⑥ 李建民：《方术·医学·历史》，台湾：南天书局 2000 年版；《尸体、骷髅与魂魄——传统灵魂观新论》，《当代》90（1993）：48—65；《生命史学——从医疗看中国史》，台湾：联经出版事业公司 2008 年版；《发现古脉——中国古典医学与数术身体观》，社会科学文献出版社 2007 年版。

　　⑦ 参见林富士《"疾病的历史"研讨会纪要》，《中华医史杂志》2000 年第 4 期。

责从考古资料中探讨上古宗教中的医疗实践和观念，李建民负责方术与身体观研究，宋锦秀负责民间生育和疾病习俗。另外还有若干成员分别负责制度性宗教如佛教、道教、伊斯兰教与医疗文化之间的关系。这个研究群体有较好的国学功底，又在英美等著名大学受过严格的学术训练，有着中西文化广阔的视野，对于人类学也有很深的理解。因此，无论是研究视角还是研究主题都有着较为不同的研究特色。

　　台湾的人类学界也一贯关注宗教与仪式治疗，在对巫术的仪式治疗研究上用力甚勤，成果颇丰①。因之历史的原因，台湾的人类学学科本身就比大陆总体上更为发达，研究力量更为强大，其学术传统亦一直延续而并未像大陆那样中断又复兴。并且，很多在西方获得博士学位回来的学者接触到西方医学人类学的理论，一方面有着西方的视角，可另一方面又重视与传统文化的结合。比如一些学者对道教和气的研究以及对人文疗愈的本土心理学研究，体现着很好的本土关怀，在此基础上，业已形成了若干本土理论与框架体系。根据行政院国科会、蒋经国基金会、中研院提供的数据②，笔者筛选出部分与医疗人类学关联的主题计划，列表如下：

表1　　　　台湾医疗人类学相关的部分研究计划（1988—2012年）

研究主题	主持人	服务单位	执行期间（年）	研究来源
台湾山地乡居民健康状况及医疗需求调查报告	张珣	台湾"中研院"	1988	"行政院"卫生署
台湾妇女的医疗行为：以宜兰季新村为例	林淑蓉	台湾"清华大学"	1993—1994	国科会计划
文化、气与传统医学科际综合研究	李亦园	台湾"中研院"	1994—1996 1997—2000	"中研院"主题研究计划
中国侗族之民族医疗研究	林淑蓉	台湾"清华大学"	1994—1995	蒋经国国际学术交流基金会
性别的文化建构：性别、身体与食物	林淑蓉	台湾"清华大学"	1994—1996	国科会计划
精神疾病的文化建构：一个人类学的研究	林淑蓉	台湾"清华大学"	1998—1999	国科会计划

　　①　在台湾"中研院"民族研究所余光弘老师的大力联络与全力帮助之下，2006年7月，以学术探察为主要内容的台湾之旅得以成行。笔者也因此一直比较关注台湾人类学界的动态，在此要特别感谢余老师多年来的指数与提携。

　　②　关于台湾医疗人类学研究，笔者曾经专门请教台湾"中研院"民族研究所张珣研究员与刘绍华研究员，承蒙二位热心告知台湾医学人类学动向，惠泽之教，一并感谢。

研究主题	主持人	服务单位	执行期间（年）	研究来源
身体修炼与宗教实践：一个佛教团体禅坐个案的研究	余舜德	台湾"中研院"	2000—2001	国科会计划
麻风病与当代中国现代性的发展：医疗卫生人员及其实作的生命史	刘绍华	台湾"中研院"	2000—2012	国科会计划
精神疾病、药物治疗及再妥协的自我与认同	林淑蓉	台湾"清华大学"	2000—2001	国科会计划
钱币与治病仪式：海岸阿美族一个巫师流派的兴起与没落	黄宣卫	台湾"中研院"	2002—2003	国科会计划
食物冷热与文化感知的方式	余舜德	台湾"中研院"	2002—2003	国科会计划
宗教与医疗	林富士	台湾"中研院"	2002—2004	"中研院"主题研究计划
感官经验与中国传统医学	余舜德	台湾"中研院"	2004—2008	蒋经国国际学术交流基金会
体现与自我认同：精神分裂症患者的感官世界	林淑蓉	台湾"清华大学"	2004—2005	国科会计划
感同"身"受：日常生活与身体感的文化研究	余舜德	台湾"中研院"	2005—2007	"中研院"主题研究计划
另类成年礼：中国西南地区的吸毒、艾滋病与流动青年	刘绍华	台湾"中研院"	2008—2010	国科会计划
文化及心理疗愈的本土化生成：伦理照顾的种种技艺之研究—噶玛兰与阿美族巫师治病过程的再现研究—性别、历史记忆与聚落空间	刘璧榛	台湾"中研院"	2008—2011	国科会计划
影像与医疗的历史	李贞德	台湾"中研院"	2008—2010	"中研院"主题研究计划
物与身体感的社会生命史：以台湾茶的"绿茶化"为例	余舜德	台湾"中研院"	2009—2011	国科会计划
原住民国中小学健康医学教育课程教学与评量模式建构	周惠民	台湾"中研院"	2009—2013	国科会计划
国际 NGO 与中国的国家与社会关系：以麻风病为例	刘绍华	台湾"中研院"	2011—2013	国科会计划
排湾古楼女巫师生命史与成巫仪式研究	胡台丽	台湾"中研院"	2012—2014	国科会计划
台湾少数民族的社区脆弱性与健康研究	黄树民郑泰安	台湾"中研院"	2012—2014	"中研院"主题研究计划

　　我们从表中，可以发现宗教仪式治疗在其中占据不少分量，吸引住大量的研究力量，并且取得不俗的成绩。在研究倾向上，台湾医疗人类学总体上受宗教人类学影响很大，学者多从宗教与医学的角度开始医学

人类学研究，尤其是乩童研究富有台湾特色。可以说，如果要论台湾医疗人类学的特色，那就是以宗教仪式治疗研究为多，例如医疗人类学的重要人物李亦园、张珣也都是著名的宗教研究专家，这恐怕也与台湾民间信仰发达而宗教人类学极为成熟有关。

刘枝万先生在台湾的瘟疫神信仰研究中就谈到了瘟神与民俗医疗的关联①。吴燕和在《排湾族东排湾群的巫医与巫术》（1965）中基于东排湾地区的田野调查，详细地论述了排湾族东排湾群的疾病观念、巫医文化传承、巫医仪式治疗过程。

台湾"中研院"李亦园院士在宗教人类学上成就颇丰，尤其是在民间信仰的乩童研究上很有特色，医疗人类学家张珣就认为正是李亦园的乩童研究开出医疗人类学研究风气②。关于此方面研究多收录于氏著《信仰与文化》（台湾：巨流图书公司，1978）及《宗教与神话》（广西师范大学出版社 2004 年版）等书，在相关作品如《祖灵的庇荫》（1962）、《是真是假话童乩》（1977）、*Ghost Marriage*，*Shamanism and Kinship Behavior in a Rural Village in Taiwan*（Proceeding，11th Pacific Science Congress. Tokyo. 1966）、*Shamanism in Taiwan-An Anthropological Inquiry*（In Culture Bound Syndromas，Ethnopsychiatry，and Alternate Therapies. W. Lebra，ed. Honolulu：University Hawaii Press，1976）等，李亦园认为台湾的乩童完全不是西方精神病学理论的框架所能解释涵盖的。

为此他曾调查了南投竹山一位乩童多达两百多个仪式实践，列举了其所认为的病因解释，大致上可分为三大类。第一类是由人与人之间的亲属关系矛盾所引起的，第二类是由自然的时空冲犯引起的，第三类是由祖先、坟墓或风水引起的。李亦园发现其中又有半数左右病因解释是与家族、亲属、祖先等人际关系有关，而乩童治病常常可以为病人修复并建立其破裂的家族亲属之间关系。实际上，其思维逻辑是求得人与家族、人与社会、人与自然相互关系的和谐与平衡，也就是说，李亦园是从社会人类学的视角观察乩童的病因解释背后的文化及亲属原则。而哈佛大学医学人类学家凯博文和夏威夷大学曾文星教授在台湾调查了多位

---

① 刘枝万：《台湾民间信仰论集》，台湾：联经出版社 1983 年版。
② 张珣：《光复后台湾人类学汉人宗教研究之回顾》，《中央研究院民族学研究所集刊》1996 年第 81 期，第 1983 页。

乩童，认为仪式治疗之中有不少合乎科学的证据，实际上证明了李亦园的判断。

李先生本人也大力倡导台湾医疗人类学学科建立和研究，曾主持中研院主题计划"文化、气与传统医学科际综合研究计划"，据介绍总共是集合了人类学家、心理学家、经学家、舞蹈家、宗教家、中医师、基础医学研究者、物理学家、电机学家等跨学科人员①，试图对中国传统文化中的"气"的复杂关系进行本土化的认知科学探究。这一研究计划有力地带动了医疗人类学发展，延伸出后续不少研究。

台湾"中研院"民族所张珣长期致力于台湾汉人宗教人类学、医疗人类学研究，力图借由身体、疾病等汉人医疗行为深入民间信仰的宇宙观、神鬼观、伦理价值观等宗教层面。她是台湾医疗人类学一位承前启后的重要人物，曾自言受李亦园的启蒙与影响，从攻读硕士学位开始即保持关注②。她早期的研究集中收录于1989年出版的论文集《疾病与文化》（稻乡出版社1989年版），分为理论篇与应用篇，介绍了医疗人类学的基本概念理论，探讨了民俗医疗医生乩童、台湾汉人的医疗体系与医疗行为、食物分类与饮食观念等话题，堪称医疗人类学的通俗教科书。

张珣研究视野广泛，涉及疾病与文化、道教与民间医疗文化、妇女与医疗、身体观等领域③。在这些研究中，张珣在研究取向上也较好地综合链接了民间信仰与医疗领域、宗教人类学与医疗人类学。例如在

---

① 各子计划及主持人为：传统医学的诊疗体验、民俗实践与经典理念综合研究（李亦园、李芬莲）；气功健身者"气"之测量及评估（崔玖）；气的医学与心理学研究（李清泽）；神通（特异功能）现象的研究（李嗣涔）；禅坐、断食与中国食物冷热系统（余舜德）；"身体修炼"的文化信仰实践研究（张文智）；"静物我合一"法则在气功修炼上的运用与"一而静""天人合一"思想关连性之研究（罗正心）。

② 张珣：《台湾社会变迁中仰止乡之医疗行为——一项医药人类学之探讨》，台湾大学考古人类学研究所硕士学位论文，1981年。

③ 参见张珣《台湾汉人的医疗体系与医疗行为：一个台湾北部农村的医学人类学研究》，《中央研究院民族学研究所集刊》1983年第56期，第29—58页；《道教与民间医疗文化——以著惊症候群为例》，李丰楙主编《仪式庙会与社区——道教民间信仰与民间文化》，第427—257页，台湾："中央研究院"文哲所筹备处1996年版；《几种道经中对女人身体描述之初探》，李丰楙、朱荣贵编《性别、神格与台湾宗教论述》，第23—47页，台湾："中央研究院"文哲所1996年版；《妇女与医疗：对本土女疗者的另类思考》，《国科会研究季刊：人文及社会科学》2001年第11卷：第126—134页；《改框或改信？民俗宗教医疗的疗效机制》，《台湾宗教研究》2009年第8卷第2期，第1—25页。

《台湾汉人收惊仪式与魂魄观》① 一文中详细介绍了目前台湾民间数种收惊仪式（大陆相类似的现象一般称叫魂仪式），包括自家进行的仪式、职业巫师以米卦为工具的仪式、附和佛教的米卦仪式、简化的道教仪式。她由此发现汉人的疾病观念是灵魂观念的延伸，认为汉人的疾病观念重视灵魂失去平衡而使外物趁机侵入，而不像西方的强调外物入侵直接致病。利用文献资料，她梳理了汉人"三魂""七魄""十魂"观念的历史嬗变，以此探讨了灵魂可出入身体、灵魂的量、灵魂的位置等问题，最后指出汉人的灵魂观很大程度上融合了儒释道三者信仰在内。这是一篇横跨宗教、信仰、历史、医疗诸领域，又结合田野调查和文献资料对汉人灵魂观念进行卓而有效探讨的论文，展示了作者在宗教人类学与医疗人类学上的深厚功力。

辅仁大学郑志明致力于宗教信仰与民俗医疗，尤其是古代养生观上很有心得②。他的《宗教与民俗医疗》③ 一书探讨了宗教信仰与民间治疗的关系，将民俗医疗分成食物与秘方疗法、保健外功疗法、生理内功疗法、巫术与祝由疗法、神算与命理疗法等五类④。可以发现，这五类民间疗法中至少有两种与本书所界定的仪式治疗相类似。中研院台湾史研究所的宋锦秀专于医学与宗教论述，民间"安胎""养胎""辟杀"仪式的诠释⑤。

与之相关的研究还可见之于其他关于巫术民俗医疗的研究，如廖守臣《台湾原住民（泰雅族）祖灵信仰与传统医疗报导人口述编》（1988）、旮日羿、吉宏《"黏系"与"滑离"：泰雅族赛德克群"医疗仪式咒语"之概念探析》（2001）从祖灵信仰观念和仪式来理解泰雅

① 张珣：《台湾汉人收惊仪式与魂魄观》，黄应贵主编《人观、意义与社会》，"中央研究院"民族学研究所，1993 年，第 207—231 页。

② 郑志明：《民间的养生术与民俗疗法》，《历史月刊》1996 年，第 60—64 页；《台湾民俗宗教民俗疗法的现象分析》，《台湾民间的宗教现象》，第 170—205 页，台湾：大道文化出版社 1996 年版；《太平经的养生观》，《鹅湖月刊》第 111 期；《西昇经的意义治疗与精神疗愈》，《慈济大学人文社会科学学刊》2011 年第 11 期。

③ 郑志明：《宗教与民俗医疗》，台湾：大元书局出版 2004 年版。

④ 见郑志明：《台湾民间信仰的研究回顾》，《世界宗教研究》2013 年第 1 期，第 47 页。

⑤ 宋锦秀：《傀儡戏祭典仪式之演出：简说兰阳地区傀儡戏的除煞仪式》，《台湾文献》1988 年第 4 期，第 43—60 页；《台湾寺庙药签汇编：宜兰医药神的系统》，《宜兰文献》1999 年第 37 期，第 3—46 页；《台湾传统安胎暨胎神的观念》，《台湾史研究》1996 年第 2 期，第 143—193 页。

人的传统疾病观念。宋和《土著医疗人员——童乩——是否可以成功地医治他的病人》（1977）和《台湾神媒的社会功能——一个医药人类学的探讨》（1978）、张恭启《多重宇宙观的分辨与运用——竹山某乩坛问乩过程的分析》、郑惠珠《排湾族的巫医——生命危机与社会规范的控制者》（1992）分别探讨了巫医人格特征、巫医治疗功效、社会角色与社会地位以及巫医的多重宇宙观。

此外，石磊《从卑南族巫医谈起》（1970）、王志明《台北基隆路的一个民俗医生和他的信徒们》（1971）、熊心《大地熊心：一位印地安巫医的心灵之旅》（2000）也对巫医心性与角色作了富有意义的探讨。许丽玲《疾病与厄运的转移：台湾北部红头法师大补运仪式分析》则针对法场仪式的治疗功能及法师的角色做象征意义的分析①。朱幸仪以 10 位接受刀疗者的深度访谈为例，讨论了接受刀疗者何以采用刀疗之原因、过程和接受刀疗者对刀疗知识与行为的看法及诠释及刀疗法如何在现代社会取信于人，其行为的意义、社会文化背后隐含有医学、社会网络、宗教信仰、心理等的相关脉络问题②。

台湾"中研院"民族所陈志荣在其关于噶玛兰人治疗仪式的研究中，详细介绍了治疗过程及其变迁历程，发现噶玛兰人接受基督教也间接地使治疗仪式无论在内容上还是形式上都受到其影响。一方面，治疗仪式在观念上提供了噶玛兰人接受基督教的管道，在形式上也协助噶玛兰人吸收基督教的宗教观念。并认为治疗仪式与当时的社会生态、医疗资源的缺乏及现代医疗体系的介入都有着密切关系③。

台湾"中研院"民族所黄宣卫研究员探讨了 20 世纪 30 年代初期出现在阿美人治病仪式中的钱币，认为与其说钱币是造成疾病的原因，或者说钱币本身即具有邪恶的性质，倒不如说钱币被认为是有善性的灵力，所以会被用在治病仪式中。而钱币之所以出现在治病仪式中，其实隐含着对这些外来事物赋予了正面的意义，有利于阿美族以积极的态度

---

① 部分资料与信息获取得益于其他学者的梳理与提示，参见罗宗志《百年来人类学巫医研究的综述与反思》，《百色学院学报》2004 年第 4 期，第 25 页。

② 朱幸仪：《台湾刀疗法与刀疗行为之研究》，《思与言》2006 年第 44 卷第 2 期，第 189—241 页。

③ 陈志荣：《噶玛兰人的治疗仪式与其变迁》，庄英章、潘英海编《台湾与福建社会文化研究论文集》，"中央研究院"民族学研究所 1995 年版。

接受来自优势民族的文化。① 这一研究将治疗仪式放置于阿美族大的文化脉络和社会变迁中，又兼有历史的维度。

台湾"中研院"民族所杨淑媛以东海县雾鹿聚落和南投县古古安聚落的民族志为基础，探讨了布农人的人观和身体观念，这些与疾病的分类和致病原因息息相关，进而描述仪式治疗的过程、梦与巫师法力及其效力的来源。更进一步从当代布农巫师面临的困境来说明在社会历史变迁的过程中，仪式治疗发生着怎样的变化，包括生化医疗传入对于仪式治疗传统的影响与重新界定、现代化信息传入的影响以及布农人对这些变迁是如何理解与回应②。在研究取向上，此书一反之前将布农人原有的医疗视为是封闭的、自主的系统而忽略相关的社会文化过程与脉络的取向，而把它当作是和更大的社会条件相遇和互动的场域，希望就布农人的治病巫术仪式提供一个比较完整的图像与理解。

台湾大学林玮嫔以台南万年村为例，企图通过多层次人观之间的联结来探讨汉人疾病与治病仪式。作者发现日常生活中家屋和坟墓也影响着人的健康，因此，汉人生病与疾病治疗蕴含的不仅是元神/身体、好命以及命/运的概念，也是人与土地或空间之间密切的关联③。

这些研究在研究取向上，致力于把仪式治疗与人观、所处的地域空间因素等有机联系起来，抛弃了之前静态的描述而试图从一个较大的场域互动的视角进行解读，但所运用的田野调查材料却又更加细密。英国医学人类学家塞西尔·赫尔曼（Helman Cecil）曾指出："在所有的人类社会中，与疾病有关的信仰和实践是文化的一个中心特征。"④ 可以说，将仪式治疗置之于社会文化中考察正是文化人类学研究理念的一个特色，因为医疗与其所处的社会文化背景有着千丝万缕的关联。

---

① 黄宣卫：《钱币、治病仪式与宇宙观——由巫师流派的兴衰看鸟鸣村阿美族 1930 年代的社会变迁》，发表于"东台湾宗教与医疗"研讨会，慈济大学宗教与文化研究所、东台湾研究会主办，2003 年 4 月 26—27 日。又见 Huang, Shiun-wey 2008 Coin and Healing Ritual among the Amis in Taiwan：State, Images of Others, and Socio-Cosmic Order in the Early 1930s Iwan, Journal of Ritual Studies 28（2）：23—35.

② 杨淑媛：《人观、治疗仪式与社会变迁：以布农人为例的研究》，《台湾人类学刊》2006 年，第 75—111 页。

③ 林玮嫔：《人观、空间实践与治病仪式：以一个台湾西南农村为例》，《考古人类学刊》2000 年第 56 期，第 44—76 页。

④ 参见刘小幸《彝族医疗保健》，云南人民出版社 2007 年版，第 1 页。

现在让我们把目光折回到关于哈尼族宗教信仰与仪式治疗上，对于哈尼族疾病与宗教信仰的系统研究至今无人涉足，零见于哈尼族原始宗教信仰研究中。国内关于哈尼族宗教信仰的研究起步较晚且较多的是宗教仪式的民俗式展现，专门系统论述者较少。目前较有影响的有哈尼学者为则的《哈尼族自然宗教形态研究》（云南民族出版社1995年版），吕大吉主编的《中国各民族原始宗教资料集成·哈尼族》，这些研究旁及仪式治疗的内容，其他则散见于论文中①。历届哈尼族文化国际学术讨论会论文集中也收集一些哈尼族宗教研究的学术论文。

在这些研究者中，对于哈尼族宗教研究较早者是毛佑全与李期博先生，二人均为哈尼族本族学者，通晓哈尼语，熟悉哈尼文化。毛佑全在《哈尼族原始宗教观念中的魂、鬼、神文化内涵》等论文②中比较明确地区分了魂、鬼、神的概念，可以说初步建立了一个研究的框架，之后不少研究深受其影响。李期博通过大量对于哈尼族巫师祭师的调查访问，收集到不少资料，其研究成果较为集中收录于《哈尼族文化新论》一书，较重要的有其中的《哈尼族莫批文化》等论文。在这些代表性哈尼族宗教研究中对仪式治疗有一些相同论述思路，也即灵魂离散受苦难或者鬼作祟导致人体虚弱多病，巫师举行各种仪式进行治疗。

在所有哈尼族文化研究中，有一个领域是较为特别的，那就是关于哈尼族古歌、迁移史诗、宗教祭词、民间故事的翻译整理研究。由于哈尼族历史上没有文字书写系统，所有的文化都是通过口耳相传的方法保留下来，因此，这些民间口传作品的出版意义非凡。目前已出版的有《哈尼族古歌》（云南民族出版社1992年版）、《哈尼阿培聪坡坡》（云南民族出版社1986年版）、《十二奴局》（云南人民出版社1989年版）、

---

① 可以参见李国文《论哈尼族社会中的原始宗教》，《云南民族学院学报》1994年第1期；黄绍文等《哈尼族自然宗教的神职人员——莫批》，《宗教学研究》2010年第1期；朱文旭、白居舟《哈尼族叫魂习俗》，《民俗研究》2000年第3期；王清华《哈尼族社会中的摩匹》，《学术探索》2008年第6期；勒黑《哈尼族的尼玛和尼玛里》，《世界宗教文化》1998年第1期；张黎明《中越边境哈尼人"挂刺"习俗简析》，《文山学院学报》2010年第3期。

② 毛佑全：《哈尼族女巫的"走阴"》，《广东民俗》2000年第3期；《哈尼族的"莫批"和原始宗教残遗》，《中央民族学院学报》1992年第3期；《滇南哀牢山区哈尼族占卜、招魂述略》，《云南民族学院学报》1991年第4期；《哈尼族祖先崇拜文化内涵》，《云南社会科学》1993年第6期；《哈尼族原始宗教观念中的魂、鬼、神文化内涵》，《世界宗教研究》1997年第3期。

《哈尼族神话传说集成》（中国民间文艺出版社 1990 年版）、《哈尼族习俗歌》（云南民族出版社 2006 年版）、《哈尼族婚俗歌》（云南民族出版社 2002 年版）、《都玛简收——哈尼族神话古歌》（云南民族出版社2004 年版）、《阿妈去世歌》（云南民族出版社 2004 年版）、《缩最禾土玛绕——哈尼族神话古歌》（云南民族出版社 2005 年版）等。

　　值得一提的是，红河州政府打算用 3 年左右的时间，完成搜集、翻译、整理、出版《哈尼族口碑文化译注全集》100 卷，内容涉及史诗、神话、传说、故事、祭词、谱牒、歌谣、谚语、谜语等口头和非物质文化遗产，搜集范围包括红河、普洱、西双版纳、玉溪、昆明、楚雄等地，同时尽可能地搜集东南亚地区的相关资料①。据悉，目前已出版 20卷，印刷 800 套，是全国继彝族（编译出版《彝族毕摩经典译注》120卷）、纳西族（丽江翻译出版了《纳西东巴古籍译注全集》100 卷）、傣族（翻译出版了《中国贝叶经全集》30 多卷）之后的第四家系统的进行民族文化的整理工作。

　　这些哈尼族古歌、迁移史诗、宗教祭词中记录了一些古老的宗教与治疗的仪式与历史痕迹，例如哈尼族祭词《斯批黑遮》（云南民族出版社 1990 年版）是一部重要的哈尼族民间文学作品，也是哈尼族口头文学中的一朵奇葩，其中蕴涵着哈尼人的疾病观、患病的病因学和疾病治疗方法等疾病认知体系。总之，它们为以后的研究提供了大量的素材。

　　笔者所著的论文《哈尼族的原始宗教信仰与仪式治疗》（《宗教学研究》2012 年第 1 期）是目前为止哈尼族研究中明确将宗教信仰与治疗联系起来研究的一篇论文。认为"宗教的仪式治疗在其民间医疗体系中扮演着极为重要的角色，哈尼人日常生活中的各种疾病体验和认知都与原始宗教信仰中的神、鬼、灵魂观念息息相关。致病原因上大致包括得罪神灵、鬼怪作祟、灵魂丢失、祖先怨恨、黑巫术攻击等，相应地便出现了敬奉、驱除、咒语等治疗方法"。论文从宗教人类学和医学人类学的角度对哈尼族的疾病理论、治疗实践以及主要的神职治疗人员展开研究，并就其与生化医疗模式展开比较，进而对传统与现代、知识与信

---

　　① 参见"云南省多方力量合力抢救哈尼口碑文化"，http：//hhtt. cn/artshow. asp。

仰展开理论反思①。

以上这些研究从不同族群不同文化的实地调查所得的民族志资料中讨论了宗教观、疾病观以及由此而生的治疗方法。概而言之，这些研究大致上秉承一个基本思路，也即通过探讨宗教信仰的理念（多是"万物有灵论""原始宗教信仰"和民间信仰），继而发掘较具地方性的传统疗法，从而再现了丰富的宗教信仰图景与治疗之间复杂而密切的关联。也可以说，这些研究具有"宗教人类学"本位的色彩，当然，这部分研究者中不少本身就是宗教人类学领域研究者。在"宗教——治疗"这一维度下，研究者自然比较忽略相关的社会文化脉络（如经济、生产方式、人际关系）的分析。此外，较为注重静态的描述而在理论分析上稍欠火候也是这些研究的共同特点。

二　医学人类学的视角：从医学的文化研究到多元医疗体系并存②

另一些学者对仪式治疗的研究是从医学人类学的视角出发，其思路与上述宗教研究有所不同。所谓医学人类学（Medical Anthropology）是将人类学的理念与研究方法，应用在疾病认知、治疗实践和健康保健等医学研究领域上，它是人类学和医学交叉的边缘学科。该学科基本的出发点是，不同地域不同文化的人们对疾病病因的解释以及对此采取的治疗实践和模式是不同的，每一种文化都有一套长期的历史沉淀并为其所用的疾病观念，从而衍生出相应的治疗手段。

1. 医学的文化研究视角

在医学人类学的理念和视角上，从文化的角度来审视医学行为实际上在人类学领域早已开始。学科史上，早期的医学人类学研究主要即建立在人类学家在异民族异文化中从事田野调查实践上，对非西方医学的跨文化比较研究。事实上，医学人类学家研究认为每一种文化中都会涉及对疾病缘起的理解、诊断及处理方法。除了理论之外，最直接的是人类学民族志里的呈现，人类学大师如马林诺夫斯基（Bronislaw Malinows-

---

① 参见拙文《哈尼族的原始宗教信仰与仪式治疗》，《宗教学研究》2012 年第 1 期。

② 笔者曾经发表该节部分内容，详细参见拙文《医学的文化视角：基于医学人类学的理念》，《南京医科大学学报》（社会科学版），2012 年第 1 期。

ki）、埃文思·普里查德（E. E. Evans-Pritchard）、列维－斯特劳斯（Claude Lévi-Strauss）、维克多·特纳（Victor Turner）等都在其经典性的民族志中讨论到了异文化或非西方的医疗及保健系统，但其仅仅是与该地区的婚姻、教育、生产方式、宗教信仰等文化面相一道作为"整体民族志"（holistic ethnography）的一部分被人类学家们所记录。当然这也为后来真正意义上学科化的医学人类学提供了大量的医学跨文化比较研究素材。

现代医学人类学的诞生，可以追溯到20世纪30年代克来孟特（Forest Clements）的带有很大猜测性的病原学概念，然而，真正意义上的医学人类学出现在20世纪50年代，到20世纪80年代已经发展成为一门重要的交叉学科①。它的研究领域十分广泛，包括疾病和健康的跨文化比较研究、流行病等公共卫生防治、生物医学的文化分析、环境生态医学、批判医学人类学等，它大致上可涵盖人类发展和生存的方方面面。

在对待疾病和医疗方面，目前医学人类学大致上形成了三种理论取向，即环境理论（environmental theory）、文化理论（cultural theory）与政治经济理论（political-economic theory）。按照其提出的疾病与健康的主要决定因素排列，这些理论又形成了一个连续的统一体。统一体的一端关注环境与生态，另一端关注文化信仰与社会关系，中间理论则同时认识到了生物、环境、人类社会与文化所发挥的作用。也就是说，文化的力量已经成为医学人类学考虑的一个极其重要的方面。

此外，也有另外一些学者采取二分法将西方医学人类学的理论视角大体概括为两端，一端侧重人类的生物性，形成了医学人类学的生物文化视角；另一端关注社会文化层面，形成了医学人类学的社会文化视角，社会文化视角下的研究构成了医学人类学的主体。

英国人类学家里弗斯（William Hallam Rivers）是最早系统地从文化的角度对非西方医学进行研究的人，据介绍，他于1924年出版了医学人类学的名著《医学、魔法与宗教》。在书中将非西方医学与文化的其

---

① 参见 Arthur Kleinman《医学人类学——一门新兴的社会医学学科》，《医学与哲学》1995年第5期。

他方面系统地联系起来，认为它们是社会习俗与文化整体的组成部分，应该纳入文化整体中，从信仰的角度进行研究①。这是国外较早明确地提出将医学与社会文化、医学与宗教信仰系统联系起来进行综合研究的学者。美国著名人类学家福斯特（Foster, George M.）与安德森（Barbara G. Anderson）则在其合作的名著《医学人类学》中首先提出"自然论医学体系"和"拟人论医学体系"两种迥异的病痛观念体系。具体而言，"自然论医学体系"认为人类的疾病是由自然性因素引起的，"拟人论医学体系"则将人类疾病看作是超自然性因素（如神灵巫师等有感觉的媒介）引起的，即在解释疾病时除从现实世界之中也从现实世界之外去探索疾病的原因。换言之，"自然论医学体系"对应于医学人类学的生物文化视角，"拟人论医学体系"对应于医学人类学的社会文化视角，而仪式治疗所涉及的正是"拟人论医学体系"部分即与超自然性因素紧密相关。

美国医学人类学创始人哈佛大学凯博文教授（Arthur Kleinman）1969 年就把目光投向台湾，那时全世界的医学人类学才刚刚起步，他即在台湾研究日常生活中的中西医诊治实践和医疗体系，进行一系列乩童的调查和精神病的研究②。1974 年主持召开"中国文化中的医学"研讨会，1975 年出版的会议论文集《中国文化中的医学：比较的视角》（*Medicine in Chinese Cultures：Comparative Perspectives*）成为有关中国医学人类学研究的经典集大成之作③。论文集中，Emily Ahern 通过 1970年在三峡的研究认为中国人将身体分为阴阳，而民俗医生可以医好阴间的某些疾病。Katherine Martin 通过 1972 年在树林的调查发现作为医生角色的"王爷"神在当地的重要作用。此外，Bruce Holbrook 也于 1974年在《中央研究院民族所集刊》发表了有关民俗精神医疗的研究，比

---

① 张有春：《医学人类学的社会文化视角》，《民族研究》2009 年第 2 期，第 57 页。

② Kleinman, A., *Patients and Healers in the Context of Culture：An Exploration of the Borderland Between Anthropology, Medicine, and Psychiatry*, Berkeley：University of California Press, 1980.

③ 参见拙文《近 30 年我国医学人类学研究的回顾与反思》，《思想战线》2011 年第 3期，第 129 页。

较了中医与乩童等神疗在医疗机制上的异同①。凯博文本人1978年在台湾进行一系列乩童的调查和精神病的研究，之后出版了著名的研究成果②。这些研究都与中国文化有关，更易激起本土学人的回应，有力带动了台湾的医疗人类学发展。

凯博文（Arthur Kleinman）教授一系列的医学人类学研究，比如他对疾病（disease）和病患（illness）的区分以及"以病人为中心"（patient-centered）的诊疗手段，对于理解和研究仪式治疗的一些基本概念与思路有着较好的借鉴。

例如在相关研究中，他对疾病（disease）和病患（illness）做出了两种不同的区分，这成为当今医学人类学一个重要的概念出发点。疾病（disease）一般是就人的生理、生物层面而言的，诸如机理上的障碍和问题等，且作为一种客观的存在可以被仪器测量出来，也是生化医疗主要的处理对象。病患（illness）作为一种主观上的文化体验，从病理上确定不了的，也无法使用仪器测量，具有了文化的象征和意味。英文中另一个词"sickness"则被一些学者理解和翻译为"不舒服"，这更多的带有一种患者的主观感受。借用人类学方法论的术语，疾病（disease）是旁观者客位立场（etic），病患（illness）则属参与者主位立场（emic）。

医学人类学家在治疗实践中常常发现许多服务对象并非处于疾病而是病患状态，而病患也可以在没有疾病的情况下出现，还有一些人既无疾病又无病患体验但却处于不舒服的境况。"disease""illness"和"sickness"分别反映了医学的生理、社会和心理层面，医疗实践中对三者的不同区分界定就把医学从单纯的生理层面解脱出来，与社会文化因素紧密地联系到一起。

凯博文还就此指出，病痛是一种文化建构，作为一种心理—社会经验，这种建构包含复杂的心理与社会过程，这一过程反过来又会影响疾

---

① Bruce Holbrook: "Chinese Psycho-social Medicine-Doctor and Dang-ki: An Inter-cultural Analysis"，《中研院民族学研究所集刊》1974年。

② Kleinman, A., *Patients and Healers in the Context of Culture: An Exploration of the Borderland Between Anthropology, Medicine, and Psychiatry*, Berkeley: University of California Press, 1980.

病，并在治疗疾病与病患的过程中发挥作用。[①] 在医学的文化建构论者看来，疾病不仅仅是一种单靠生化医学来解决的客观存在物，病人也不再是生物医学模式下的机器和试管。疾病也是人们透过其特定文化背景来认识和体验的一种经历，它不仅仅是一种科学知识，同时也是一套文化价值体系，是文化与社会的建构产物。

同时兼有人类学、社会医学和精神卫生领域的良好训练和独特学术背景，凯博文一直积极倡导认识疾病背后的社会文化意义。以人类学的方法重构心理医学体系，建立"理解病人的解释模式（explanatory models）"及"病痛叙述（illness narrative）"等"以病人为中心"（patient-centered）的诊疗手段和方法。并借鉴非西方文化中医治疾病的经验，来对高度依赖于医疗仪器而缺乏人情化的生化治疗模式进行补充，从而大大丰富了医学人类学的文化内涵和视角。作为医学文化建构论的代表，由于极为重视强调文化因素在治疗实践中的重要性，他也成为当代医学人类学的主要领军人物。

从医学人类学的角度来看，包括疾病在内的经验世界是人们透过特有的文化透镜产生的认识，每一种世界观都会衍生出一套病因学观念，并导致相应的治疗方法。人们对疾病病因的解释以及对此做出的反应因文化而异，我们也就不应该就疾病论疾病，而应该把它放在人们所处的文化场景中加以分析和理解。医学的跨文化研究正是从医学与文化视角出发，将一个文化系统的信仰、价值与习俗视为疾病与治疗的根本因素并纳入文化的构架下来进行的，因此在若干领域也取得不小的成绩。

例如中国人民大学庄孔韶教授和他的团队拍摄了影视人类学电影《虎日》，探讨了小凉山彝族民间使用仪式戒毒的案例，该影视组于2004年又拍摄了《回声》，展示了中国社会各阶层对弱势群体，主要是吸毒、艾滋病歧视的表现和分析。《虎日》被卫生部评为艾滋病防治最佳实践片，他所创造的"虎日模式"也被认为是目前亚洲地区最成功的戒毒实践之一。最重要的是我们也从中重新认识到如下事实：面临艾滋病这样一个难度极大的世界难题时，人类的防治与戒毒绝不能仅依靠

---

① Arthur Kleinman, "Concepts and a Model for the Comparison of Medical Systems as Cultural Systems", *Social Science and Medicine*, 1978, 12: 85 – 93.

医学的、科技的力量，而且必须有社会的、文化的诸种合力，才有可能有效地解决问题。

由此，医学人类学从文化的角度向西方传统生化医疗模式"唯西方医学论"提出了巨大的挑战，这也让我们得以深入理解多种文化知识系统共存及相互理解的必要性。我们知道，一个族群中的仪式本身就属于一套文化价值体系，它极大程度上影响着疾病的治疗，由于强调与社会文化因素紧密联系，医学的文化研究就为仪式治疗提供了治疗机理上的文化基础。相应的，医学人类学提倡的多元医疗体系并存的理论与实践则提供了仪式治疗的生存空间。

2. 多元医疗体系并存的理论与实践

从医学人类学的上述理念中，我们不难找到提倡多元医疗体系并存的学理性和合理性。有医学人类学家就曾经指出"医疗体系应包括所有促进健康的信仰、活动、科学知识和该群体成员，对这个体系所贡献的技能。"① 换言之，对于一个族群有意义的医疗手段都应该被接纳进来。

凯博文认为一个特定的医疗体系中可包括三个部分："专业的方式（professional sector）、民俗的方式（folk sector）、常人的方式（popular sector）。专业的部分包括从正规医药院校毕业的中医、西医及护理人员等；民俗的部分包括俗世的与神圣的两部分，前者包括草药郎中、正骨师等，后者包括道士巫师等。常人的部分是指以家庭社区为主的大众医疗，他们相互交叉并存，总之也就是混合复式的医疗手段"②。全球化的今天，现代便捷的交通和通信手段使得当今世界上绝大多数族群都面临着医疗多元化选择，很少有某一单一医疗方式独自存在。而不同的医疗体系内部各种医疗方式所占的比例和所起的主导作用不同，加上文化模式和文化传统之不同，历史性的形成各自对待疾病的方法，人类也就形成了全世界丰富多彩的各具特色的多元医疗系统（medical pluralism）。

---

① ［美］福斯特、安德森著：《医学人类学》，陈华、黄新美译，台湾：桂冠图书股份有限公司1992年版，第54页。

② Arthur Kleinman, "Concepts and a Model for the Comparison of Medical Systems as Cultural Systems", *Social Science and Medicine*, 1978, 12: 85 – 93; Kleinman, A., Eisenbger, L, &Good, B. "Culture, Illness and Care: Clinical Lessons from Anthropological and Cross-cultural Research", *Annals of Internal Medicine*, 1978, 88: 251 – 258.

当然，多元医疗并存也往往与患者的实用主义有很大关系，也就是说，当患者面临着多种选择时，为了治愈，往往倾向于从不同的体系中寻求治疗的帮助。在中国，仪式治疗作为乡土社会的一个重要文化传统，自然也被"实用的"使用着，而多元治疗方法并存当然也一定与中国人的包容性、实用性国民性格很有关系。

在医学人类学强调多元医疗体系的过程中，仪式治疗也就作为一个"对这个体系有所贡献的技能"而被纳入地方医疗体系之中，目前涌现出了一些此方面的研究①。这其中比较突出的研究如美国伊利诺（University of Illinois）大学人类学博士刘小幸教授进行了彝族疾病信仰、仪式治疗和保健的研究，所著的《彝族医疗保健——一个观察科学与巫术的窗口》② 一书是一部关于中国西南地区彝族的医学人类学民族志。本书并行地考察了彝族两个支系罗罗颇和诺苏的医疗与保健系统，并就体系内不同部分之间互动与调适（如当地人如何接受西方生化医疗，巫术治疗与生化医疗的矛盾及折中调和）做了细腻的展示与分析。立足于跨文化的视野和深入田野调查的基础上，强调了彝族地区丰富多彩的医学传统和医疗多样化。理论思考部分颇有新意，讨论了诸如"传统与现代""知识与信仰""主流医学与民族医学"等话题。可以说，这是迄今为数不多的对于一个族群进行细致描述的医学人类学民族志作品③。

云南大学张实教授长期致力于云南少数民族文化和医学研究，出版

---

① 从医学人类学多元医疗体系角度研究的论文可以参见程瑜《乡土医学的人类学分析：以水族民族医学为例》，《广西民族学院学报》（哲学社会科学版），2006 年第 3 期；徐君、李沛容《医学人类学视野下的民族地区医疗体系——四川省凉山州木里藏族自治县的案例》，《西南民族大学学报》（人文社科版）2008 年第 4 期；和柳《历史、文化与行动中的医学多元——对一个纳西族村落疾病与治疗的人类学考察》，《广西民族大学学报》（哲学社会科学版）2011 年第 4 期；李婧《壮族"神药两解"观念下的治疗实践》，《南京医科大学学报》（社会科学版）2012 年第 1 期；杨善华、梁晨《农民眼中疾病的分类及其"仪式性治疗"——以河北 Y 县 NH 村为例》，《社会科学》2009 年第 3 期；梁正海、马娟《地方性医药知识的传承模式及其内在机制和特点——湘西苏竹村的个案》，《贵州师范大学学报》（社会科学版）2010 年第 2 期；李沛容《传统与现实：医学人类学视野下的民俗医疗体系——以木里藏族自治县为例》，"西藏及其他藏区经济发展与社会变迁"学术研讨会会议论文，2006 年；孙金菊《乡村回族妇女疾病与健康的人类学研究》，兰州大学博士学位论文，2011 年；杨蓉《中国乡村社会的医学多元主义》，厦门大学硕士学位论文，2007 年。

② 刘小幸：《彝族医疗保健——一个观察科学与巫术的窗口》，云南人民出版社 2007 年版。

③ 参见拙文《一部优秀的彝族医学人类学民族志》，《医学与社会》2010 年第 12 期。

发表了《体质人类学》，《云南藏医历史与文化》，《少数民族村寨疾病治疗的人类学研究》等作品，博士论文《云南藏医史》获 2002 年度云南省优秀博士论文奖。她强调疾病是一种特殊的社会文化现象，与社会文化有密切关联性，不同的族群文化各有一套不同的疾病理论和治疗方法，仪式疗法往往是当地人对付疾病最有效的方式。在少数民族地区如小凉山彝族地区，现代医疗、仪式疗法和民间疗法三种医疗体系并不冲突，而且还存在某种程度的互补性①。

中国人民大学张有春通过对甘肃某村的一个治病过程的观察，发现西医、中医、民间治疗仪式、大众知识等多元医学并存的情况。例如感冒药、退烧针（西医）被用来消除病人发烧、打战的身体症状；中草药（中医）与睡热炕（大众知识）被用来促使病人出汗，消除体内因冷水浸泡侵入的寒气；鸡汤等食补遵循中医"补"的治疗原理，用于补充病人气血不足，消除邪祟侵入身体的机会；治疗仪式（民间医学）被用来找到邪祟侵入的原因，并象征性地消除体内的邪祟。同时他还发现了当地人的治病逻辑：人们或许对疾病病因、发病原理、药物起作用的机理一无所知，但这并不妨碍他们从实用主义的角度求医问药。对求医者来说，最重要的是通过各种手段使自己恢复健康，而不是执着于任何理论解释②。换言之，在普通民众眼里，其实是没有什么医疗体系的区分的，而是秉持着为我所用的基本原则。

笔者的论文《哈尼族乡村多元医疗体系的医学人类学探究》（发表于《青海民族研究》2012 年第 3 期）则着重探讨了哈尼族民间的多元医疗体系，呈现为生化医疗、大众家庭疗法、草药和宗教仪式治疗的相互叠加。提出应该重视早已深深融入其日常生活之中的仪式治疗在乡村多元医疗体系中的种种作用，以此探讨合乎当地民众的多元化医疗体系与模式，这也是目前哈尼族研究中最早从医学人类学视角进行医疗体系探讨的论文。

---

① 张实：《体质人类学》，云南大学出版社 2009 年版；《云南藏医历史与文化》，云南大学出版社 2007 年版；《少数民族村寨疾病治疗的人类学研究》2008 年第 4 期；张实、郑艳姬：《小凉山彝族疾病文化的人类学研究》，《云南社会科学》2010 年第 5 期。

② 张有春：《一个乡村治病过程的人类学解读》，《广西民族大学学报》（哲学社会科学版）2011 年第 4 期。

在这些研究中，具有一些共同的鲜明特征，比如研究地域大都集中于少数民族聚居区，个中与民族地区相对明显易见的多元医疗有很大关系。另外，大体上提出乡村多元医疗体系包括西方医疗体系（科学的、西方自然病因论）、传统医疗体系（世俗的、与中医五行对应）、民俗医疗体系（神圣的、超自然病因论）等三种或更多组成部分①。当然，他们也都在民俗医疗体系的内容中涉及了仪式治疗，提供了不少实地个案，并且也基于不同地域环境赋予仪式治疗以"地方性知识""传统文化遗产""少数民族文化""本土民俗医疗""亚文化医疗体系"等比较正面的崭新形貌，这与以前视之为"迷信""愚昧""伪科学"的口吻有着很大区别。

可以说，这些研究具有"医学人类学"本位的色彩，当然，这部分研究者中本身多数就是医学人类学领域研究者。最后，多数研究者提出应该尽可能"设身处地"地考虑当地民众于医疗方式选择上的多样性诉求，尤其要注意现代生化医疗体系中不可避免的精神性欠缺而传统仪式治疗却恰恰包含着部分人文关怀的因素和心理抚慰的功能。因此积极呼吁在兼容并包的理念下将仪式治疗中有利的部分纳入现代医疗体系。

三 心理治疗与精神医疗的视角

一些研究者把目光从宗教和社会现实层面转向了心理层面，仪式治疗在精神层面上的功用已经引起不少关注。较早的比如著名人类学家列维－斯特劳斯曾经用结构主义的方法对巫术治疗方法进行了分析，认为巫术治疗方法和精神心理分析法有着异曲同工之妙，都是作用于病人的无意识状态，这无形中给曾经污名化的巫术仪式治疗方法做出了一些正面的评价。

目前的研究多倾向认为仪式治疗在缓解人们心理疾患与解决人们心

---

① 徐君、李沛容：《医学人类学视野下的民族地区医疗体系——四川省凉山州木里藏族自治县的案例》，《西南民族大学学报》（人文社科版）2008 年第 4 期，第 55 页。也有学者认为在藏回杂居区，起码有藏医、回族医学、现代医学、传统中医及各类民间疗法五种医疗体系并存，参见景军《穿越成年礼的中国医学人类学》，《广西民族大学学报》（哲学社会科学版）2012 年第 2 期，第 39 页。

理健康问题方面起到重要的作用①。比如和少英、刀洁在云南省南部边陲的中越边境金平傣族相关研究中发现"金平傣族由于种种原因，会出现心理亚健康状态，从而造成人们心理上的不愉快，产生短暂的焦虑、烦恼、情绪低落或急躁，甚至出现幻觉、妄想等心理疾患现象"。但非常有意思的是"几乎所有的病痛都可以归结到心理亚健康的范畴，都可以使咒语发挥威力"。所以，他们认为"通过巫师、巫医以一定的手段治疗心理疾患的方法在当地仍很盛行，巫师和巫医在解决心理健康的问题上起到了无可替代的特殊作用"②。值得注意的是其研究对象处于医疗条件相对落后的边疆少数民族地区，并无现代化高科技的医疗手段，医疗条件相对落后。在这样的环境中，仪式治疗往往成为很重要的治疗选择，其在心理层面上发挥的治疗效用更为明显。

　　与心理治疗相关的是表现为从文化精神医疗的角度讨论，这多数是受国外影响的另外一个倾向。前面已经介绍了著名医学人类学家凯博文就曾经在台湾进行了乩童的精神病的研究，他本人也是精神疾病研究专家。然而，目前文化精神医疗在大陆的研究不算太多③，如前所述，邓启耀先生的《中国巫蛊考察》④ 对巫蛊病症的诊断提出了一个跨文化的精神病学话题。书末作者对一例巫蛊病症的前前后后接触中，从意志维度、知觉维度和认知维度对患者进行系统的研究。进一步将巫蛊扩展为非常意识状态和非常意识形态的层面，就是汲取精神病学方面的最新研究成果的一个典型⑤。

　　此外，内蒙古师范大学乌仁其其格分析了蒙古族"安代"治疗仪

---

　　① 尔古果果、欧阳利、王伟、胡友兵：《浅论彝族毕摩仪式的现代心理治疗价值》，《商业文化》2010 年第 8 期；王敬群、张志涛、井凯、马骥：《仪式与心理治疗》，《江西师范大学学报》（哲学社会科学版）2012 年第 1 期；张奇、秦竹：《傣族宗教仪式的心理治疗意义探究》，《中国民族民间医药》2010 年第 10 期；尔古果果：《凉山彝族毕摩仪式中的心理治疗因素与功能的研究》，西南民族大学硕士学位论文，2011 年。

　　② 和少英、刀洁：《金平傣族的巫文化与心理治疗》，《中央民族大学学报》（学社会科学版）2011 年第 1 期。

　　③ 可以参考 B. T. 布里亚著、黄海译：《西方精神病医师应如何看待老挝苗族的宗教、医术和精神病患者》，《贵州民族研究》1991 年第 3 期；孙金菊：《巫术、理性与精神病的治疗》，《湖南医科大学学报》（社会科学版）2009 年第 2 期。

　　④ 邓启耀：《中国巫蛊考察》，上海文艺出版社1999年版。

　　⑤ 参见拙文《多维文化视野下的巫蛊研究》，《学园》2012 年第 5 期。

式①。该仪式融音乐治疗、运动治疗于一体，将心理治疗、躯体治疗、社会功能恢复等有机地结合在一起，体现着个人疾病的社会化和社会资源运用的最大化，以及信仰仪式与治疗仪式的统一。在普遍信奉萨满教的文化情境下，"博"的所有象征性仪式行为对"安代病"的治愈起着举足轻重的作用，因此这为理解不同文化情境下精神病的表现形式和应对提供了一个新的视角。

在台湾，文化精神医疗有不少出色的研究，仅举几例。许木柱先生是台湾医疗人类学早期的主要代表，在1992年庄英章先生主编的《文化人类学》②中负责撰写医学人类学部分。他在心理人类学、精神疾病的情感、情绪与文化适应研究方面颇有建树，例如阿美族的社会文化变迁与青少年适应、台湾东部不同族群间疼痛经验与文化意涵等③。他还在慈济大学设立原住民健康研究所，致力于对原住民健康问题进行包括生物、医疗、文化、经济等各领域的科际整合研究。

前台大医院医师后任职于夏威夷大学的曾文星教授较早地提出了华人的文化精神医疗议题，从文化精神学角度对台湾民间的乩童进行阐述。这让西方的精神病学界开始注意到乩童等神媒的非常能力与神媒所给予病人的另类民间治疗方式。他分析了社会文化因素对精神病理的各种影响，提倡从文化层面来关注人的行为与心理④。他还曾经主持"恐缩症的文化研究"课题，对中国南方地区的缩阳恐惧症进行调查研究，成为文化精神医学领域的典范案例。

任职于台湾"中研院"历史语言研究所的康豹（Paul Katz）在一篇有关神判仪式的研究论文中，讲述了汉人社会中"审疯子"与精神病患治疗的有趣案例。作为一种神判仪式，"审疯子"实际上是一种治疗仪式，所治疗的疾病却仅限于疯子即社会认为的精神病者。作者借鉴法

---

① 乌仁其其格：《"安代"治疗仪式的民族精神病学阐释》，《文化遗产》2008年第3期。

② 庄英章编：《文化人类学》，台湾"空中大学"，1992年。

③ 许木柱：《精神异常的几个文化因素》，《思与言》1975年，13（2）：12—19；《阿美族的社会文化变迁与青少年适应》，《中央研究院民族学研究所专刊》乙种第17号，"中央研究院"民族学研究所，1987年；《现代适应中的阿美族医疗行为初探》，《国立政治大学民族学报》1994年，21：175—190；"A Community Study of Mental Disorders among Four Aboriginal Groups in Taiwan"，*Psychological Medicine*，1992，22：255–263。

④ 曾文星编：《华人心理与治疗》，台湾：桂冠图书公司1995年版；《文化与心理治疗》，北京大学出版社2002年版；《文化精神医学》，台湾：水牛出版社2006年版。

国哲学家福柯的理论，认为精神病有时候未必是一种医学的认定而是领导阶层或政府用来界定其所认为异常行为的相对指标。在中国医学传统里，"疯""癫""狂"通常是视为一种阴阳失调的问题，如"癫"系因人体内的阴过盛，而"狂"是体内阳过盛引起的，还有一些病是鬼怪缠身所致。"审疯子"仪式中包括了个人和家族，其目的在于摆平纷争，则是治疗汉人社会所认定的不正常行为者①。

台湾"清华大学"林淑蓉则探讨了精神疾病的文化建构与实践、精神疾病药物治疗及再妥协的自我与认同等主题②。文荣光等则从精神病研究角度探讨了神媒附体民俗疗法的社会心理因素，特别是应对压力的一种本土方法③，具有一定功能主义倾向。黎国雄《灵魂附体与精神疗法——深度追踪心理世界的全貌》④讨论了宗教信仰与精神治疗之间的关系。

弥足珍贵的是，一些台湾心理学者并不照搬西方心理学理论提出了"本土心理学"，他们关注到了台湾特色的民俗宗教疗愈的议题。例如，慈济大学宗教与人文研究所心理学教授余德慧与余安邦、李维伦、林安梧等于2009年5月成立"人文临床与疗愈"研究室，拟定了"人文临床与疗愈"等研究计划，试图以"人文临床"此一实验性质的观念，探索人文临床与疗愈的可能性。他们举办了一连串论坛，开展相关研究⑤。余德

---

① 康豹：《汉人社会的神判仪式初探——从斩鸡头说起》，《中央研究院民族学研究所集刊》2000年第88期，第173—202页。

② 参见林淑蓉《药物治疗与身体经验：精神疾病患者的自我建构》，《台湾大学考古人类学刊》2006年第64期，第59—96；《情绪、自我与精神疾病》，胡台丽、许木柱、叶光辉主编：《情感、情绪与文化》，"中央研究院"民族学研究所，2002年；《精神分裂症患者烙印之因应策略》，《中华心理卫生学刊》2003年第15卷第4期，第49—69页；《精神疾病、药物治疗与身体经验》，发表于《医疗与文化》学术研讨会，"中央研究院"民族学研究所与台湾史研究所主办，2002年。

③ 文荣光：《要神也要人——精神疾病与民俗医疗》，《民间信仰与社会研讨会论文集》，东海大学，1982年，第102—115页；《灵魂附体现象——台湾本土的压力因应行为》，《中央研究院民族学研究所集刊》1992年第73期，第1—31页。

④ 黎国雄：《灵魂附体与精神疗法——深度追踪心理世界的全貌》，台湾：希代出版股份有限公司1994年版。

⑤ 参见尤淑如等《从"人文临床与疗愈"到"人文治疗"》，《哲学与文化》2010年第37卷第1期。此外，2003年伊始，业已举办多届《台湾本土心理治疗学术研讨会》，涉及本土文化脉络下的心理照顾、伦理主体与本土（文化）疗愈等主题。

慧的《台湾巫宗教的心灵疗遇》① 从心理学层面来对台湾宗教有关的文化治疗现象加以探讨，林安梧则探讨儒、道、佛中心理治疗思想所彰显的"意义治疗"②。台湾"中研院"民族所余安邦主编的《本土心理与文化疗愈——伦理化的可能探问》论文集③含有十一篇关注本土治疗伦理论文，其中有数篇论文讨论到了宗教中灵感经验的治疗。

总之，这些研究发现，仪式治疗更多的不是作用于具体症状的治愈，而是心理、精神方面的缓解，甚至是人际关系上的修复，从而从社会文化层面有效地进行了"治愈"。

四 仪式治疗与身体观的讨论

有关身体经验的讨论可以说是仪式治疗研究进入到一个新阶段的表现，一方面，这属于一个基础理论层面的探讨，另一方面它又与认知人类学、心理人类学交叉，体现了医疗人类学更加宽泛的包涵力。据学者介绍，身体观的研究已经出现诸如身体与社会、身体的诸面向、身体与心灵（mind and body）以及情绪（emotion）与情感（affect）等主题。

台湾"中研院"民族所余舜德曾经主持"感同'身'受：日常生活与身体感的文化研究"计划，集合了几位重要的医疗人类学者④。他本人通过参与台湾禅宗团体（慈溪道场）举办的禅七法会，亲身经历与体验仪式过程，试图探讨法会的仪式展演与禅坐的身体修炼如何令参与者体会宗教修行的意义。强调了禅坐身体经验提供了一个共同的基础和文化的媒介，容许佛教的宇宙观、经典的教义与日常生活的实践。在修行者的认知体系中，经由仪式性的过程，有一个充分融合的机会。在后续的研究中，他细致地研究了禅七调食、能量的转换及身体相应的反

---

① 余德慧：《台湾巫宗教的心灵疗遇》，台湾：心灵工坊文化2006年版。
② 林安梧：《中国宗教与意义治疗》，台湾：明文书局1996年版；林安梧：《台湾文化治疗：通识教育现象学引论》，台湾：黎明文化事业公司1999年版。
③ 余安邦编：《本土心理与文化疗愈——伦理化的可能探问》，"中央研究院"民族学研究所2008年。
④ 该计划的各子计划及主持人如下："男女双修：近世中国的性别与身体感"（熊秉真）；"虚惊与实惊：惊吓的身体感研究"（张珣）；"恐怖感：以丧葬工作人员日常经验为例"（罗正心）；"如尸与如楠木：传统文化中的坐像、坐法与身体感"（蔡璧名）；"舒适感：家、家具与家屋"（余舜德、郭奇正）；"品茶的身体感：从知觉分辨到价值判断"（颜学诚）；"灵感的研究：以宗教灵疗者与修行者之体知为例"（蔡怡佳）。

应，认为从身体主体性出发的体验如食物冷热的效应是人类学研究不能忽略的一部分。并检讨了以往人类学对食物冷热系统研究的不足在于混淆了文化成员的切身体验与所建构出的观念和认知模式，由此对人类学中身/心的分野划分进行反思①。

慈济大学罗正心则以中国传统的气功为例，讨论了人类学研究中忽视身体主体性的不足。企图回到个人身体存在与身体内在之经验，强调人具有以身"体会"而"实现"的能力，在"体会"的过程中，个人有其感受、思维并通过抉择而用身体"实现"其情志。由此提出"体现的文化观点"，即人是社会生活行动者、意义创造者及创造文化的主体。以气功为例去看中国的身体观念，身体也是心理的，而气居于身、心之间，这种观念深植于中医、宗教、日常实践与身体修炼中。这与生物医学发展出的解剖学身体观是完全不同的，它是建立在西方实证科学基础之上的。循此路径，也可看到中西医学在台湾出现之矛盾，多元化的求医行为（找西医、中医、算命、卜卦、收惊、问乩童）也许是这个矛盾的折中结果。无论西医多么普及，本土医疗似乎不会消失，也意味着中国式的身体观念深植人心②。

台湾大学颜学诚认为学界之前的身体研究讨论了文化对身体的影响却很少在身体如何影响文化上着墨。他以汉人社会中气功修炼为对象，从"气"的体验来分析身体主体性的结构以及阶梯架构如何在身体中被感知，并反省人类学的某些二元的理论预设。作者认为身体主体性的变化具有阶序性，由于阶序变化来自于身体的体验，权威与秩序也就有了身体经验基础从而影响了文化概念的生成③。此文中作者最后表现出的更大理论野心还在于希冀通过修炼中的身心互动来实现中西文化比较的可能。

蔡佩如在关于台南地区女童乩的性别特质与身体意涵的研究中，以

---

① 余舜德：《身体修炼与仪式展演：慈溪道场个案的研究》，《中央研究院民族学研究所集刊》1997 年第 84 期，第 1—35 页；《食物冷热系统、体验与人类学研究：慈溪道场个案研究的意义》，《中央研究院民族学研究所集刊》2000 年第 89 期，第 117—145 页；《文化感知身体的方式：人类学冷热医学研究的重新思考》，《台湾人类学刊》2003 年第 1 卷第 1 期。

② 罗正心：《体现的文化观点：以气功为例》，《中央研究院民族学研究所集刊》2000 年第 89 期，第 93—116 页。

③ 颜学诚：《修炼与身心互动：一个气的身体人类学研究》，《考古人类学刊》2002 年 58 期，第 112—145 页；《内丹是文化吗？一个对修炼经验的身体研究》，《中正大学中文学术年刊》第 1 期，台湾"中正大学"，2008 年。

性别人类学的基本概念为基点，讨论了女性的生物性别（sex）和文化建构下的性别（gender）与女童乩之间的关联。并就女童乩与神灵的关系、女童乩的仪式角色、仪式中的身体语言及女童乩的社会定位与其对自身的看法等进行论述。作者在谈到研究目的时表示："借着对女童乩所进行的横向（限时性）—仪式观察与纵向（贯时性）—生命史的记录，本文试图建立与女童乩相关的基本资料，除弥补过往对女童乩研究之不足外，更重要的是使我们重新思考本质论及二元对立概念，例如男：女／公：私／神圣：世俗在民间信仰中的适用性及局限性。女童乩的研究因之让我们了解在汉人社会中性别是有被重新诠释的可能，而神圣与世俗间存在的也不必然是一断裂、无法跨越的鸿沟。"①

综上所述，从理论视角上看，人类学者较早就开始了对于巫医、巫术研究。从 19 世纪末至今，形成不少成果。

从时间和类别上来看，宗教与治疗的关系一直以来是经典不衰的话题，也是所取得的学术成就最为丰满的领域，可谓仪式治疗类研究的常青树。此也必将继续成为今后所大力关注的方向，特别是宗教人类学的兴起必将进一步拓展相关的讨论。从心理治疗的角度来进行研究是一个已经比较成熟的思路，但接下去继续延伸的空间日益蹙促。秉承科学／迷信的二元对立立场批评巫医的思路，曾经占据过主流的地位。但由于现在越来越多的人开始人文反思，此种倾向已经逐渐式微，仅在部分范围内如医学领域看到。而随着时间推进，各种新的研究取向脱颖而出，比如就有医学的文化视角研究，有身体观的探讨②，等等。再如最近的研究倾向是受医学人类学影响而大量涌现的多元医疗体系研究，显著特

---

① 蔡佩如：《穿梭天人之际的女人——女童乩的性别特质与身体意涵》，《清华人类学丛刊四》，2001 年；又见台湾"清华大学"人类学研究所硕士学位论文，2000 年。

② 如《思想战线》在 2010 年辟出医学人类学专栏，刊登了医学人类学及身体研究领域早期的一篇重要著作，作者为医学人类学家美国加州大学伯克利分校人类学系西佩·休斯和加拿大麦吉尔大学医学社会学与人类学系罗克，论文区分了个体、社会和政治三种身体，从而使"身体"成为理解文化和社会的一个关键性概念，极大地加深了我们对有关健康与病患的文化来源与意义的认识。颜学诚以汉人社会为对象，探讨阶梯架构如何在身体中被感知，并反省人类学的某些二元的理论预设。参见《内丹是文化吗？一个对修炼经验的身体研究》，《中正大学中文学术年刊》第 1 期，台湾"中正大学"，2008 年；《修炼与身心互动：一个气的身体人类学研究》，《考古人类学刊》2002 年第 58 期，第 112—145 页；余舜德《文化感知身体的方式：人类学冷热医学研究的重新思考》，《台湾人类学刊》2003 年第 1 卷第 1 期。

征是强调多元医疗体系并存，其背后与当今世界重视文化多样性和生物多样性的多元文化主义观念及学术思潮的大背景有一定关系。仪式治疗作为其中一个有机组成部分也被重视研究而走向公众视野，这其实客观上起到为仪式治疗"正名"的作用。

毋庸置疑，以上研究取向，对于了解仪式治疗的丰富机理乃至引导民众反思以往对于各种巫术、巫师、民间疗法的种种偏见，对于宗教人类学、医学人类学的发展都具有十分重要的学科意义。因此，在今后相当长的时间，这类研究还会不断地涌现，且有不少可以继续挖掘及延伸的空间。但不得不指出的是，目前学术界的一些倾向仍然存在不少缺憾之处，突出表现为我们很少能看到结合具体的文化背景和社会关系网络来诠释治疗仪式的民族志作品。相比较而言，台湾的宗教仪式及医疗人类学在研究取向上，比较强调从细微处入手，抛弃了那种宏大叙述的立场，研究有着较为不同的研究特色，值得我们进一步借鉴。

第三节　研究视角、方法、关键概念与研究架构

一　研究视角

在连续观察了哈尼族巫师师娘莫的几次叫魂驱鬼仪式之后，我有一些失望地发现，哈尼人的治疗仪式并非如列维斯－特劳斯等在经典民族志中描叙的那样充满神秘色彩，也没有萨满研究中呈现出的敲鼓跳舞附体等传神、紧张气氛，看上去不那么"正式""严肃""震撼"及"有宗教仪式味道"。事实上，据说这种淡淡的失望情绪在不少人类学者田野调查的初期都会遇到，笔者硕士论文研究客家萨满时也遭遇过类似经验。

记得有一次参加叫魂仪式时，患者本来在巫师边上恭恭敬敬听着叫魂词，其家人也在一旁准备饭菜、杀鸡、聊天。突然患者看到一只待杀做祭品的公鸡扑棱扑棱地飞了，急忙气急败坏地跑出去帮助家人将之抓回来，一边还骂骂咧咧地埋怨个不停，全然没有了刚才的恭敬姿态，也妄顾巫师专注的神情。又一次，正在做仪式时，病人却在一边看哈尼语唱歌的 CD。不唯患者如斯，巫师亦然。记得有一次当师娘莫在唱祭词

时，他的手机响了，有人来电话了，于是巫师暂将仪式中断而煲起电话粥来……凡此种种，均说明治疗仪式是很生活化的也较为随意的，其所呈现的"温情脉脉"的生活气息与在教堂看到的做弥撒、祷告等严肃气氛完全不同。

我们这里可以略微做些不严格的比较的工作。首先，从仪式空间上来看，教堂、医院都往往是在市中心或别处一个特别的地方，宗教仪式治疗不少即在巫师或患者家中进行，属于日常生活的地方。从时间上来看，因为空间的问题，往往要选择较为特殊的时间去教堂（比如周日），选择特殊的时间去专门看医生，而进行仪式治疗则几乎没有打断日常生活节律，与日常生活并没有明显的分割。从宗教属性上来看，如果说，教堂内外分别对应着神圣/世俗空间，二者有较为明晰的区分，那么在哈尼人的治疗仪式中，神圣与世俗的分界线就极为模糊。从治病过程的角度看，如果说，现代化医院往往拥有的是器械化（CT、X光）的检验、"冰冷的严肃"气氛以及"谨遵医嘱"式的命令口吻，那么治疗仪式往往呈现为一幅自然的充满某种温情色彩的生活图景，巫师通常就像一个聊聊家常的邻居。通过上述这些凌乱而拙劣的对比，笔者只是希望说明，其实治疗仪式就是巫师和患者日常生活中的一部分，并没有什么大不了的地方，真正觉得好奇而诧异的是人类学者。

治疗仪式的生活性就注定了对其研究必然加入大量的家庭背景或个人生命史、复杂的人际关系、家庭关系、多舛的人生际遇、琐事争吵与矛盾、病痛体验等"鸡毛蒜皮"的东西和一堆堆的田野故事。但我认为这样做是值得的，因为这样一堆鸡毛蒜皮的描述正是生活化的世界，背后实乃一幅宏伟的图景，我们每一个平常人的生活难道不就如此吗？换言之，研究取向上应该生活化、底层化、大众化，笔者的目标是摆脱平面化的素描叙述而植入立体式的彩绘①。

有学者曾经发现："在目前所有的医学人类学博士论文中，仅有少

① 本文研究取向的确定得益于厦门大学张先清先生的启示。他在相关研究中发现明清天主教史研究上仅仅关注那些传教士及知名士大夫信徒的传教、习教及文化活动，很少看到结合区域社会文化背景深入分析天主教在中国基层社会发展的研究成果，从而具有很明显的上层倾向性。他强调研究倾向应该是"下层化""大众化"的底层社会文化史。参见张先清《官府、宗族与天主教》，厦门大学博士学位论文，2003年；《回顾与前瞻：20世纪中国学者之明末清初天主教传华史研究》，陈村富主编《宗教文化》第三辑，东方出版社1998年版。

量论文达到了田野志撰写所应有的深度，做到了人类学家张小军所说的
'三足鼎立'，即扎实的田野工作与清晰的理论框架和有针对性的方法
之紧密结合"①。已有的部分研究具有明显的说理性、空洞性，似乎飘
浮在理论的上空，换言之，可以知晓仪式的程序但看不到鲜活的个人。
在缺失了个人的研究中，把一个个仪式与其扎根的生活剥离出来，在多
大程度上能够帮助我们了解治疗仪式的真正意义十分值得怀疑。笔者认
为那种关于仪式治疗的宏大叙事，对于理解民众的行为逻辑毫无意义，
亦不能真切地理解文化的真实实质。

　　因此，研究视角上，本研究试图抛弃那种宏大叙述，试图从哈尼
族日常生活脉络和人际关系网络入手，对仪式的要素背景等进行解
读。而这种分析路数在人类学经典论述中早已出现，如杜尔凯姆是宗
教社会学的大师，他所强调的是宗教背后其实隐藏的是集体意识和力
量，就是将宗教与社会之间联系起来。此外，特纳从社会结构的角度
来诠释宗教仪式，埃利亚德对宗教以及萨满的看法，凯博文对台湾乩
童的不少论述，这些研究将采取仪式放在具体社会文化环境中考察。
对于本研究重新调整研究思路而言，有着很大的启示。因此，笔者认
为唯有将一个个仪式还原于生活之中，置身于复杂敏感的社会网络和
人际关系网络之中，才可一窥究竟。同样也只有在精细的洞察中，才
可以发现仪式中叫魂词、法术的意义和功能，以及为什么要选择这样
仪式的内在逻辑。

二　研究方法

　　研究视角的取向上，本研究尽量结合生活的社会网络和人际关系网
络探讨仪式的内在逻辑。在具体研究方法上，笔者希望抓住几点：
（1）以文化人类学为统率，同时运用社会学、历史学、民俗学等多学
科的研究方法。具体实施将分为结构访谈（问卷），半结构访谈，深度
访谈，参与观察。注意在田野调查中参与观察与访谈的互补，并注意对
效度和信度的把握。研究过程中将分为集中调查，以及后期分期调查，

---

① 景军：《穿越成年礼的中国医学人类学》，《广西民族大学学报》（哲学社会科学版）
2012 年第 2 期，第 36 页。

短期调查，跟踪研究，三者相互贯通。（2）文献查阅、理论研究与实际调查相结合的方法，注重对国内外资料尤其是仪式治疗比较发达的台湾地区相关研究的检阅与梳理。（3）比较研究的方法。这种方法将贯穿于仪式治疗与生化医疗的比较研究，同时也应用于哈尼族"多元医疗"的体系之历史与现实的比较研究。

除去人类学的田野调查等方法之外，笔者想单独说明的是：由于仪式治疗的主角是各种民间仪式专家，又有很强的私密性，一般外人很难接近他们的世界。这给研究带来不小的难题与挑战，有的时候，很长时间的调查和准备都只换来巫师的闪烁其词，而所得也只是肤浅的介绍，恍若隔岸观火，难及真髓。所以最有效的一个研究仪式治疗的办法可能就是密切追踪一位巫师，跟随着他的行动轨迹，了解他从事仪式活动的程序、种种情绪感受乃至个人的神圣与世俗空间。同时也通过大量的接触，描画他的个人生命史和心路历程。

人类学家阎云翔在民族志作品《私人生活的变革》里提出的以个人为中心的民族志方法："个人中心的民族志研究极为依赖在一个固定的地点做长期反复的田野调查，以及对当地的历史发展做深入研究。"[①]黄树民则通过对厦门市附近一个村庄书记叶文德的个人密集访谈，写成《林村的故事》。一些人类学家如马歇尔·萨林斯（M. Sahlins）甚至认为，对于一些传统社会而言，头人的个人生命史（life history）就是村庄的历史。近些年，王铭铭也提出"人生史"[②]的概念。由于哈尼族历史上一直没有文字系统，掌握仪式与地方性知识的巫师应该说成为最适合的研究对象，笔者认为可以很好地借鉴这些理念，因此，笔者基本上是这么进行的。

大致上笔者跟踪了多位职能各异、角色不同的哈尼族民间仪式专家，有师娘莫，有莫批，有咪谷。有的人笔者是长期驻扎在他家，帮他们做饭、摘菜、砍猪草、带小娃，笔者和他们保持了较好的关系，成了兄弟、朋友。有仪式的时候就像个"跟屁虫"一般尾随、拍照、录音、追问、体会。以至于村寨中有哈尼人好奇地发问笔者是谁时，莫批就抢

---

① 阎云翔、龚小夏译：《私人生活的变革：一个中国村庄里的爱情、家庭与亲密关系》，上海书店出版社 2006 年版，第 14 页。

② 王铭铭：《"人生史"杂谈》，《西北民族研究》2009 年第 1、2、3 期。

先回答道"这是跟着我学习（仪式）的小贝玛"!

于是，笔者通过这样一些亲身经历获得对各种仪式的"现场感"，并了解到细致入微的生活细节。当然，笔者亦深深地知道，如果仅仅跟踪仪式专家，只了解了"医生"而忽视了"病者"，便是一大缺憾。所以，我也通过闲聊、观察、入住等方法大量地观察"病者"的生活，以作为一种弥补。但由于笔者的主要田野工作报道人（informant）是一位师娘莫和莫批，所以笔者的调查可能会有一些影响，比如频繁地随他们参与各种仪式、"转战"于各个村寨，或者在师娘莫家中短时间内连续地看到四面八方而来的求问者，可能会萌生"今天的仪式真多、哈尼族的仪式太多了"的错觉，从而有过于倚重仪式的倾向。而实际上对于每一个平常哈尼人家而言，各种仪式恰恰只是日常生活中的一个插曲，笔者时常也提醒自己尽量把入住的师娘莫一家当作平平常常的一户哈尼人家来看待。

三　关键概念

在导入正文之始，有必要对本研究中所关涉的一些关键词、概念、用法及基本架构进行简述。

首先，不少学者在表述少数民族传统宗教之时都使用了"原始宗教"的字眼，例如吕大吉主编的《中国各民族原始宗教资料集成·哈尼族》就是其中代表。而实际上，"原始宗教"在中国无论是学术界还是日常生活中，已成为制度性宗教如基督教、佛教、道教、伊斯兰教之外的其他所有宗教信仰的总称。当初，学者把制度性宗教分成几大部分，但发现民间信仰民族信仰无法归入，便找到一个词来囊括其中。更由于人类学中"原始宗教"相对应的英文"primitive religion"含有落后蒙昧之义，已经广遭诟病。基于这样考虑，笔者最后没有采用这一提法，而是直接使用了"宗教信仰"或"民俗宗教"的字眼。

其次，文中笔者使用了"宗教信仰"这一概念来描述哈尼族的宗教实情和现状，其实，严格意义的"宗教"和"信仰"是不同的，英文分别是"religion""belief"。"宗教"往往首先使人联想到几大宗教，可是中国人最具生活意义的恰恰是各种民间信仰，扎根于日常生活之中。本研究中各种巫师主持的治疗仪式其实不是严格意义的"宗教"，而属于一种"信仰"①。也因此，本研究标题中的疾病信仰与此颇为契合。

再次，"仪式治疗"（ritual healing/ritual treatment）是本研究的重要概念和主要研究对象。由于对"仪式""治疗"这两个关键词的理解不同，又可衍生出狭义和广义上的不同含义。在古代汉语中，仪式具有法度、准则、礼节规范等含义②。仪式在英文里有"ritual"与"rite"两词，前者通常具有某种神圣宗教意味，而后者具有较为世俗的色彩。仪式的界定上也是有大有小，有学者认为："现代广义的仪式，是被行为者及其所在社会群体看作具有一定意义的交流手段或表演的形式，包括人际交往的规范与行为，如见面与道别的日常礼仪以及开幕式等政治典礼。狭义的仪式，则专指宗教的祭祀与礼拜仪式，早期人类学所指的仪式多与宗教信仰有关。"③本文中，考虑到哈尼族的社会现实，对于"仪式"的理解倾向于狭义的界定，也即与宗教信仰有关联的各种程序，并无意将其任意放大。因为若无限地理解仪式的话，那么去现代化的医院，要经历预约、排队、挂号、检查、诊断、服药等，也可算是一种信仰治疗或仪式治疗了。而这与笔者本书中的研究对象有一定的差距。

"治疗"在医学含义上通常是指采用某种手段措施来影响、改变、控制身体状态的过程，可以包括心理的、身体的诸多层面。不过，笔者认为"治疗"与"医疗"应该区分开来，所以行文并没有使用"仪式医疗"这一提法。首先是因为哈尼人古老的民族词汇里其实并没有"医""病""痛"等现代概念而仅是后来外入的说法，并且"医"容易让人联想到疾病、医生、医院、药物等。而本研究所述并非仅限于此，其中恰恰还大量涉及的是非药物、非医院、非现代化意义上的治疗

---

① 李亦园先生针对以上问题曾经指出：之所以我们回答不上来我们信仰的是什么宗教，其症结恰恰在于这一问题本身，我们一直囿限于"信什么宗教"这一问题当中去了。内中根源在于"西方宗教情结"作祟，西方式思维认为信仰某种超自然一定成为某种宗教，因此会就信仰问题发问。假如他们能够体会到别人的信仰不一定要成为一个宗教，而把问题问成中国人的信仰是怎么样的？那么就容易回答了。参见李亦园《宗教与神话》，广西师范大学出版社2004年版；拙文《李亦园宗教文化观述评》，《世界宗教文化》2011年第3期。

② 古代汉语编写组：《古代汉语词典》，商务印书馆2005年版，第1842—1843页。

③ 参见王敬群等《仪式与心理治疗》，《江西师范大学学报》（哲学社会科学版）2012年第1期，第117页。

者。其二，汉语里"治疗"一词的内涵外延要比"医疗"大得多。除去疾病之外，"治疗"还可以包括许多对于生活中挫折、苦难、不幸的缓解与"治愈"，而这些是更具有人类学文化意义上的研究主题。

在对"仪式""治疗"二词有所界定之后，让我们回到"仪式治疗"的定义上。首先，与"仪式治疗"相关的是"治疗仪式"。关于治疗仪式（Healing Rite），任继愈先生主编的《宗教大辞典》中是这样解释的：

> 治疗仪式是通过献祭等禳解手段达到解除疾病目的的仪式。由于患者将疾病归因于精灵降厄、触犯禁忌而遭惩罚或因某人施法术（如放蛊）等，往往求助于巫师等施术祛病。此类仪式往往借助献祭、净化等仪式行为使患者在心理上得到安慰和鼓励，增强其自信心，并在物理上有某种消毒去脓肿的作用，从而使患者病情好转甚至痊愈。在仪式效果不显著时，则往往归因于患者触怒神灵不得饶恕或他人放蛊魔力太强等。①

另有学者根据不同族群文化的调查所归纳出各自的定义"由超自然的原因和力量引起的疾病，在凉山彝族那里主要采用宗教仪式的手段和方式来防治，在此，我们称之为仪式治疗。一言概之，仪式治疗是指以举行仪式的方式来预防或医治疾病的活动。"②"仪式治疗，有的学者也称之为仪式医疗、巫术疗法或信仰疗法。它们的共同之处在于疾病需要通过举行仪式进行治疗。在医学人类学意义上，仪式治疗一般是指巫师、祭司等宗教职业者通过举行祭祀、驱除、祈福等宗教仪式而非药品和医疗技术等作为治疗病痛的一种手段和方法。"③ 可以认为，这些定义基本涵盖到了仪式治疗的主要方面，强调了仪式的重要性而将之区别于药品和医疗技术，这对于仪式治疗的厘清上较为明确。但不足之处是

---

① 任继愈主编：《宗教大辞典》，上海辞书出版社1998年版，第1058页。
② 巴莫阿依：《凉山彝族的疾病信仰和仪式医疗》，《宗教学研究》2003年第1期，第41页。
③ 王锋，姚兆余：《关于乡村居民选择仪式治疗的研究综述》，《农村经济与科技》2013年第1期，第132页。

多认为治疗者仅是宗教职业者，并且将治疗的对象局限于"疾病""病痛"。

在此基础上，笔者认为，在宗教人类学和医学人类学意义上，仪式治疗，顾名思义，就是以治疗为仪式举行的目的，使用仪式（而不是医药等其他技术手段）作为治疗身体和心理病痛、解除生活中困顿的一种手段与方法。综合来看，又可分为狭义与广义两种含义。在狭义的含义中，仪式主持者主要指专门宗教职业者，比如巫师、祭司等，所治疗的也主要是病理学疾病。而广义上的含义中，可把仪式主持者扩展为任何有能力主持仪式之人，比如包括家中长者、主妇、村寨长老等。所治疗的内容也由疾病延伸至缓解紧张情绪、消除惊吓恐惧、调解邻里关系纠纷、祈求福气、度过危机等各种精神性、心理性和社会意义上的病痛。

有学者在对仪式的人类学式分类中提出"消灾仪式（rites of affliction）"，对于理解治疗仪式有一定帮助，其具体内涵是：

> 消灾仪式的主旨是消除厄运，减轻超自然力对人的伤害（以驱鬼、叫魂、清洁、占卜、治疗等方式），恢复被扰乱的宇宙或现实秩序。消灾仪式的对象通常是气象性（祈雨）和生理的，治疗仪式则引入超自然力的因素，健康与疾病打破了个人与社区、身体与心灵，或物质与精神的界限。在消灾仪式中，净化（purification）是一个主要特征，水与火是该仪式运用最广的清洁手段①。

从这个关于消灾仪式的解释中，可以看出仪式与超自然力因素密切相关，所解决的也并非仅仅"病"，而是"灾"，笔者认为这与广义上的仪式治疗比较接近。实际上，仪式治疗的本质是以文化的力量来干预对抗疾病，我们所熟知的经典实例即是影视人类学电影《虎日》，讲述的是西南彝族头人为制止该地区毒品泛滥，使用古老的习惯法以及民间信仰仪式的力量来戒毒的故事。其重要学术意义在于通过小凉山彝族群众举行民间仪式进行戒毒的实践，探讨了社会力量与医学关系，讨论了

---

① 参见彭文斌、郭建勋《人类学视野下的仪式分类》，《民族学刊》2011 年第 3 期，第 54 页。

以文化的手段和力量来对抗生物性疾病的可能性，最后证明了民间文化的力量（如习惯法、宗族组织、道德力量和民间信仰等）可以有效地抑制和战胜生物性疾病[①]。

虽然如此，比之于生物性疾病和病理学疾病，仪式治疗对于心理性和社会意义上病痛的治愈效果更好是毋庸置疑的。同样，哈尼人对此也有着比较明确的认识，对于生哪种病要去需求谁的帮助也比较了解。比如感冒了，一般不会立即去找一位巫师来进行仪式治疗，而较多的是采一些草药或者去卫生所打针吃药。只是很长时间也不见好转的时候，才会去找巫师帮忙，因为哈尼人认为这就可能有另外的原因了。而遇到大病未愈、突然得病、疯癫、惊吓以及家庭不顺、人生挫折等"灾"时，也往往容易接受仪式治疗。因此，广义上的"仪式治疗"含义可能比较有助于我们深入而全面地理解哈尼人的行为逻辑。

值得注意的是，学术界与仪式治疗相关的概念还有"原始医学"（primitive medicine）、"民俗医疗"（folk medicine）、"传统医学"（traditional medicine）、"替代/另类医学"（alternative medicine）、"宗教医疗""巫术医疗"等名称。例如台湾著名医学人类学家张珣女士在对于台湾民俗医疗进行调查的基础上，尝试着总结出一个学术性的定义：

民俗医疗是指一个民族对付疾病的方法，尤其指其俗民大众所使用的自然的与超自然的、经验的、不成文的、当地孕育出来的医疗观念与行为。

目前台湾民俗医疗的种类有：（1）自然的：产婆、地摊膏药、偏方、秘方等。（2）超自然的：乩童、扶乩、道士、尪姨、观落阴、算命、看相、风水、卜卦、抽（诗）签、药签、拜庙、收惊、符水、先生妈等。以上所指还是以（a）有专业治疗人员、（b）有固定收费、（c）有开业时间为条件的。若是除去此三条件，在一般民间的医疗观念中，占有重要地位的食物冷热观，及家庭医疗法（Family Health Care System）等，也是包括在民俗医疗的范围中[②]。

---

① 参见拙文《"虎日"的医学人类学解读：以文化的力量对抗疾病》，《医学与社会》2011 年第 8 期。

② 张珣：《疾病与文化》，稻乡出版社 1989 年版，第 95 页。

笔者认为上述"民俗医疗"的界定有着重要意义，也含有与"正统医疗"相区别的意思，但其内涵上还包括了家庭大众的疗法等非仪式性的内容。因此，对于哈尼人而言，这一提法未免太过于笼统。而"原始医学"等提法在医疗体系中被冠以"原始""传统""替代"等字眼，又不免有一定的进化论色彩，也有传统/现代的两分法、简单化倾向，因此谨慎使用为妥。若称之为"宗教医疗"的话，哈尼族有很多仪式活动与宗教关联并不是太大，虽然仪式背后或许与宗教有一些关系。因此，它们都不太适合哈尼人重视仪式的特点，总体上，使用"仪式治疗"相对恰当一些。

最后要着重交代并提前注意的是，在哈尼族日常生活中，除去本研究所关注的"仪式治疗"之外，他们的医疗实践还广泛地包括了西医（生化医疗）、中医（草医）、家庭疗法（拔火罐）①，呈现为多元医疗并存的状态，事实上是"神药双解""多管齐下"的局面。由于哈尼族所处不同的地理位置和经济发展水平的差异，他们在选择不同医疗体系的程度上有一定的差异。例如距离乡镇较为接近的村寨自然而然就会更多地去乡医院和卫生所，而那些交通较不便利、经济发展水平相对滞后的村落也就会更多地依靠仪式治疗和草医等，并且也会出现一些与西医联合的时候。笔者衷心地希望读者阅读时不要留下本书中"哈尼人生活中只有仪式治疗"的印记，关注宗教和巫师、聚焦于仪式治疗领域仅仅是因为笔者本身的个人兴趣使然而大书笔墨，更囿于笔力所限，无力延伸至其他医疗体系的缘故。当然，这在第七章有所体现。

本研究中对巫师的称呼大致上有"师娘莫""贝玛""莫批"等几种，大体上，"贝玛"可以用来统称所有的与宗教有关的职业人员。所以，书中有的地方可以看到这些词语在不同场合下的不同用法。行文中有一个重要的词是"背"，是背诵、念诵、唱叫魂词的意思。在笔者所调查的哈尼族村寨，"背"也往往泛指一切与宗教仪式有关的活动，比如巫师会说"去背去""背了就会好""背了两斤大米回来"。村民也说"来我家里头背""某某人会背"。实际上，这个词的用法非常广泛且普

---

① 可以参见拙文《哈尼族多元医疗体系与行为健康的医学人类学讨论》，《青海民族研究》2012 年第 3 期，着重探讨了哈尼族民间的多元医疗体系。

遍，反之，假如你问巫师"念经""做法"等，反而不知所云。

四　研究架构

本研究将以云南省南部的红河州境内的哈尼族村寨为例，用田野调查的方法，呈现哈尼族独特的宗教治疗仪式，展现富有民族特色的宗教与多元医疗格局。通过对治疗仪式的调查、描述和分析，勾勒出哈尼族传统宗教观、灵魂观、疾病观以及宗教仪式疗法与社会关系网络之间紧密相关的图景，借此帮助我们理解哈尼族传统仪式治疗在当代社会中如何发生作用的机理。

在研究架构上，笔者将首先对研究对象"红河哈尼族"和主要田野点情况进行介绍。第三章讨论哈尼族宗教信仰体系与观念，因为笔者相信如果没有这部分的讨论，我们无法得以理解哈尼族的疾病观与治疗观。在此基础上，第五章详细介绍宗教治疗仪式的各种类型与方法，并从比较微观的层面探讨治疗仪式的要素与过程分析，于这些分析中亦可看出疾病与社会关系、人际脉络之间千丝万缕的联系。第四章就传统疾病观与疾病的认知进行探讨，尝试对常见疾病进行分类，并归纳哈尼人对疾病的看法。当然，我们也决不能忽视了宗教仪式治疗的主持者，这是仪式治疗的关键人物，第六章将会涉及这些内容。然而，仪式治疗毕竟并非哈尼人生活中应对疾病的全部，还有其他医疗体系发生着作用，第七章谈论仪式治疗与其他治疗体系的关系。对于仪式治疗进行研究，治疗效力是无法绕开的一个部分，这也是很多读者都好奇并关心的话题，第九章展开了关于仪式治疗疗效的讨论。同时，仪式治疗被放在一个变动的大环境进行考察，我们会感觉到，社会变迁对哈尼人的仪式乃至生活带来了怎样的巨大影响。

第二章

红河哈尼族概述

红河，既是一条河的名字，又是一个县名，也是一个作为行政区划的州的名字。

红河，与中国其他不少河流如黄河、黑河一样，以水的颜色来命名。其源头在大理龙虎山，水系于巍山平坝汇成，一路向东南，流过了云南的大理、楚雄、玉溪和红河，最后从越南的海防、南定流入大海。约有1200米长，是云南六个水系之一，因此是一条著名的国际河流。历史上有濮水、礼社江等名称，在玉溪境内叫元江，红河州境内始称红河。红河对于云南地理影响较大，既是滇东与滇西的地理分界线，在红河州境内也是经济发展的分界线，更是哈尼族与其他民族的分界线，哈尼族就主要分布于红河南岸山区。

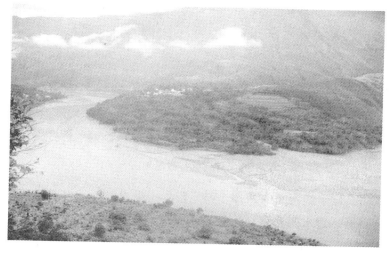

图1　红河

红河州，全称"红河哈尼族彝族自治州"，1957年11月18日建州。地理位置上位于滇东南，与昆明、文山、玉溪、越南接壤。辖有4

市9县，分别是蒙自市、个旧市、开远市、弥勒县、建水县、石屏县、绿春县、泸西县、元阳县、红河县、金平苗族瑶族傣族自治县、河口瑶族自治县、屏边苗族自治县。红河州是云南四大经济体之一，其经济总量和指标位居全国30个民族自治州首列。

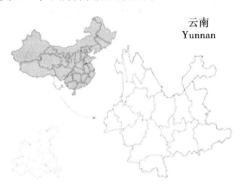

图2　红河州在中国、云南的位置

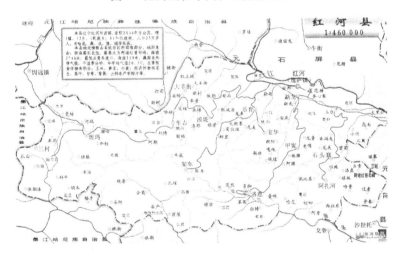

图3　红河县行政区划图

红河县位于红河州的西部，与元阳县、绿春县、元江县、墨江县接壤，与石屏、建水两县隔红河相望，是著名的侨乡。哈尼族有近21万人，占75%，占我国哈尼人口的15%。明朝洪武年间开始设立土司制度，有思陀、左能、落恐、溪处、亏容、瓦渣等土司。目前，红河县辖迤萨1个镇，甲寅、石头寨、阿扎河、洛恩、乐育、宝华、浪堤、大羊街、车古、架车、垤玛、三村12个乡，3个社区，88个行政村，822

个自然村①。

第一节　哈尼族简况

哈尼族是中国西南跨境而居的一个古老的农耕民族，作为中华民族大家庭中的成员之一，也是云南省独有的少数民族，世居于云南省的红河、澜沧江流域以及哀牢山与无量山之间的广大山区和半山区。国内外哈尼/阿卡人（在中国，阿卡人是西双版纳哈尼族的一个支系，越南和老挝的小部分称哈尼族，缅甸、泰国和老挝的大部分称阿卡族）主要分布在云南南部与中南半岛的越南西北部、老挝的中北部、缅甸的东部和泰国的北部山区。据不完全统计，国内外哈尼/阿卡人共有 200 多万人。其中：中国约有 165 万人（2010 年数）、越南约 2.5 万人、老挝约 6.6 万人、缅甸约 26 万人、泰国约 9.6 万人②。

在中国 165 万哈尼人中，红河哈尼族彝族自治州（简称红河州）境内有 79 万人。红河是全国唯一以哈尼族为主体民族的自治州，哈尼人主要分布于红河、元阳、金平、绿春县。境内不仅人口集中，而且文化多元，形成不同的支系。因此，有学者和媒体将红河州称为"国际哈尼/阿卡文化大观园"。

哈尼语属汉藏语系的藏缅语族的彝语支，又可细分为哈雅、碧卡、豪白 3 种次方言，哈尼族历史上并没有自己本民族的文字，文化的传承主要靠巫师等口耳相传。国家于 1957 年创立了哈尼族文字方案，采用拉丁字母，以绿春县大新寨发音作为基准音。

哈尼族世世代代居住在海拔 800 米—2500 米的山区，一般说法认为"哈尼"就是"居住在山上的人"的意思，因其独特的自然环境、气候而开垦出闻名于世的哈尼梯田。

哈尼族历史上有"昆明叟""乌蛮""和蛮""窝泥""和泥"等称呼。据估计，哈尼族的自称和他称有："哈尼""哈尼者""哈尼然""弄美哈尼""腊米哈尼""格角哈尼""花哈尼""黑哈尼""卡多"

---

① 红河县概况，参见红河哈尼族彝族自治州人民政府门户网站。

② 杨六金：《国际哈尼/阿卡历史源流探究》，《红河学院学报》2011 年第 6 期。

"阿里卡多""阿古卡多""豪尼""碧约""布都""白宏""补孔"
"糯比""糯美""阿索""西么洛""阿西鲁马""多尼""多塔""阿
卓""阿梭""格和""阿木""腊米""切地""卡别""哈乌""哦努"
"海尼""排角""补过""阿克""奕车""木达""阿邬""昂倮"
"哈备""觉围""觉交""戈""卡戈""依戈""高""高族""依高
族""普里""奴魁""窝玛""玛奇""伏盛""窝巴""鲁玛""雅尼"
"爱尼""阿卡""阿卡然""阿卡族""阿卡提绰""阿卡普里""阿卡
阿科""吴洛阿卡""吴标阿卡""吴参阿卡""吴求阿卡""吴我阿卡"
"马热""平头阿卡""尖头阿卡""吾杂宴"等70余种①。在这些称谓
中，有的是以自己家族的祖先命名，有的是以居住地点命名，有的是以
服饰特色命名，一些名字还带有侮辱轻视的含义。

因此，哈尼族也形成了不同的支系，红河学院国际哈尼/阿卡研究
中心于2008年开始就组织了国际哈尼/阿卡区域支系文化调研，对35
个支系进行文化实录，笔者即参与其中。在红河州，大致分布情况
如下：

表2　　　　　　　　　红河哈尼族支系及人口

	分布县市	主要支系	人口
红河州	红河县	白宏、奕车、阿松、碧约、糯比、糯美	204792人
	元阳县	阿邬、豪尼、郭宏、多尼、白宏、阿松、昂倮、糯比、糯美	192644人
	绿春县	腊米、哈欧、期地、阿松、果作、碧约、卡多、西摩洛、白宏、白那	175450人
	金平县	多尼、果作、郭宏、哈备、糯比、糯美	83279人
	建水县	糯比、糯美	11059人
	石屏县	哈尼	2642人
	个旧市	—	11575人

资料来源：参见《红河流经的地方》，云南人民出版社2008年版，第123页。

因此，本文标题所指称的"红河哈尼族"既是一个区域设定也是一
个族群概念，红河哈尼人以梯田耕作为主要生产方式，区别于西双版纳
的以橡胶种植为主的哈尼人，以及境外哈尼族阿卡人。事实上，据了

---

① 参见红河州哈尼学研究会编《哈尼学研究》（内部资料）第3集，1998年，第163页。

解，西双版纳的阿卡人没有寨神林，不少生活在平地，很多宗教信仰已经与世居高山的红河哈尼族有所不同。而且，类似"红河哈尼族"的提法在哈尼族研究中也已经多次出现，例如范元昌、何作庆主编的《红河哈尼族文化研究》（云南大学出版社 2008 年版），杨六金编著的《红河哈尼族符牒》（民族出版社 2005 年版），等等。

第二节　主要田野点情况介绍

本研究所涉及的哈尼族地区主要集中于云南省南部的红河哈尼族彝族自治州（简称红河州）。又以其中的红河县宝华乡（大龙村、朝阳村）、乐育乡（哈普村）、浪堤乡（娘普村）、甲寅乡（他撒村）、元阳县登云村等哈尼族村落为主要资料来源地，以周边部分哈尼族村落（如箐口村）为资料补充地点。其中，宝华乡的大龙村是田野调查的核心地点。需要说明的是，由于本研究的特殊性，即研究对象是哈尼族民间的巫师，所以田野调查地点相对较为分散。主要根据巫师的情况而变化的，具体是李志红（大龙村）、李明依（哈普村）、普者和（娘普村）、李自然（箐口村）、白布度（登云村）①。而由于巫师做仪式的范围其实并不固定，而是覆盖到周边地域，所以其实也可能涉及了周边的临近县份与村落。

一　大龙

1. 村情概况

师娘莫李志红居住的大龙村隶属于云南省红河州红河县宝华乡朝阳村委会，距离朝阳村委会约 1.2 公里，距离宝华乡政府驻地约 1.7 公里。现有 106 户 440 人（男性 255 人，女性 185 人），总面积约有 1.6 平方公里。

地理空间上，大龙背靠气势巍峨的落孔尖山，脚踩撒马坝万亩梯田。因此，大龙人的稻田都在著名的撒马坝梯田，离家较远，村民种田

---

①　为保护当事人隐私，本书中涉及的所有人名、地名已做技术处理，以下不再一一标注。

一般都要步行一个多钟头。

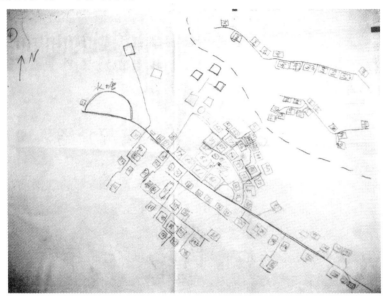

图 4　大龙村草图

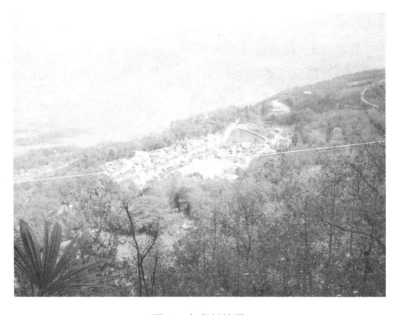

图 5　大龙村俯瞰

2. 历史与族群

大龙，原名龙翔，寓意玉龙腾飞，后来改名大龙，哈尼语"初堵"，意为彩虹出没的地方。大龙村博物馆的一张照片关于梯田有如下介绍：

> "悠久的历史是撒马坝最辉煌的骄傲，是国史里最早对'江外'哈尼梯田的记载地。即明洪武年间（1382—1398 年）哈尼族头人吴蚌颇率众劈山造田，成就卓著，被朝廷命封为当地第一任土司官。吴土司就是宝华乡嘎他左能土司。万亩三千多级是雕塑者的智慧和大地的恩典。四周有森林四千余亩，村庄 21 个，一万余人，六条水沟分布于不同海拔等高线。充分展示了森林、村寨、梯田、水利'四度同构'的农耕文明"[1]。

从这幅图片的内容，我们可以发现撒马坝梯田历史悠久，起始于明洪武年间，而身为嘎它左能土司的头人吴蚌颇则是这一带的统治人物。

据该村的村支书石阿四书记的介绍，红河地区一般所公认的祖先是三个："孟总""娘自""区于"（均为哈尼音），现在的宝华乡和乐育乡的人口属于"区于"的后代较多。本地石姓大多属于"奕车"人（父子连名制是"娘自"—"自奕"—"奕车"），石姓从羊街乡搬来朝阳，约有 25 或 28 代了。

大龙村原来多是贫民，现在居民大多从朝阳村迁徙而来，大龙现在已经有 82 周年建寨的历史。以前的落孔土司就住在朝阳，大龙的落孔土司和嘎它等地的土司有不少的争斗，尤其是抢夺地盘的纠纷不少。据说是一位风水先生测算出朝阳地气不好，建议他搬到大龙来的。于是落孔土司召集村民搬迁，并以免除苛捐杂税为条件，这样就有不少人从附近搬迁过来。由于此地风水甚佳，人口兴旺，大龙的人慢慢多起来了，在土司统治时期有 36 户。

记得笔者到达村子时一个感觉是大龙有不少汉族味道，尤其是建筑和屋顶的式样，和之前在福建客家地区看到的颇为相像，而跟哈尼族传统的蘑菇房很不像。有一家门楣上还写着"颍川世第"的字样，当时就很是让笔者困惑。颍川在今河南省禹州市，据说是黄帝出生之地，夏

---

[1]　大龙村博物馆照片"红河县宝华乡万亩梯田简介"，拍摄时间为 2012 年 3 月 7 日。

禹建都之地，有着深厚的传统文化底蕴，堪称中华民族的发祥地。也因此成为中国不少姓氏所追认的发祥地，可在这边陲的哈尼族村落怎么也出现这种字眼呢？后来进一步的调查终于得知：跟着土司来到大龙的不光是哈尼族村民也包括附近一些汉人和彝族，由于土司自己是哈尼族，所以这些尾随而来的汉人彝人也都会说哈尼语。加之混住一处，20世纪五六十年代，国家在进行民族识别时就都笼统地变成哈尼族了。因此大龙是一个典型的移民村，大龙人也经常说哈尼语但与绿春正宗哈尼音相比，这个寨子口音比较杂，带汉话彝话的不少，不那么纯正。

该村的汉人虽然现在已经由汉族变哈尼族了，但其关于族群的记忆还是通过一些形式表露出来。在后来，笔者在一户何姓人家参与叫魂仪式时，无意中发现家里供着三个老祖公牌位，而哈尼族的祖先祭拜是只有神龛（哈尼音：候勾）没有牌位的。进一步询问，该家老祖公是石屏县的汉族，在本村已经十代了，汉话已经不会说了。这户人家过汉族的春节，哈尼族的十月年也过，这也再次验证了族群之间的变动痕迹。

3. 大龙与周边

当地人对不同族群有这样的口头语：汉族住坝头、回族住街头、傣族住水头、彝族在下半山头、苗瑶族住山顶、哈尼族住山腰，大家都是吃一个奶头的，而大龙人也是这样与不同的民族交往生存下来。尤其是与海拔较低的傣族结成"牛马亲家"。与周边发生联系主要是经济上往来，大龙人赶街主要去宝华，也去乐育的大新寨。周边各地的赶街日是：俄地周五，乐育周六，大新寨周四，甲寅宝华浪堤周日，驾车逢牛羊马鼠日。其次是婚姻，大龙的婚姻圈以前以宝华为多，随着年轻人打工越来越多，有一些婚姻延伸到外省的，遍布各个不同民族。

本地的土司叫落孔，所以村寨后面背靠的最高的山也就叫落孔尖山。当地习俗是逢大年初一要去仙人洞下方献饭，以求得风调雨顺。据大龙人说，每年献饭时，大龙在这边献饭，宝华彝族在那边献饭，最后所获得老天的赏赐也不同。由于这边是头，所以流口水，因此大龙一直水源充足，不缺水。宝华那边是屁股，因此粮食多，因为是屁股屙屎屙出来。

在大龙，当地人有一句俗话是"浪堤是金子，乐育是银子，宝华是谷子，甲寅是嘴巴"，这大概勾勒了周边地区的特点。大意是浪堤的人最会做生意，乐育的次之，宝华的特点是粮食多。甲寅人全凭一双嘴巴，哇张哇张的（甲寅是瓦渣土司的地盘），认为甲寅人心坏，狡猾，哪怕前一日在他家吃饭第二日碰到就不理睬跟不认识的一样，陌生人根本别想在家吃饭，连水也喝不到。

师娘莫兼村主任李志红一次和笔者说宝华的人什么都还不错，乐育的人总体上也还不错，阿扎河的人对人有礼貌，人好（李志红本身来自阿扎河）。浪堤的男人对人没有礼貌，浪堤的女人不能讨，喜欢跑，如果丈夫没有钱了就跟着别人跑路了。至于粮食，宝华最好，有撒马坝梯田，羊街也不错。

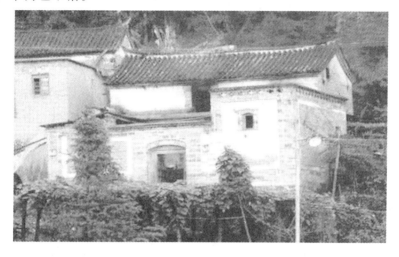

图 6 民居一角

几年前笔者到达村子时的第一印象是比较干净整洁，地面都是石头或水泥路面，比以前去的登云村好很多。村里人也认为是红河县最好在①的地方，为此颇为自豪。据村主任介绍，大龙马上要修通往宝华乡的柏油路，村里有一个在州公安局当副局长，已经支持了30万元修建村子去撒马坝梯田的路。并且按照规划，该村马上要建造民族旅游的民俗村，打算在村外建造一个收费站和城门，并有一家旅游公司愿意来投资。

---

① "好在"，云南话是住得舒服的意思。

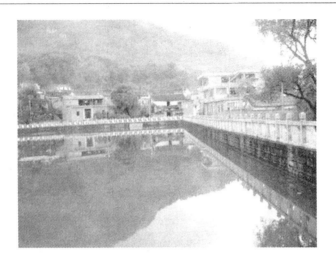

图7 水塘

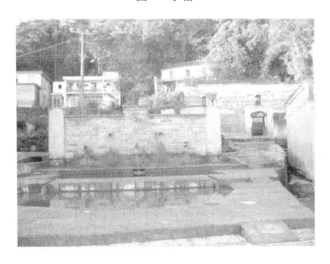

图8 水井

二 登云

　　莫批白布度居住的登云村隶属于云南省红河州元阳县马街乡的登云
村委会，这里聚居的哈尼人是郭合支系。该村位于观音山西部，海拔约
1800米，据说"登云"之意就是指该村位于最高处，往上已经没有别
的村落了。村寨距离元阳县新县城南沙40公里，离马街乡13公里。但
路面一部分是弹石路一部分是土泥路，遇雨季来临，路上深坑遍布，加
上时常山洪暴发，车辆基本无法通行，经常需要抄小路步行。笔者

2008 年 8 月去田野调查时就赶上雨季，结果只好将面包车停在乡政府而租了一辆农用车，一路停停歇歇，最后步行，费时 3 个钟头。而从村里返回时，正赶上下雨，只有从山路抓着树枝步行，结果十几公里费时 4 个多钟头。交通不便给登云村与外界的联系带来诸多不利，比如儿童到乡中学读书不方便，棕榈、草果等经济作物无法及时运送出去。但正是因为地理位置相对偏僻，外人很少来到，所以这里很多的民俗和传统文化保留得相对较好。

登云村所在的村委会底下有 9 个自然村，分别是登云、城头、石头寨、登云小寨、登云新寨、祥云新寨、麻栗寨、麻栗新寨、增益寨。2008 年登云村有 134 户，人口 655 人，有白、朱、李、郭和蓝五个姓氏，其中白姓是大姓，而蓝姓较少，朱姓仅有 1 户，本村全部为哈尼族。

据本村莫批白布度介绍，登云村是郭姓最早建寨的，约有 260 年，其名叫郭哈市。据传她是一位老寡妇，当时该地已经散居一些村民。后来各个村落之间打斗抢地盘，男人多战死或逃跑，只有哈市坚持住下来。几年之后，有罗嘎、罗伯两兄弟来到这里，一起建寨并开始定居。哈市的后人现在汉姓都姓郭，有 14 户人。罗嘎的后人现在汉姓都姓白，白布度说白姓的宗族标志是柿子树，因为该树与其父子连名谱系中一位祖先名字一致，所以白姓的人都禁止吃柿子。罗嘎有三个儿子就分成三个支，现有 80 多户人。而罗伯的后人则都姓李，30 多户人口。

三　哈普

莫批李明依所在的哈普村隶属于红河县乐育乡龙车村委会，该村海拔约 1400 米，距龙车村委 2 公里，距乐育乡 5 公里，从乡里步行前往大约需要 1 个钟头。2011 年全村有 25 户，人口 138 人（男性 78 人，女性 60 人），面积只有 0.1 平方公里。该村并不是一个纯粹的哈尼族村寨而是哈尼族彝族混居的，据统计哈尼族有 110 人，彝族 28 人，可见是以哈尼族为主。哈普村虽然比较小，但却有龙、何、普、白、吴、罗、李七个姓。龙姓 1 家，何姓 7 家，普姓 3 家，白姓 3 家，罗姓 1 家，李姓 5 家，吴姓 4 家，其中李又分为大李和小李。罗家和白家共 6 户是彝族，吴家 4 户是汉族，其他 15 户是哈尼族。

第一个来哈普的是龙姓彝族，所以以后祭龙都是与别的地方不同而选择春节之后献，第一个来的龙姓已经去世了 6 代。第二个来的是何姓，去世了 3 代。第三个来的是普姓已经去世了 2 代。第四个来的是白姓去世了 1 代，第五个来的是李姓还没有一代去世，第六个来的吴姓没有一代去世，第七个来的是罗姓死 1 代。最后来的是李明依，是从坝美上门的。

村里有一个庙，供奉三颗石头，但看不出人形，这在哈尼族寨子很少看到，主要因为以前是汉族和彝族村寨留下的历史痕迹。每一年农历 2 月 2 日和 8 月 2 日，哈普人要献庙里的三个石头，哈尼语石头神叫"莫科阿波"，祭石头叫"莫科喝"。

据本村的大莫批李明依介绍：老祖公是 600 多年前从蒙古搬来石屏的，有十八个寨子。将军有三兄弟，最后只有老二留下来，哥哥和弟弟回去了。280 年前搬来我们村子，现在有 11 个村寨，阿扎河、迤萨都有了。以前没有迤萨红河县，归石屏管，有九个土司现在建水还有九龙桥，土司甲寅有一个，宝华有一个，乐育有一个，阿扎河有一个，大新寨一个……

民国的时候，哈普大概有 300 户，7 个水井，土司在龙车，哈普属他的管辖范围。因为土司（石屏汉族人）收税过高，村民就去昆明云南省委告状，又由于哈尼族彝族人多不识字，所以主要是汉人去的。当时是卢汉主政云南，结果就召回土司回了石屏。汉族土司走了以后，群龙无首，无人管理。混乱之际，彝族哈尼族人开会讨论认为汉人不好管，他们太聪明，有汉人在的寨子不好在（笔者注：哈尼族古老祭词里也有类似表述，主要是哈尼族与聪明的汉人比赛，结果输了，一步步被赶到山上），就把汉人赶走去了浪堤那边。

第三章

宗教信仰观念与体系

按文化人类学的学科理念，文化大体上可以分为"可观察文化"（observable culture）和"不可观察文化"（unobservable culture）。按文化内涵来划分，文化可分为"物质文化"（material culture）、"伦理文化"（ethnical culture）、"表达文化"（expressive culture）[①]。毫无疑问，本章将要讨论的宗教祭礼属于文化的表达层面，"表达文化"关注一个群体的意识层面以及精神层面。顺理成章，对于某一个社群中宗教层面的研究，将可以弄清楚该群体一些集体无意识积淀的东西，也可以说是一个较高层面上对社群的研究。

第一节　哈尼族宗教信仰概述

文化人类学对于宗教的研究，从视域上来说，是颇有特色的。它不像哲学、宗教学那样重点关注"制度性宗教"（institutional religion），比如基督教、伊斯兰教、佛教等。而是另辟蹊径，把兴趣投向那些生活化的、零碎的、不成体系的信仰，即"弥散性宗教"（diffused religion）。从学理上讲，这恰与人类学关注"草根""平民""普世""民俗"有关。如果与回族和傣族略微比较，就会发现，无论是回族信仰的伊斯兰教，还是傣族普遍信仰的佛教均具有教主、教义经典以及严密的宗教组织，并且具有制度化的特征。而哈尼族以天地崇拜、祖先信仰、鬼神祭祀、招魂打卦、驱鬼迎神等为特色的宗教信仰，既不存在教主、教义经典，也没有严格意义上的宗教组织。有的只是信仰，有的只是崇拜，有的只是迷狂，其宗教特征上普遍具有弥散性，生活化特征。

---

① 李亦园：《人类的视野》，上海文艺出版社 1996 年版。

　　20 世纪初，在哈尼族村寨，各种上述所言的"制度性宗教"如基督教、天主教曾经成功地在一部分哈尼族地区传播。佛教在一些地区也有影响力，但在哈尼族地区总体上影响不大。有学者指出："哈尼族虽然与傣族相处却一直并不信仰佛教，可能是因为佛教中的灵魂转世观念与哈尼族传统万物有灵观念相距太远，所以一直影响力不大"[1]。尤其是新中国成立以后，各种宗教活动基本停止。

　　时至今日，这些宗教在哈尼族村寨依然没有多少影响力，但在笔者的田野调查中也还是发现了一些踪迹。如 2012 年春在红河县娘普村参加一次婚礼时，无意中发现吃饭用的好多桌子、凳子都标着"世界宣明会"[2] 的字眼，于是好奇地询问其来历。村民们纷纷告诉笔者一些信息，大意是宣明会的人可好了，他们是做善事的，给我们村买了公共桌子凳子，办婚丧喜事就方便了，有时候还买化肥送给我们。当笔者进一步询问宣明会的人有没有要求你们做什么时，村民们表示什么要求也没有，他们就是免费做好事的。

　　很凑巧的是，在娘普村参加完婚礼后几天，笔者在大龙调查时有了新的发现。一天晚上，笔者在李志红家聊天，他是大龙村的村民小组长也是唯一的师娘莫。这天笔者正好把前次照的照片送给他，于是他搬来自家相册和笔者一起看，其中一张照片引起笔者的注意。这张照片是李志红在昆明市海鸥宾馆参加"爱德基金会"[3] 培训的合影，笔者就问什

---

①　李少军：《哈尼族传统敬神、招魂、驱鬼仪式的哲学解读》，中央民族大学哈尼学研究所编《中国哈尼学》，民族出版社 2005 年版，第 47 页。

②　国际世界宣明会（World Vision International，台湾译"世界展望会"）是一个国际性基督救援及发展机构，由当时的年轻牧师，美国人卜皮尔（Dr. Robert Pierce）于 1950 年，为援助朝鲜战争的孤儿而创立。而今作为一个全球性的处理以儿童为重点的紧急性援助和持续性的社区发展组织，一个发扬人道与博爱精神的国际慈善团体，其宗旨是以爱心服务贫苦及有需要的人们。具体工作内容主要有两方面：（1）长期持续性的社区发展项目，诸如清洁水质、教育、医疗，农业发展和公众卫生等。（2）短期性的紧急援助，诸如为自然或人为灾难的受害者提供食物、避难所及医疗服务，大部分的救援性项目被设计为最终能顺利的转变或发展性项目。见百度百科介绍 http：//baike. baidu. com/view/164308. htm。

③　爱德基金会（英文名称：The Amity Foundation）成立于 1985 年 4 月，是一个由中国基督徒发起、社会各界人士参加的民间团体，致力于促进中国的医疗卫生、教育、社会福利和农村发展工作。到目前为止，爱德共募集了 8 亿多元人民币的项目赠款以及大批捐赠实物，项目区域覆盖了除台湾省以外的全国 31 个省、市、自治区。全国政协原副主席、中国基督教三自爱国运动委员会名誉主席、中国基督教协会名誉会长丁光训任董事长。见其官方网站 http：// www. amity. org. cn。

么是"爱德基金会"？他就说这个基金会给村民买猪仔、化肥、种子，是县里组织的帮助老百姓的，具体的也不清楚。每次物资到了由组长负责分配，而他能够参加一个月的培训正是因为他是村民小组长。于是笔者试探着问他"爱德基金会"是不是基督教或天主教呢？他回答不是，二者不是一回事，还顺便说到他做的师娘莫和宗教是不一样的：

> 我们一靠科学二靠政策，我做的师娘莫是神机妙算，我搞的这个不是坏事而是帮人家解决问题，是我们边疆少数民族传统和民间习俗，跟"法轮功"基督教那些不一样。以前村里有人想搞基督教，我把他们都挡出去了，现在村寨里一个都没有了，他们是反党做坏事的，说什么不让献饭了，有病不看医生只要相信上帝就好了…这都不对，老祖宗怎么能不献呢？没有了祖公哪里有你？而搞我们这一行的是相信科学的，有些病要上医院的，除非治疗不好才找我们。干我们这一行的也拥护国家政策，也不做坏事和违反国家政策的事情，我们是帮助人解决问题的。我们村是有名的文明村，不能搞宗教坏了名声，就不好了①。

虽然在笔者看来，仪式治疗也属于宗教信仰的范畴，但是师娘莫对基督教、天主教、佛教等宗教则持排斥态度。比如李志红曾经说，"我们村寨是不能搞这些东西的，他们和'法轮功'一样，是骗人的，瞧米叫魂这才是我们的传统民族的东西"。大龙是爱德项目支持的村寨，由于李本人是村民小组长，这个把基督教等赶出去的人却参加了爱德组织，还在昆明参加了培训。这说明哈尼人并没有从心灵上来理解爱德而只是看重物质帮助，例如爱德给不少人家免费发放了小猪仔和农药。

由此，我们可以看出宗教组织其实已经在哈尼族村寨里展开了活动。既有爱德基金会也有宣明会，他们做善事、捐款捐物。笔者在俄滴村还看到宣明会捐资的小学。但目前村民对他们的认识都只停留在表面，对基督教则有所抵制。而且信教就不让给祖先献饭了，肯定在情感上不为哈尼人所能够接受。李志红的看法就很有代表性，把这些宗教认

---

① 大龙村李志红口述，2012 年 3 月 6 日访谈。

为是"反党做坏事的","搞宗教坏了名声"。

但是，也有学者研究认为 20 世纪后期以来，基督教在一部分哈尼族地区得到传播，并从认识论的角度分析了以下原因：

> "基督教在哈尼族地区的迅速传播，从认识论角度分析，主要是因为在哈尼族传统世界观中，最高的神阿皮莫咪既是自然万物的主宰，又是哈尼人的祖先神，传教者将阿皮莫咪与基督教的上帝相类比，十分容易为广大哈尼族民众所接受；另外，在哈尼族传统世界观中，没有灵魂转世的观念。这两个因素与基督教的观念有相同的地方，正因为如此，传教者以此作为突破，使其得以传播。"[1]

表面上看，这个分析有一定逻辑上的合理性，但哈尼人真正皈依基督教的普遍性仍然值得怀疑，至少有相当数量的哈尼人无法阅读理解经文。不排除他们只是受到了基督教组织的物质上的资助，也参与了一些宗教活动。虽然上文并没有指出基督教传播的具体地点，但笔者初步估计主要集中于西双版纳地区。总体上，目前可以判断哈尼人对于这些外来的制度宗教并没有形成普遍信仰。

陈晓毅在贵州的研究提出了共生的中国式宗教生态系统，呈现为"三层楼结构"：底层为汉族、苗族、布依族三种民俗宗教，中层为儒释道三教，第三层为天主教、基督教[2]。应该来说，这个系统比起杨庆堃先生的"制度性宗教/扩散性宗教"二元划分，的确更符合中国的宗教现实。但是，以笔者目前所能进行的调查来看，哈尼族村寨依然是以民俗宗教为主体。第二层儒释道、第三层外来宗教隐而不彰，几乎都没有影响力。当然，这种原生宗教一枝独秀的局面也可能是笔者研究不深入所造成的印象，但至少目前可以说，民俗宗教呈现为显性存在而其他宗教生态呈现为隐性存在，是一个不争的事实。至于个中缘由，笔者认为多种宗教共存局面往往在一个文化较为成熟且有一定历史积淀的社会

---

① 李少军：《哈尼族传统敬神、招魂、驱鬼仪式的哲学解读》，中央民族大学哈尼学研究所编《中国哈尼学》，民族出版社 2005 年版，第 47 页。

② 陈晓毅：《中国式宗教生态：青岩宗教多样性个案研究》，社会科学文献出版社 2008 年版，第 30 页。

中较易存在。尤其在中国，汉人社会民间信仰的形成与嬗变经历了较多的儒释道的涵化过程，背后经历着"小传统"与"大传统"，"地方"与"中心"，"民间"与"官府"的多次冲撞、互动、调适过程，例如东南、华南的民间信仰即是如此。但是，历史上哈尼族社会相对而言比较封闭，身居大山之中，与外界文化联系颇为有限，接近于人类学所言的"初民社会"。更由于其族群历史上经历着从青藏高原一路往南迁徙的过程，而本民族又没有文字书写系统只有口头表述来传承文化。所以，表现在其宗教形态上，也就相对比较单纯，多了一些"原始性"，少了一些"多元性"。当然，这从另一个方面还可以看出，其文化的核心层次具有较为强大的坚守能力，对本民族具有较强的吸引力。这也可以解释为何在社会变迁的今天，李志红等极力排斥外来宗教的渗透，也不能认同外来宗教的理念，即使他们接受了基督教组织的猪仔、稻种，最终还只是停留在物质援助层面来加以认识。

而对于哈尼人而言，各种叫魂、驱鬼、献饭仪式则有着重要的意义。据初步估计，一年之中，哈尼人在宗教仪式中度过约五分之二的时间，每一个季节每一个月份都有不同的祭礼和农业礼仪（一个典型的哈尼村寨一年中，主要有"苦扎扎""昂玛突——祭寨神""开秧门""祭鬼""里玛主""喝新谷酒""献新米""祭火神""十月年"等仪式）。就个人来说，各种人生礼仪如出生礼仪、成年礼仪、婚姻礼仪、丧葬礼仪则伴随着每一个哈尼人的一生，他们在仪式里出生，在仪式里离开人世间。

从大的视角来审视哈尼族宗教形态，我们可以参考的是宗教人类学者王建新教授提出的"宗教文化类型"的格局理论。他吸收了费孝通"民族走廊"和林耀华"经济文化类型"的理论以及考古学者的研究成果。其中，"南岭走廊的道教，构成南方山地互动融合。这一走廊有壮、瑶、苗、水等十多个世居民族，他们是河谷稻作和山地农耕民，都有各种自然崇拜、祖先崇拜及师公道公等宗教职能人员为依托的民间信仰，其神位及科仪大多来自道教。"[1] 这就从一个较大的视域来统观不同区域的宗教文

---

[1]　王建新：《人类学视野中的民族宗教研究方法探析》，《民族研究》2009 年第 3 期，第 26 页。

化现象，有较大的理论意义与实践意义。具体在南方民族宗教的类型，他指出"从生态环境及物质文化条件的基本特征上讲，共性在于源于山地生态环境的自然崇拜，与历史传承及整体社会发展形态相关的图腾崇拜，与特殊亲属组织体系相关的祖先崇拜，适应山地险恶生存条件的巫术文化等。"① 虽然很遗憾，笔者没有看到宗教格局中把位居西南的哈尼族明确放在哪一个类型之中，但根据其大致的经济方式尤其是山地稻作来看，其宗教特征较为接近南岭走廊的宗教类型。核心词有"自然崇拜""祖先崇拜""巫术文化""科仪大多来自道教"等。

借鉴以上观点，笔者倾向认为哈尼人的宗教信仰依然是以其原生的民俗信仰为主体。从学理层面的对哈尼族原生的宗教略作瞭望，可以认为，哈尼族宗教信仰起源较早，属于人类宗教的早期范畴。它以万物有灵为其信仰基石，朴素的认为凡天地万物——太阳、大地、草、木、花、鸟、兽都是具有灵性的。也就是说，它把世间万物都加以人格化。在此基础上，认为灵魂又是不灭的永恒的，万物（包括人在内）有生有长，有灭有终，然而它们的灵却是永久存在的。哈尼族宗教信仰以自然崇拜、神灵崇拜、鬼神祭祀、祖先崇拜等为主要内容，以敬神、招魂、驱鬼为表现形式，在此基础上，哈尼族形成了独特的灵魂、鬼怪、神仙观念体系。哈尼人对"神、鬼、魂"三者所表现出的态度略有区别，也导致与之相关的不同疾病分类与治疗模式，参见表3。

表3　　　　　　　与神、鬼、魂相关的不同疾病分类与治疗模式

疾病类型	治疗原则	治疗态度	治疗模式	典型病例
神灵方面引起的疾病	祈神	祭祀、崇拜、祈求等	"祈求"模式	瘫痪神、发热神
亡魂引起的疾病	招魂	祭司念诵咒语将其指引召唤等	"亲情"模式	妇女难产、儿童撞鬼突病、非正常的死亡、无名肿痛
精灵鬼怪引起的疾病	驱鬼	祭司采用震慑、阻挡、驱赶、击退等	"驱赶"模式	失魂疯癫、保魂固魂延寿
与祖先有关的疾病	祭祀	敬畏、崇拜	"贿赂"模式	儿童急病，所有病皆可能，具体不详

---

① 王建新：《人类学视野中的民族宗教研究方法探析》，《民族研究》2009年第3期，第30页。

续表

疾病类型	治疗原则	治疗态度	治疗模式	典型病例
与巫术有关的疾病	驱邪	用更大的咒语等力量将巫术等病源打败驱走	"击退"模式	发疯以至于丧命

上述表中所进行的粗略分类并不十分严谨，有时候神、鬼、魂的分野并不如这般清晰，但笔者主要是想就此阐明因为不同的宗教因素而导致仪式治疗的态度迥异的事实。根据当地人的说法，的确分出人、神、鬼和神、鬼、魂三个体系。在哈尼族的古歌里也出现这三者并列，还出现了三种能人、三颗谷子的说法。因此，本书即从神、鬼、魂的观念体系来加以描述。需要指出的是，哈尼人的宗教仪式观念并非一个二元对立的系统，不应该过度系统化，而更多的是被共同文化建构的，本书也无意探讨梳理出一个哈尼族宗教观念的精致架构。

第二节　自然、灵物崇拜

红河哈尼族所在地理环境一般是高山之上，以梯田耕作为主。由于大自然的气候变化与农业活动息息相关，因此，有不少对大自然的崇拜。主要表现在对天神"莫咪"和地神"咪牧"的崇拜。"威嘴"和"石批"与农业耕作有关，也经常被崇拜。这些"大神"的祭祀一般是在寨神林附近进行，往往全村老老少少都参加，仪式较为简单，主要是杀鸡杀猪祭祀并祈求佑护。对日月星宿崇拜无具体祭祀。通常认为天上主要有太阳、太阴、火星、罗睺星、土星、金星、木星、水星、计都星等九颗星，并且天上一颗星对应地上一个人，星星陨落，便要死人，流星往往是不吉利的征兆。他们对雷电怀着神秘敬畏的心理，具体祭祀仪式比较简单。哈尼人认为山有山神，经常要举行隆重的祭祀活动。2008年夏天，元阳县马街乡登云村的贝玛告诉我们，当地哈尼人主要祭祀的是西边观音山和飞来石，每三年举行两次。要杀牛一头，另准备羊、公鸡、鸭子等，时间选择在七月属马的日子。全村男丁都聚集在飞来石下，由专门的祭司"莫批"主持，女人不能参加。祭祀时，由祭司念诵祭词，所有人一起跪拜，以祈求山神保佑。

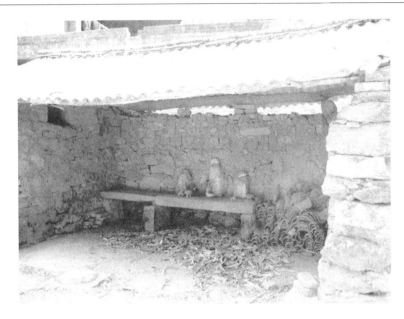

图9　哈普村石头神

每一年农历2月2日和8月2日，红河哈普人要献祭村寨中一个庙，庙里有三个石头，哈尼语石头神叫"莫科阿波"，祭石头叫"莫科喝"。据说是汉人建寨子时留下的，祭献之时由龙头来献，庙里石头对村子样样都可以保佑。村民介绍说，1960年有搞民族工作宣传队的阿布人来哈普，认为供奉石头是封建迷信活动就把石头砸了，结果第二天儿子正巧就死了。村民认为这是得罪了石头神的报应。这些石头以前是露天的，6月天下雨若石头淋湿了，村里人就要眼睛红红地痛了。大"莫批"占卜之后解释说，是因为石头神在埋怨："难道村里人眼睛瞎了，眼睁睁看我被淋湿也不来管我。"之后村里就盖了瓦房子，让石头不淋雨，成了现在的模样，此后村民眼睛不会疼了。

哈尼族社会中保留着很多传统的动植物灵物崇拜。比如葫芦，相传葫芦里走出人种，所以当地人对葫芦有特殊的感情。动物方面，比如狗曾经叼回谷种救活困苦中的哈尼祖先，在每年"吃新米"节时，要把新米先喂给狗吃。在一些杨姓的人家，据传他们的祖先是喝着狗奶长大的，为了感激狗，规定后辈不得吃狗肉。以笔者在云南省红河州元阳县的调查中得知，在哈尼族聚居的元阳县，1958年以前哈尼人禁忌食用狗肉。吃狗肉是见不得人的事情，若有人吃狗肉也要偷偷地拿到村外吃，并且吃完后把碗筷锅都要砸掉丢掉。他们认为一个小伙子如果吃了狗肉，就会没有姑娘喜欢，娶不到老婆。

哈尼人对老虎也存有崇拜心理，有些地方有祭石虎的习俗。对牛有着极其深厚的感情，在重大仪式中，往往要杀牛祭奠。在《天地人》神话传说中，娜倮把牛作为众神改天换地的慰劳品。牛身上的不同部位变成了太阳月亮和各样星星。一般来说，哈尼人对蛇是敬畏的，最甚者为大黑蛇。如果在路上碰到蛇，要说一声"你过去吧，我不打你。我们各人走各人的路"。有些地方哈尼人认为蛇是寨神的坐骑和化身。因此，要是大蛇跑到哈尼人的家里去，便要献上茶水和食物祭祀，直至离开。

第三节　神灵的观念与体系

哈尼族的宗教信仰属于万物有灵的范畴，是多神崇拜。哈尼社会以梯田山地农耕经济为主，自然而然的，哈尼族的神灵崇拜紧密地与农业耕作、时令节日联系在一起。总体而言，哈尼人的神灵种类繁多，而每一种神灵还可以变换几十种化身，各神灵分工明确，职能各不相同，构成一个庞大的神灵体系。哈尼神灵体系大致上可分为：天上神灵体系、地上神灵体系和地下神灵体系。

据对元阳县马街乡的老贝玛白布度、红河县乐育的大莫批李明依的访谈[1]，再结合部分地方学者，尤其是李期博、黄绍文在红河地区收集的资料[2]，笔者将红河哈尼族的神灵体系大体归纳如下：

"莫咪"是天上至高无上的主宰万物的天神，掌管日月星辰、风雨雷电诸神，也是人间的最大神。人们对"莫咪"怀有一种神秘的朦胧的敬畏心理。一定程度上"莫咪"扮演着天规的角色，人们面对"莫咪"俭省自己的行为。据说，哈尼人由于相互利害关系引起纠纷时，只要无辜一方敢指着苍天说："让天上的莫咪看见我！"便表明自己光明

---

[1]　元阳县马街乡登云村贝玛白卜斗，访谈时间：2008 年 8 月 1—9 日。红河县乐育乡田野调查笔记，2011 年 11 月 2 日、9 日。

[2]　详见李期博《哈尼族原始宗教探析》，《红何民族研究文集》，云南大学出版社 1991 年版；为则《哈尼族自然宗教形态研究》，云南民族出版社 1995 年版；黄绍文《诺玛阿美到哀牢山——哈尼族地理文化研究》，云南民族出版社 2007 年版。

磊落，问心无愧。因此，"莫咪"在哈尼人的观念意识中不能说是一个具体的神，而是一个天上虚幻观念中的神。也有学者指出，"莫咪"实际上成了规范哈尼族社会伦理道德和协调人际关系的最公正的"审判官"。换言之，天神"莫咪"的意志以及人们对它的崇拜成了后来哈尼人建立理想社会模式和道德规范的出发点。哈尼人对天神"莫咪"没有具体的祭祀仪式，只是在节日或者庆典期间头脑中存在祭献"莫咪"的意识而已。

"阿皮玛烟"是现实中哈尼人对天神的称呼。他们认为这是众神中最高的最大的神，主宰着一切，能力也最大。"烟沙"也是一个天神的名字，哈尼人认为"烟沙"的能力也很大，是与人类十分亲密的保护神。但能力次于"阿皮玛烟"。

"威嘴"和"石匹"是天神之下的小神，是"莫咪"下一级天神。它直接与梯田陆地农耕相关，是掌管农事的保护神。传说人们学会种庄稼后，烧地、挖田等伤害了地上的野物。它们邀约到天神那里去告状，于是天神"莫咪"就派"威嘴"和"石匹"到人间传达天神的旨意。让哈尼人每年栽插结束后，在村边立磨秋、秋千，尽情玩乐三天，这样庄稼才能丰收。对"威嘴"和"石匹"祭祀主要在每年的农历六月"苦扎扎"期间举行。

以下再简短介绍哈尼族各司其职的诸位神灵，由于资料收集不足，本处资料有待以后补充，但我们大致可以看到诸神是如何分工的。

增神（哈尼音：洛胡）和省神（哈尼音：远斗）是管理人间财富增多或减少的神，二者是一对不能离开，互为补充的神。

欧龙，是财神，有属于自己的金山、银山、财宝。据说，它可以用取之不尽的钱粮造福人间。哈尼人在祭祀之时，沿着一条特殊的道路，到达地下"欧龙甫"的地方，祈求财神欧龙赐予金银粮畜。回来时赶着一头水牛，浑身披金挂银，连牛角上也挂满了金黄的谷穗 。

纠纷神（哈尼音：德哈）是掌管人间纠纷矛盾的神。若发生纠纷时，便认为是德哈在起作用，要加以祭祀该神、化解纠纷。

松垮神（哈尼音：本）是导致土地塌方、泥石流发生的神。因此，为避免山体滑坡，需祭祀松垮神。

间隔神（哈尼音：都卡）使夫妇之间产生隔阂，互相猜忌。间隔神看不见摸不着，但却让夫妻间产生距离，也导致感情不和，甚至离婚，或者不能正常生育儿女。

虹神（哈尼音：阿卡卡错）。哈尼人认为，虹跨在两条河流中，好似饮水一样。因此，虹就被认为吸引力很大的神。人身上如果肿起来的话，就要祭祀虹神，把肿胀吸掉。但是另一方面，虹神也可能把人的灵魂吸走。因此，人们看到虹，便认为不吉利。

败神（哈尼音：马古阿鹊）会使家庭蒙受灾难，牲畜等也可能发生瘟疫，庄稼收成受损。因此，哈尼人每年都有祭祀败神的仪式。

财神（哈尼音：则）。招财神时，用一只公鸡和一只母鸡，在猪槽处献祭。

魂神（哈尼音：索拉枯）。人身体很弱，浑身无力，便被认为是魂神在作祟，便要叫魂。方法是在阳台上用一只公鸡做叫魂，并用蓝黑线拴在左手。

离神（哈尼音：密窝削窝）。哈尼人认为人的灵魂离开肉体，便会死亡。离神作祟，可以导致人魂魄离开。人在死亡之前，离神便会来临。据说，离神具有阴阳两重性，在天上的为阳，在地下的为阴。阴阳结合，才具有一定的神性。天上的离神和地上的离神在将死之人的屋后相遇。

怪神（哈尼音：多）。在哈尼人看来，凡是发生了奇怪的事情，不可理解的事情，都是怪神在起作用，要想办法把他送回天上去。

发热神（哈尼音：漂错）是掌管人发热病痛的神灵。祭祀时，要用一碗水放一些饭在里面。

此外，哈尼人的生活还有许许多多的神灵，但是没有具体祭祀仪式或只有非常简单的仪式。这里只是简单地把它们的名字、哈尼音和简单功能记录在此。

疯神（哈尼音：撒母杂）、麻风神（哈尼音：配额）、瘫痪神（哈尼音：阿嘎内杂）、咒神（哈尼音：压莫）、纠缠神（哈尼音：披威）、金银神（哈尼音：卜司）、溺水神（哈尼音：恶作）、孽神（哈尼音：擦）、享神（哈尼音：杂卜）、骑神（哈尼音：自鸟）、风神（哈尼音：里）、火神（哈尼音：米）、肾神（哈尼音：谷）、战神（哈尼音：个）、瘦神（哈尼音：购）。

第四节　鬼的观念与体系

关于鬼，哈尼族的古歌这样唱道："在那远古的时候，鬼是人的弟兄，鬼和人是一娘生。人是鬼的阿哥，鬼是人的兄弟，哥哥和兄弟，两个在一起。吃饭共一碗，喝水共一瓢，衣裳共一件，包头共一个"①。此外，哈尼族古老传说有一个叫做《人鬼分家》，认为：

> 很早很早的时候，人和鬼是一对亲兄弟，人是哥哥鬼是弟弟，后来两兄弟闹和气，天天要分家，最后告到天神莫咪那里。于是莫咪派母扎扎拉和米扎扎拉去给人和鬼分家，二位神灵用栗树叶子把鬼赶到荆棘丛生的大悬崖边，用藤子把人拉到水草丰盛的平地上，牲畜家禽发给人，飞禽走兽发给鬼。天神莫咪为防止人鬼今后再起争端，命令刻下木刻为证，不准鬼到人的寨里，也不准人到荆棘丛生的大悬崖边。人鬼分家后，不知道过了多长时间，人就渐渐看不见鬼了，也听不懂鬼话了。②

由此可见，哈尼人对鬼的认识比较有意思，至少口传记忆中还存有兄弟情谊，没有那么恐怖。一次笔者和周红英大嫂、小财还有邻居的女儿吃完饭去菜地摘菜。而坟墓就在菜地旁边，大嫂很自然的摘菜一点儿不害怕，还告诉笔者去世的人有两个婆娘、有三个小娃。小财和小孩子还跑到坟墓上，大嫂也没有怎么阻止，看来对于祖先神正常去世的"好鬼"一般不很害怕。可见，对于正常死亡的人，哈尼人是一点也不害怕的。但暴死的就极为害怕。

哈尼人一般认为鬼和魂是有紧密联系的，鬼和魂同时产生。大致来说，是人死了之后灵魂不灭，经过祭司举行仪式，灵魂回到祖灵居住之地，魂就变成鬼。人如果是寿终正寝，自然死亡，便会成为善鬼。但如果是非正常死亡，如刀枪刺死、暴死、烧死、淹死等，即成为恶鬼，哈

---

① 西双版纳傣族自治州民族事务委员会编：《哈尼族古歌》，云南民族出版社 1992 年版。
② 《红河州哈尼族彝族自治州哈尼族词典》，云南民族出版社 2006 年版，第 364 页。

尼人称为"沙尸"。在这里，善鬼将会保佑儿孙，而"沙尸"则会祸害后代。

在笔者的田野调查中，曾经听到几例有关鬼的说法。师娘莫李志红告诉笔者有的人家里不干净，鬼老实多①，去睡觉都睡不着，有的人家里怪鬼多了就非得要退鬼不可。哈尼人对鬼的存在持有毫无疑问的态度，但区分出坏鬼和好鬼。莫批普者和曾介绍有一种长毛鬼，一般是老妇人所变，专门吃隔壁邻居家的小孩的魂魄，他就要去做仪式解决。

大龙人若看到池塘里有蛇的影子在游，无尾巴，第二天就会身体发干，第三天就要死了，这时候再怎么撵鬼叫魂都不管用了，只能等死认自己倒霉了。几年前曾经村子里就有一个人看到蛇，不久就死了。村子里不少人都可见到鬼，有的几百米高升至半天空，单留脚在地上。有一天在李志红家吃饭聊天很久，已经晚上9点了，笔者原本住在乡上一个人家，从村子走过去大概半个钟头。李志红大儿子毛宽就说不要回去了，路上有很多鬼，"文化大革命"的时候，武斗加上车翻掉，那里死了好多人，鬼不少。他初二的时候曾经见过一个，头发长长的没有下半身。

还有一次，在山坡瞭望著名的撒马坝梯田时，笔者问师娘莫田中有没有鬼，李志红说田里鬼比较少，但路上有一些鬼。比如车祸死掉的，或者暴死埋在路边山上的，我们站的地方附近就有一个敲死鬼。不久前，村子里因为男女奸情就有一个被敲死，事情经过大概是这样的。有一个堂哥和堂弟的媳妇发生了不正当的男女关系，堂哥72岁，堂弟的媳妇44岁。堂弟在外打工常年不回来，一天晚上二人睡住在一起，堂弟媳妇年轻时候的相好这天晚上也偷偷摸进去，结果被二人合力敲死。村人马上打110，二人被抓起来关进迤萨监牢了。事情发生后，堂弟的媳妇家拿3000元请全村吃了一顿。堂弟在外打工此事虽然并无过错，但也丢尽脸面，从此不回来了。家里的田地被归为公有，其他家人长街宴也不能参加，被赶出寨子了，以示警诫。笔者猜测认为可能是媳妇耐不住寂寞，考虑到哈尼人婚前比较开放，她与堂哥和年轻时相好都有交往。这一天晚上没有料到两个男人碰到一起了，怕事情泄露出去，只好

---

① 云南话里，"老实多"是很多、特别多的意思。

把他敲死，否则 72 岁老人不太可能一个人可以打得过年轻人。总之，这个相好成了冤死鬼和敲死鬼，死后埋在路边山上。

根据本地贝玛的介绍，人间第一个因为某种方式去世的人就会成为此方式死亡的鬼王，不同死亡方式产生了诸多鬼王，于是形成谱系。一般认为，武安是第一个不正常死亡的人，因此他是鬼王首领。其谱系遵循连名制度，为武安 – 安马 – 马沙 – 沙尸 – 武九 – 武加 – 武昆等。

以死亡的不同原因而形成的恶鬼（统称沙尸）大致如下：

吊死鬼（哈尼音：诺次呢）

枪鬼（哈尼音：莫稀呢）

刀刺死鬼（哈尼音：色希呢）

火死鬼（哈尼音：米杂帕希呢）

水淹鬼（哈尼音：罗拔呢）

饿死鬼（哈尼音：咩希呢）

跌死鬼（哈尼音：脱希呢）

药死鬼（哈尼音：那七杂希呢）

难产鬼（哈尼音：撒马呢）

泥石流压倒鬼（哈尼音：别希呢）

压死鬼（哈尼音：阿兹即希呢）

雷打死鬼（哈尼音：撒祖即希呢）

生病死鬼（哈尼音：那希呢）

相应的，以下是村寨中常见几种驱鬼仪式，在后文将做更详细的介绍。

脱卡扑：这种仪式是给村子里年轻人过了 27 岁还没娶到老婆的举行，贝玛①念经后用小鸭刺破肚子献在村外路上，身上有细白线牵着。这种仪式由莫批来整，李志红整不了。

黑哈扑：三家邻居不团结、不和睦、不说话，互相加害，整鬼害人，被害的人家做这种仪式。做法是用一只中等偏小的黑母鸡，师娘莫念经后送到村外，意为把不干净的东西送出去，再背诵经文，然后挂在树枝上，这种仪式李志红可以来整。

---

① "师娘莫"是老天给的，不是莫批那样学来的，但都叫贝玛。

刹黑扑：用黑母鸡或白公鸡，请贝玛念经，杀了后送到路中间。村里年轻人外出打工的比较多，意为保护外出打工路上平安，不会出车祸，这种仪式李志红可以来整。

第五节　祖先的观念与体系

自古以来，哈尼族在"灵魂不灭"的观念基础上产生了祖先神的概念和祖先崇拜的习俗仪式，所以实际上祖先崇拜也属于神灵信仰的一部分。与汉族祖先崇拜比较相近的是哈尼人祖先崇拜对父系始祖祭祀较为看重。与汉族祖先崇拜有所不同的是，哈尼人的祖先崇拜并无十分明确而具体的祖先偶像和雕像，亦没有祖先牌位和族谱，只是在家中设置神龛加以祭祀。一般而言，哈尼人认为的始祖是"送密沃"，"俄玛"是所有哈尼族的第一个人，各个哈尼族也经常自称自己是"某某创世祖先家族"。若以父子连名朝上追溯，往往会发现相同的祖先，比如"送密沃"便是世界上几乎所有的哈尼族共同追溯的第一个祖先。各种祭词、神话中，经常出现"塔婆""俄玛"等远古始祖的名字，可见祖先之于哈尼族有着很重要的地位，哈尼人认为的祖先神居住地方有三处：一是"送密沃"住的寨子里，二是神龛里，三是墓地里。

现实生活中，哈尼族祖先崇拜的具体表现为设置神龛祭祖、命名中的父子连名制等形式，另外在哈尼族的几个主要人生仪式中如丧葬礼仪中、婚姻礼仪中、出生礼仪中均有所体现。以下分别简要述之。

一　日常生活中设置神龛祭祖

哈尼人祖先崇拜的具体日常表现为在家中设置神龛祭祖。笔者在哈尼族地区调查发现，几乎每个哈尼人家里都供有神龛（哈尼音：候勾），便是哈尼人专为祖先祭献设置，哈尼人认为神龛即是祖先享用后代祭品的地方。

云南省元阳县哈尼人的习惯是制作一块长约40厘米，宽约20厘米的篱笆，以横木搭成一个小平台固定在墙上。这个篱笆的落成比较讲究，要请村子里最有名的工匠编制。有的人家有一个神龛，位置一般在堂屋右上角，有的人家则供有两个神龛。例如元阳县登云村白姓哈尼人家中大多只设一个神龛，而同村的李姓哈尼人却设有两个神龛。家设两处神龛的，一个是父系的，位置在堂屋，另外一个是母系的，位置在内房。

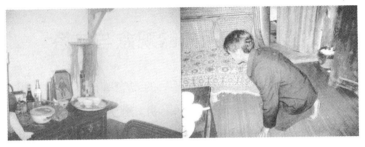

图10   设置神龛祭祖

二   年岁节日祭祖

日常生活中，哈尼人对祖先的献祭是经常的、殷勤的，每逢年岁节日，更是不忘对祖先进行祭祀。年节之时，哈尼人都要献上米饭、酒和茶等祭品，认为祖先神便会回来和子孙们生活在一起。云南省红河县宝华乡的哈尼人在十月年（哈尼音：扎勒特）的早上，家中主妇准备好祭品，包括一碗猪肝、一杯酒、一杯茶、一碗饭、一双筷子，放于托盘中，摆放在祖先候勾处献饭。献完饭全家要对祖先磕头，祭品献饭完毕还要送到堂屋门外面，意为献给天井和灶边的鬼，过年了也要给鬼吃一点，十月年这天的晚上要用鸡杂、酒、茶再献饭一次。十月年这天早上要吃粘着核桃粉的糯米粑粑，饭菜中必有献过饭给祖先的鸡肝，先请宾客各吃一点表示好运。其大概的行为逻辑是人所享用饕餮之物品也必是神灵所欢心之品，若要取媚于神鬼，自然非食物不可，且连筷子汤勺也毕备停当。

在六月年（哈尼音：苦扎扎）之时，红河县甲寅乡的哈尼人家家户户要给祖先献饭，顺序是先祭祀正常死亡的祖先，摆在堂屋供桌。祭品是一碗清水内放三个花椒、一碗酒、一碗鸡内脏（鸡肫、鸡肝、鸡肠）、一碗红米饭。然后在门外大约天井的地方祭祀那些死在外的祖先，祭品与前者相似但少一碗水。

六月年的第二天，上午11点左右，家家在供桌上摆上祭品献饭，全家来给祖先磕头。祭品有香、烛、一大碗水、两小碗茶水、两杯酒、两碗饭、一碗鸡肉、一碗猪肉，前面两碗茶水是昨晚打的第一桶水，放在前方的一大碗水里面放着硬币，据说是给祖先洗手用的，平时也就放置于此。磕完头，然后把祭品放在天井里摆在小桌子上，朝外磕头，完毕再用一小碗内放糯米和辣子送到门外献鬼。这天的早饭邀请了舅舅家和女儿的亲家来吃饭，类似的献饭当天晚上还要磕头做一次。

六月年第二天的中午要单独献饭，先是祭祀正常死的祖先，摆在堂屋供桌，祭品是一碗清水内放三个花椒、一碗酒、一碗鸡内脏（鸡肫、鸡肝、鸡肠）①、一碗红米饭。然后在门外大约天井的地方祭祀那些死在外的祖先，祭品与前者相似但少一碗水。再拿一小碗到猪棚边算是家外之处祭祀非正常死亡的人，也即沙尸，并要小孩当场拿水瓢洗碗以示洁净。祭品是水、酒、鸡内脏每一样放一小点在小碗里拌匀，但必须有一颗连着柄的红辣子。

在清明节时，红河县宝华乡的哈尼人要进行隆重的祭祖仪式。一大早要宰杀一头黄牛和水牛，让祖先在阴间可以继续养牛耕田。然后来到坟地，放起音乐来，把坟地周围前后整理干净，空出地来，接着开始挑水，垒砌锅桩石。做完准备，开始杀小猪一头、公鸡七只。女人小孩带来糖果水果献在坟前，将冥币和香纸烧掉，男人们在另一边放起炮仗，家中的老大端着盛放祭品的盘子给祖先献饭。之后众人磕头，接着大家一起在坟前吃饭喝酒。坟前烧的香要拿回来，各家随便拿几支，离开坟前要叫魂，请祖先魂回来家里，香拿回来以后要插在大门前。整个上坟历时三四个小时。

需要特别指出的是，哈尼族祭祖的祭品十分讲究，比如黄牛就比黑牛好，公牛比母牛贵，平时很少杀水牛，因为水牛是主要的耕田牲畜。再如祭品中只能用公鸡，母鸡不能献饭。在哈尼族古老祭词《斯批黑遮》中提到的祭祀祖先的祭品就有纯粮壮畜、鲜嫩的鸡肝、醇香的好酒、清凉的茶水等。

三　父子连名制的实行

如果说在家中设置神龛祭祖是哈尼人祖先崇拜的具体日常表现和物

---

① 李说别处较为少见。

质现实层面的表现，哈尼族传统实行的父子连名制则是祖先崇拜的一种象征表现形式。千百年来，哈尼族严格按照父子连名的方式规则来命名，所谓父子连名是以父亲名字（除掉姓氏以后的部分）的末尾一个字作为儿子名字开头的一个字，儿子名字结尾的一个字作为孙子开头的一个字。例如：弄夏（曾祖父名）—夏加（祖父名）—加嘎（父亲名）—嘎龙（自己名）—龙和（儿子名）—和斗（孙子名），以此相继，形成了历代的家族连名谱系。有些家族的父子连名有六十至七十代，距今一千余年，哈尼族的父子连名制中还有"神谱""元祖族谱""胞族谱系"和"家族谱系"之分。越靠近前面的是神谱，越靠近现在的是家谱。

在哈尼族的父子连名谱系中，非常讲究进入谱系的条件。认为每一个名字都是连接祖先的纽带，是圣洁的，只有正常的人和正常去世的人才有此资格入选，其他一切不纯净的不正常的都被排除在外，比如客死他乡的、夭折的。再有，哈尼族习惯上是忌讳双胞胎的，一般遇到这种情况，就不实行连名而须跳至下一代继续连名，哈尼族没有母子连名或母女连名的情况。值得一提的是，哈尼族巫师莫批往往是本族父子连名制谱系的唯一掌握者，每当氏族内成员去世了，莫批将在丧葬仪式上念诵本族父子连名谱系。也叫"叙家谱"，即从远古祖先之名开始一直念诵到死者，再从死者之名倒着念诵至祖先之名。哈尼人认为只有经过这样一个仪式过程，死者才算正式加入了本家族的父子连名谱系，成为祖宗，也就得以回到祖先序列中，否则，就成为迷路的野鬼。

父子连名制谱系以父系为主轴，完整记录了哈尼族整个家族的发展史，通过对其仔细解读比较，也可看出整个家族乃至整个民族的兴衰史之痕迹。可以说，哈尼族传统的父子连名制意在时刻追思祖先，让后辈永远记住家族脉络，把每一个人从精神层面上与遥远的祖先联系在了一起。哈尼族的父子连名谱系文化是一种宗法性的父系血缘族体相连的精神纽带，父子连名制的实行也把祖先崇拜发挥到了极致，可说是哈尼族祖先崇拜的最典型表现之一。

四　人生礼仪中的祖先崇拜习俗

日常生活中，哈尼族的祖先崇拜之迹处处可见，在几个主要人生仪式如出生礼仪、婚姻礼仪、丧葬礼仪中亦均有所体现。哈尼人在婴儿出生礼仪中表现出一些祖先崇拜的含义，最突出的就是婴儿出生后不久，便要煮一个鸡蛋，献给祖先。其意在告诉祖先本家族已经成功添丁进口的信息，及时地好让祖先高兴，由此也看出哈尼人对生育的重视，此外就是按照前文所叙的父子连名给孩子取名。哈尼族婚姻礼仪中所体现出的祖先崇拜习俗不多，比较明显的是哈尼人的婚礼上有一个极为重要的程序即是，宴请宾客时，新郎新娘要先向家中祖先神龛处磕头行礼。一来是告诉祖先家中增添外家族来的姑娘，以后就是家中的主妇，负责过年过节献饭。二来向家中祖先报告后代结婚的信息，以求得祖先保佑夫妻和美，子孙满堂，磕完头后二人要向宾客中老人再行敬酒。有些地方的哈尼族婚礼上还有"讨贝壳"的求子风俗，贝壳被认为是人丁的象征。要请莫批在婚礼上唱一套完整的祭词，祈求"塔婆""俄玛"等远古始祖和一些神灵的保佑，祝福新婚夫妇早生贵子。

哈尼族的丧葬仪式十分复杂，大大小小的程序超过几十个，如此详细的仪式反映了哈尼人对人生的最后一道仪式十分看重。其中不少程序可看出祖先崇拜的痕迹，举行丧礼仪式之过程实际上也就是生魂转化为祖先神的过程。哈尼人的葬礼办得好主要是对后代有好处，家会比较旺。莫批普者和的一个叔叔去世的时候，葬礼杀了 7 头水牛，一头白水牛，叔叔生前就说过自己死后要一头白牛。因为他要去"欧龙斌"（阴曹地府），而那个地方是在水塘深处只有白牛可以过得去。本处结合调查和前人研究的资料，选取其中几个典型仪式程序，略叙如下。

哈尼人丧葬仪式中一个重要环节是为死者叫魂。主持葬礼的莫批要为去世的老人举行招魂的仪式，一般是杀一对公母鸡，念诵叫魂词，意为将死者丢在野外的各种亡魂都召回来，好让死者早点成为祖先神，以保佑后代子孙。祭词《斯批黑遮》中《为死者叫魂》篇唱道："一人有魂十二个，灵魂少了要生病，慈祥的老人死去了，他在世间魂丢尽，要为老人叫亡魂，死到阴间魂要齐。"[1] 这个仪式程序所包含的祖先崇拜意义在于相信祖先神的存在并认为祖先神和祖魂可有效地保佑后代

---

[1] 云南省少数民族古籍整理出版规划办公室编：《斯批黑遮》，云南民族出版社 1990 年版，第 96 页。

子孙。

口含姜蒜。当老人归世断气之际，用少量生姜、大蒜和酒搅拌后塞入口中。因为亡灵到了历代祖先的居住地时，要向列祖列宗说明，自己和他们的关系是姜块一样连在一起，蒜瓣一样挤在一处的人，证明其在世间曾为人母或为人父，是留下子孙儿女的人①。这个仪式程序实际上带有强烈的模仿成分，运用的也正是巫术中的模仿律②，用相连的姜和蒜来模拟死者和祖先的关系，说明了每个人是祖先序列中不可分离的一部分。而其中亦强调了繁衍后代的重要性，如汉族所说的"不孝有三，无后为大"。哈尼人十分重视家族的绵延，从而历代祖先的祭祀得以代代不间断。

含口银。老人咽气之际，还往往要塞一块银子（银币）在老人口中，让老人含着银子去世。哈尼人认为这样亡灵到了阴间历代祖先的居住地时，才显得体面荣耀，才会尽心福佑后辈子孙③。这个仪式程序背后的含义是生者要时刻荣耀家族，做为祖先添光彩的事，连去世时也要如此。事实上，各民族的祖先崇拜中，一个常见的普遍现象是英雄祖先往往更为后人津津乐道，也即对于那些有丰功伟绩的光彩照人的祖先往往很重视，这些人的名字常常被后人提起，为后人所追忆。而对于那些比较平平常常的祖先，渐渐会淡忘。

莫批指路。哈尼人称为"指阴路"，意为将死者的灵魂送回到祖先所居之所。经过叙家谱之后，死者的名字和历代祖先连接在一起，出殡之前，莫批为死者念诵指路经。首先指明阳间哈尼族祖先迁徙的路线，明确祖先的发祥地。然后指明阴间的道路，告诉亡灵如何克服阴间路上的重重险关，顺利到达历代祖先住地，与祖先们团聚，使亡灵找到最终的归宿④。祭词《斯批黑遮》专门有《寻找祖先的足迹》一篇，详细地说明了老人死后要去寻找祖先居住过的地方。这个仪式程序描述死者回归祖先的历程，以阳间哈尼族祖先迁徙的路线为参考，在巫师指路经的帮助下，让死者和历代祖先相聚于一起。这生动地反映了哈尼人回归祖

---

① 红河州哈尼族彝族自治州：《哈尼族词典》，云南民族出版社 2006 年版，第 383 页。
② 模仿律，最早见于弗雷泽的《金枝》，他把巫术分为模仿律和接触律。
③ 红河州哈尼族彝族自治州：《哈尼族词典》，云南民族出版社 2006 年版，第 387 页。
④ 同上书，第 389 页。

先序列的困难和强烈愿望，也可视为哈尼人人生最后归途的终极反映。

接气。顾名思义，意为将老人的气息和福气延续下来，哈尼人认为每个人都有一定的福气，在生命结束之时可以传给后人。当老人病危，处于弥留之际时，其子女要守护在旁。一旦老人要断气之时，由长子接过最后一口气，以求福泽。其方法是，用右手拉着右袖口，轻轻拂过老者嘴巴前边，并说请把福份留给子孙，然后象征性地将接过来的福气送进屋里，放于米箩或衣柜里①。这个仪式程序所包含的祖先崇拜延续福泽的意义十分明显，老人福气延续象征性地表达了祖先对后代的保护，也含有本家族代代相传生生不息之意。

① 红河州哈尼族彝族自治州：《哈尼族词典》，云南民族出版社 2006 年版，第 390 页。

第四章

疾病认知

本章所叙的哈尼人的疾病理论、疾病认知乃至健康观念是笔者从田野调查的资料、文献资料和亲身感受中进行归纳总结出来的。需要指出的是，哈尼人的这些观念体系与前章宗教观念一样，它并不是成系统的一个完整体系而恰恰是非常零散的，甚至有些时候是互相矛盾的。

第一节　身体灵魂观

一　哈尼人身体灵魂的关键词："约拉"

由于上述原因，哈尼人在身体观上并不是那么完整地呈现为系统性的面貌，他们对于一套结构完整的身体观似乎也并无兴趣。田野调查中，他们很多人甚至并不能说出确切的关于灵魂的数目来，有一些莫批倒是很明确很肯定有十二个，而多数人摇摇头，示意未知。台湾医学人类学家张珣有一篇很好的讨论汉人魂魄观的论文[①]，详细论述汉人有"一魂""三魂七魄""十魂"等不同说法，大多数哈尼民众就没有这样清晰的认知。

在哈尼人零散的关于身体的叙述中，听到最多、出现概率最频繁的是"约拉"，此词大概接近于汉语中的"灵魂"的观念。因此，身体观中，强调较多的即是灵魂观。

哈尼人认为灵魂与身体是紧密相连的，灵魂附依于身体之上，人一切的喜怒哀乐都来自约拉，所谓的身体是没有生气的，若约拉丢失，则

---

① 张珣：《台湾汉人收惊仪式与魂魄观》，黄应贵主编《人观、意义与社会》，"中央研究院"民族学研究所，1993年。

人的躯干身体也不过是没有意识和意义的一副皮肉而已。约拉左右着身体的安危、健康甚至性命。约拉的状态好和强健则人身体状态良好，约拉虚弱则人没有精神。总之，哈尼人十分重视约拉的状态与意义。

前文已经提及，哈尼人生活中充满着万物有灵的观念，因此，哈尼人对灵魂有着特别的认识，灵魂约拉也是在这个大的观念背景之下产生的。具体而言，约拉自从小生命孕育之时就开始形成，在母腹中，约拉处于一个隐藏的状态并受到母亲情绪影响。母亲性格暴躁、尖刻、经常生气会让婴儿出现不好的约拉，进而影响孩子之后的性格。因此，哈尼人一般不让孕妇做重活，也不轻易责备她们，孕妇最好应在安静平和中度过。当婴儿呱呱坠地之时，哈尼人认为他的第一声哭是告诉天神莫咪，第二声哭是告诉祖先，第三声哭是告诉家庭成员，哭声表明他的到来，一个哈尼人应该有的，他也有一份了。约拉正式依附在身体之上，但小生命约拉一般都非常脆弱，极易丢失，所以小孩子通常要进行叫魂、认干爹、修桥等活动。

至于约拉的大小和形状，说法不一，通常认为是主人的缩小版，有的大约只有苞谷米那么大，其长相、性格、喜好都与本人一致。至于约拉的数量，哈尼人认为：人身上有十二个重要部位，每个部位由一个魂来守护。有学者研究认为这些魂从身体看，由下而上分别是趾甲魂、脚板脚跟魂、踝骨小腿魂、膝盖大腿臀部魂、肠心脏魂、肋骨胸部胳膊魂、手掌手臂魂、手指指甲魂、头发脖子魂、眼耳鼻舌魂、脸盘牙齿头颅魂以及总体魂①。因此人一共有十二个魂。

有学者较为详细地介绍了哈尼族的灵魂观念：

在哈尼族的原始宗教观念中，人和"属我""护我"的物体都有灵魂，但人的灵魂有十二个。他们认为每一个人一旦降生落地，随着三声哇哇啼哭后，便都具有了十二个灵魂，哈尼语称作"约拉"。这十二个灵魂依它们对人体安危祸福所起作用的差异与大小，而按等级划分为第一魂、第二魂……直至第十二魂。第一魂为主

---

① 参见李少军《哈尼族传统敬神、招魂、驱鬼仪式的哲学解读》，中央民族大学哈尼学研究所编《中国哈尼学》，民族出版社 2005 年版，第 44 页。

魂，紧紧依附于人体，第二魂为次魂，以此类推，第十二魂是极微小的魂。换言之，这十二个魂，按它们依附人体的紧弛程度和排列的先后顺序，对卫护人体安危祸福所起的作用分主次与大小，依附人体的程度愈紧，则卫护人体安福的作用愈大，反之亦然。为使人体永远安福康宁，十二个魂务必一个不差地时刻附着于其躯体。倘若有魂离散人体，人体就会生疾病，降灾临难；离散小魂生小病，离散大魂生大病。如果紧附人体的主魂离散，人就要死亡，认为人的死亡是主魂离体远去被自然神灵或恶鬼捉拿伤害之故①。

一般而言，哈尼人认为约拉容易四处飘逸，约拉有时会离开人体，比如贪恋某个地方、着迷某个东西或某个人、被神灵摄走以及受到惊吓。约拉丢失，轻者生病、疯癫，重者性命不保，因此，哈尼人一生中，请巫师举行叫魂仪式和平常的保命魂都是十分重要的活动。叫魂也是哈尼族生活中经常用到的仪式治疗方法，只要认为是灵魂丢失所造成生病，不论大病小病都可使用叫魂。小一点的自己就可以进行，比如为婴儿和孩子"叫魂"的仪式可以比较简单，有的只需要一个鸡蛋。大的就要请巫师莫批进行叫魂仪式，比如为成年人尤其那种为全家叫魂的仪式，要求的祭品就比较多，程序也复杂一些。习惯上，哈尼人每一年都要请巫师来家里叫一次魂，生病的治病，没有病的保健。因此，哈尼人有着名目繁多的"叫魂"活动，各种叫魂有不同的名称和祭物，本书另有更详细的介绍。

二 宗教祭词中蕴含的生命观与灵魂观

探讨哈尼人关于"人""身体"的看法，还有一个思路就是从其古老的口述传说中解读。在众多的哈尼族民间口述作品中，《斯批黑遮》是一部古老的哈尼族宗教祭祀词，也就是巫师在葬礼中所吟唱的祭词。而葬礼又往往被认为是一个人走向终点的重要标志，自然也是解读关于"人"的种种看法的绝佳方法。

① 毛佑全：《哈尼族原始宗教观念中的魂、鬼、神文化内涵》，《世界宗教研究》1997 年第 3 期。

通过研读，笔者发现祭词《斯批黑遮》中包含着丰富的哈尼人关于宇宙观、生命观和宗教灵魂观的内容①。其中，祭词第二篇《万物的诞生与衰亡》可以看作哈尼人宇宙观、生命观的集中表述，哈尼人认为万物包括天、地、日、月在内都有一个由盛及衰、由生及死的发展过程，这是一个不可违抗的自然规律，就像祭词中说的：

> 万物诞生后/长大并成熟/万物成熟后/样样要求偶/求偶开始了/万物在繁殖/万物在衰老/有生必有死/天地日月星/也要死一回②。

由此可以看出哈尼人朴素的唯物主义宇宙观，也正如《帝孟衰老》一节中所说的"地上的草木千百种，野外的动物三千五，家里的禽畜三百五，世间万物都要衰老和死亡"（54页）。祭词旨在表明事物存在固有的发展规律，这反映了哈尼人顺应自然的理念，消除了对大自然神秘的色彩。既然万物有生死，人也概莫能外，祭词《安慰亡灵》一节唱到：

> 世间事物都有生死/头上的天脚下的地也会死/你去了别难过、莫懊恼/死亡不是你开头/死亡不是你收尾/最先病的不是你/最先死的不是你/寿命长短不要比（74、75页）。

这段祭词从历史发展的角度入手，很恰当地安慰了死去的亡灵，让其得以安息，也可看出哈尼人乐观豁达的性格和坦然接受死亡的心态。

生老病死的自然规律与其生命观息息相关，书中祭词第二篇以帝孟为例子详细地展示了哈尼人的生命观。据说帝孟是古代传说中的祖先名，哈尼人认为帝孟是最先去世的人，因此也可用于对于死者的泛称。祭词叙述了他从孕育、出生、恋爱、婚姻直到衰老生病去世的全过程，

① 该部分内容参见拙文《祭词、医疗与民族文化遗产——哈尼族祭词〈斯批黑遮〉中蕴涵的疾病观研究》，《西南民族大学学报》（社会科学版）2013年第3期。

② 云南省少数民族古籍整理出版规划办公室编：《斯批黑遮》，云南民族出版社1990年版，第22页。后文凡出自同一著作的引文，只在文后标注出处页码，不再另行作注。

内容上属于比较完整而独立的一个部分。因此展示了一个人在世间的人生历程，是哈尼族人生最生动的写照，如祭词这样描述帝孟出生：

> 婴儿落地哭三声/开头哭一声/告诉上天他降生/中间哭一声/告诉大地他已到世间/后边哭一声/呼唤人们来接生（28页）。

如何对待衰老，祭词里亦有很详细而生动的叙述：

> 地边觅食的鸽子老了/喜欢戏水的鸭子老了/院子里的母鸡老了/阿波呀你也老了/围墙上的麻雀老了/看守家门的黑狗老了/报晓的公鸡老了/厩里的母猪老了/尊敬的老了呀/你也老了/你养育了儿和女/你带大了家孙和外孙/，尊敬的老了呀/你也跟着老了/野外动物死亡时/阿波你不会死/家里的禽畜死亡时/阿波你也会老死/母鹅伸着长脖死了/公鹅扭着脖子老了/母羊双角扭曲的老了/公羊胡子黄黄的老了/阿波呀，你也白发苍苍的老了/母马凹着腰老了/公马伸着四蹄死去了/花额的黄牛老了/，双角弯曲的水牛老死了/阿波呀，你也要老死了（54、55页）。

这段祭词善于用相互联系和对比的方式来阐明衰老和死亡的道理，尤其先从各种各样家禽家畜等动物的生命规律入手，再缓缓地由身边熟悉的事物引出人的生死规律。因此便极佳地阐释了这一自然过程，让哈尼人很容易地就可理解和接受人生规律。

祭词《斯批黑遮》也较为全面地反映了哈尼人的神、鬼、灵魂体系与观念，可以看出其独特的神灵观、魂魄观。哈尼人一般认为人身上有十二个重要的部位，每一个部位都由一个魂专门守护[1]，因此正常的人有十二个魂。祭词中《为死者叫魂》篇唱道"一人有魂十二个，灵魂少了要生病，慈祥的老人死去了，他在世间魂丢尽，要为老人叫亡魂，死到阴间魂要齐"（96页）。可见，哈尼人认为人之所以活着最主要依

---

① 拙文：《哈尼族的原始宗教信仰与仪式治疗》，《宗教学研究》2012年第1期，第226页。

靠的就是魂魄，但人死魂不亡，灵魂却是不灭的永久存在的，它跟随着死者去到阴间继续伴随。于是为死者叫魂不让其失落在外就很重要，否则即成了孤魂野鬼。此外，哈尼人认为人死后经过一定的仪式可以顺利地回归于祖先的谱系序列，"塔婆""俄玛"等先人之名也常常在祭司的祭词与古歌中频繁出现，可见祖先在哈尼人心目中的地位十分重要。祭词中唱到"老人死了不会变成鬼，你活着是个聪明人，死后灵魂不会变憨人，你来守祖先的供桌，你来住祖先的候勾"（98 页），这正是哈尼人祖先崇拜的一个表现。

此外，哈尼人广泛相信的"三界宇宙观"是其最基本的宇宙模式，即上中下三层，分别对应天上、人间和地下，也分别形成天上神灵体系、地上神灵体系和地下神灵体系。天上有"莫咪""阿皮玛烟""威嘴"和"石匹"等诸神管理。人间由官人、头人和贝玛管理，阴间由祖先管理。人要定期祭拜天神，求得天界庇护，而人去世以后则去到祖先所在的阴间。祭词专门有《寻找祖先的足迹》一篇，详细地说明了老人死后要去寻找祖先居住过的地方。贝玛则可以自由沟通三界，成为传递信息的使者。因此，三个世界也是相互联系着的。

换言之，哈尼人的宇宙观和宗教观里是没有类似于西方基督教里天堂/地狱二元对立的观念的，阴间亦并非罪恶之所。因此，在哈尼人看来，死亡就并非一件多么让人伤悲恐惧之事，只是开始了人生的另一段旅程而已。总之，阴间与阳间是互相对应着的，天上世界和地上世界是和谐的关系。因此，在这样的世界观和生命观背景下，生病乃至死亡首先也就被哈尼人视为一个必经的过程。哈尼人并不惧怕生病，亦不畏惧死亡，而是采取坦然接受，反映了他们乐观豁达的心态。

总体来说，哈尼人宇宙观之核心乃是朴素的自然主义，注重顺应大自然客观规律。哈尼族的生命观之核心重在注重今生的现实，少有来世观念。哈尼人宗教灵魂观之核心重在万物有灵和灵魂不灭，宇宙观、生命观和宗教灵魂观共同构成哈尼族人生的基本观念。

第二节　传统病因理论

医学人类学家把疾病病因大致归纳为自然性因素和超自然性因素。

人类学家福斯特与安德森则将非西方的病痛观分为"自然论"与"拟人论"两种①。可以这么认为，自然因素对应于自然论病痛观而超自然因素对应于拟人论病痛观，超自然因素引起的疾病主要是鬼神和灵魂所导致。就自然性因素而论，据一些医学研究人员介绍如下：

> 哈尼族民间一部分医生将疾病归为风、热、火、寒、凉等五种病因。这些因素单独存在或相互作用后即产生疾病。单因性疾病多可用风逼、热逼、火逼、火重等解释。较复杂的病则称风寒逼、寒火点心、寒热不分、寒凉不清等。一般说热逼、火逼等指发热性疾病及伴有尿色黄，尿频尿痛等症状的疾病；寒逼凉逼多指寒战发冷等症状的疾病；风寒逼多指咳嗽咳痰及肌肉关节麻木疼痛，伴肢体发凉等症；寒火点心则指神志不清或心烦意乱等症②。

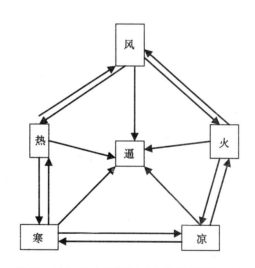

图 11　哈尼族病因解释（自然性因素引起）

可见，这个解释中基本是中医的思维，风、热、火、寒、凉都是属于自然性因素引起相应的身体不适，而对其治疗也就是散风、去火、下

---

① ［美］福斯特、安德森著：《医学人类学》，陈华、黄新美译，台湾：桂冠图书有限公司 1992 年版，第 73—206 页。

② 顾明志、李健芬：《哈尼族民间医疗行为管窥》，《中国民康医学杂志》2003 年第 6 期。

热、驱寒、温凉等手段。

哈尼人生活有一些疾病被归为是自然性因素引起，比如着凉、上火、着风。但较多的疾病似乎是超自然性因素所引起的。如灵魂丢失、鬼神作祟或者冲犯了一些神灵，尤其是冲着饿鬼（沙尸）。莫批普者和在一次和笔者聊天时认为不少病是外出的时候撞着沙尸了，还有野生动物的鬼也特别厉害，家有小孩的人就很害怕这些野生肉，不敢吃，认为会害到小孩。

当然，自然性因素和超自然性因素有时候也并不孤立存在，例如有学者基于实地研究指出一些疾病的病因如下："哈尼族传统哲学认为世界是由天、地和人构成的。这三个层次相互联系共同构成了整体世界。人之所以产生疾病是由于人与天、地之间未能自然和谐相处或者三层次间的整体世界被破坏，而导致风、寒、热、湿等邪气侵犯人体的各管道，或因先天、后天不足。"[①] 这表明疾病是超自然意义上发生断裂，继而风、热等外部因素侵犯所致，如果人、天、地之间不被破坏，疾病就失去发生的基础，总之二者是共同起作用的。

由于本研究着重关注疾病信仰及实践，以下列出几种与疾病有关的超自然因素，它们涉及哈尼族生活中的精灵、梦、神灵、鬼和祖先等。

一　精灵与疾病

哈尼人通常都认为人和万物都由灵魂来掌管。一旦灵魂失散，或是不小心冲撞着各种精灵，人就会致病。

比如在红河相邻的西双版纳地区，"拉枯枯"是当地哈尼人称呼那些为病人进行叫魂仪式的名称。简单一点的是用一根白线、一碗饭、一个鸡蛋来到病人丢失灵魂之地，一边大声叫着病人名字，念诵叫魂词，一边在病人手臂上拴上白线，并且吃一点鸡蛋与米饭，失散的灵魂就会回到病人身上，病人也就会好起来了。如果病人的病老是不好，去医院又查不出问题症结，便认为可能是一种专门抓人精魂的"拉帕"鬼在作祟。这时就必须叫上全村男丁，拿刀拿枪，敲锣打鼓地驱赶"拉帕"

[①] 付开聪等：《哈尼族传统医药理论探研》，《云南中医中药杂志》2011 年第 6 期，第 30 页。

鬼。而在勐海哈尼寨中，如果发生人和牲畜大范围的瘟疫如天花、霍乱等，就认为是瘟疫鬼"彩他阿牟"来讨吃。要组织全寨男壮丁上山打猎，认为打获猎物的血可以替代人畜的性命，所以要越多越好。收获猎物之后，要抬回寨子，敲锣打鼓，回寨后要绕寨巡游，称为"胡确拔"。

还有一种是"变鬼"（又称拿魂婆），巫师认为生病是因为某个特定的人。据说在阿扎河有一家人就是，只要别人碰着他们家就会生病，以至于现在儿子没人嫁女儿没有人敢娶，一家也被赶到村里的边边上。在有的哈尼族村寨中，还发生过病者家属在夜里将被视为拿魂婆的人打伤、打死的情况。

撞到鬼也会致病，一个哈尼妇女告诉我，她的丈夫身体一直比较弱，一次，在县城遇到一个从阿扎河来的孕妇难产死了，结果他就撞到这个鬼了。从县城回来以后就肚子疼得厉害，而且是左边下方疼，也不是阑尾炎，因为阑尾炎一般是右边，而他疼的症状如妇女生娃娃一模一样。情急之下，她在家用红糖煮鸡蛋献了，结果就果真好了。红糖鸡蛋是当地人给孕妇服用的常见补品，献红糖鸡蛋的意思就是给那个难产的孕妇鬼喂饱，让它不要纠缠她的丈夫，所以他肚子就不疼了。

还有一些病是由他人的"不洁"及坏的精灵引起。莫批李明依有一次曾经告诉我，哈普村有一个人去元江卖木薯死掉，家里人打算抬回来，李叫他们家不要抬回来，但家人不听最后还是抬回来。结果一个村的人都不好在了[①]，包括李在内。此处的死人是属于在外面暴死，所以哈尼人认为其身上带有不洁之物，也就是不好的精灵。

二　梦与疾病

笔者在哈尼族村寨进行田野调查期间，经常和村人聊到他们的梦，饶有兴趣地记录了不少。房东家五岁的小财告诉他父母曾经梦见笔者，由于笔者曾经寄宿于其家，自然和小财玩得比较多。其父母便认为这是他留恋笔者并欢迎笔者在他家的一种标志，也是笔者与他相处较好的表现，也因此比较愿意接纳笔者。

---

① 云南方言里，不舒服的意思。

经过整理发现，梦在哈尼族生活中占有较为特殊的地位，尤其是与疾病的观念体系有一定的联系，比如如果一个人梦见拿鱼和黄鳝，就是要感冒了。梦与哈尼人灵魂观是密不可分的，哈尼人认为梦是灵魂暂时离开身体所致。所以在梦中会遇见去世的亲人，或者预测一些重要事情。有一次，在李志红家，大嫂从昆明打电话来说手机被偷了，李志红立即就告诉笔者说昨天晚上一晚上都睡不着，眼睛老是跳，所以今天大嫂手机丢了。梦会预警一些危险事情，比如李说他的阿妈会在某天晚上告诉他第二天不要骑摩托出去办事，有时候梦中会警告他出去执法时会遇见矛盾因此要格外小心。

有一次小财不慎跌倒，其家里赶紧给他举行了一个叫魂仪式，为的是让其晚上不要做噩梦。另外，哈尼人睡觉时有一个禁忌：切勿头南脚北。有一次李志红说笔者的枕头不能倒着睡，应该反过来头北脚南，否则会做噩梦，因为头南脚北那是死人睡的位置方向。

村里的吴三，1973 年出生，家有 5 个孩子，属于超生户。有一天晚上梦见妻子去世的前夫和他一起去田里干活计，哈尼人认为人和鬼不会一起干活，肯定是来讨吃的。大清早就来师娘莫家里叫"阿叔，我做着坏梦了，快来我家来拿鸡退一下"。这次梦直接导致一次退鬼仪式。

三　祖先与疾病治疗实践

哈尼族的祖先崇拜行为和观念还特别表现在其疾病的治疗实践中。作为一种社会习俗，哈尼族的祖先崇拜还与不少疾病治疗的仪式有着密切关系，颇值得探讨。从感情上来说，哈尼人对祖先怀有深深的敬畏之感和怀念之情，哈尼人普遍认为正常死的人不是鬼，暴死的夭折的亡魂才是鬼（哈尼语：沙尸）。鬼种类上有很多比如有十字路口鬼、老树鬼、落汤鬼等。祖先死后，经莫批等祭司念经指路后成为祖灵，不会变成害人的恶鬼，祖先的神灵可以保佑后世子孙，包括使后代不生疾病。哈尼族有不少治疗疾病的仪式与祖先崇拜都有关系，试举其中几例。

比如妇女在孩子临产之前，就往往要请巫师做预测以便知道是否可以顺产，若是难产，就要在祖先神龛面前来磕头，默念"请祖先保佑，家中后继有人"之类的话，以求得顺利生产。再用一只螃蟹烤干碾成粉末，放在水里，敬祖后孕妇喝下去可以比较顺利地生产小孩。

此外，如果小孩子小时候身体不好，体弱多病又经常哭闹，就要进行"认干爹"的仪式。一般家中先请巫师占卜，在莫批、头人和官人等几种人中选一种人做孩子的干爹，认干爹仪式时要杀一只公鸡给祖先献饭，由干爹按照本家族的姓氏重新为孩子取个名字。干儿子给干爹的礼物一般可以是钱或者衣服，干爹当场给孩子回赠礼钱，以后小孩身体就会慢慢好起来。

以后每当过年的时候，干儿子都要来干爹家里给祖宗献饭磕头，祭品包括芭蕉叶包的糯米饭、一小块生肉、一小瓶烧酒等。第一次来献饭者要一只公鸡杀了献饭祖先，以后连续三年送公鸡给干爹。条件好的历年都来给祖宗献饭，有的只来三年，有的只来一年。但是如果连续三年都没有来，事先又没有讲明原因者以后就不能再来了，说明已经不认这个当干爹的了，不尊敬了，再来就没有意思了。有一些地方如红河县甲寅乡，干儿子若每隔一年来，就要加送一只公鸡，以示歉意，并说明不能来的原因。总之，认干爹的习俗表面上看似乎不涉祖先崇拜之痕，只是孩子重新认父亲而已，但是完整的审视此仪式前前后后各种程序，按家姓重取名字和干儿子献饭认祖是极为重要的两个元素，其背后所体现的正是祖先崇拜的观念。

再有，哈尼人若遇身体不好或希望身体平安，就要请巫师莫批进行"叫魂""保魂""固魂"仪式。地点一般在堂屋，用的祭品有：一碗冷水（里面放三个花椒）、一个盐碟（有盐和辣子）、一杆秤（用来称魂有几斤重）、三碗粳米、一小竹笼装的糯米（上面插三元钱）。另外一碗糯米上放一只鸡蛋、一碗酒，鸡笼里一只母鸡、一只公鸡、一只公鸭，鸡笼上插着一枝带叶竹枝（哈尼语：阿诗），上有黑线和白线。意为像钓鱼一样把魂钓起来，竹枝意为把魂抽上来，并且魂像树一样坚固不倒掉。祭品放在一个竹编的簸箕里，用老白布围着，意为一家人团团圆圆。巫师一边唱一边叫魂，眼睛睁开，大意如下："东边西边，你都不要在了，快回来吧，村子里塘神可以保佑你，龙树可以保护你，阿爷也保佑着你，回来吧，祖先保佑着你，各路神仙也都保护你，我是老天赐的老贝玛，今天杀了鸡鸭，我给你叫魂，你顺着我的衣服角就回来吧。"

叫魂结束时，巫师象征性把手在桌子上方拢了拢，并喊道"回来了，回来了"，接着杀完鸡鸭，撒了一些米在地上做半圆状，意为魂回来不会跑掉。再剥开鸡蛋，取出鸡肝和鸡肫和鸭的内脏，连着一点米和蛋皮，先前拔出的几根鸡毛鸭毛一起包在刺叶子里（哈尼语：阿刺扑落阿帕）。用黑线和白线捆住，意为魂不要跑了，绑在竹子上安放在西边墙上，祭献于家里供着的老祖公神龛处，并请各路菩萨和老天都来保佑。整个叫魂仪式，虽然比较复杂，但依然看出不少祖先的重要作用。叫魂词中即有祖先可以保护灵魂的说法，而仪式最后的"阿刺扑落阿帕"一定要祭献于祖先候勾之处，并小心翼翼地保持祭祀，正是祖先崇拜保佑后代不生疾病的体现。

　　除了上述祖先保佑后代的仪式之外，哈尼人也认为祖先之灵往往也是导致后代生病的一个常见原因。因后代行为不当得罪祖先而致使祖先怨恨，这时候就要请哈尼族的巫师"师娘莫"通过走阴和神灵附体的方法探知病情并解决。哈尼人相信"三界宇宙观"的宇宙模式，即天上由"莫咪"等诸神管理，人间由官人、头人和莫批管理，阴间由祖先管理。人要定期祭拜天神，求得天界庇护。而人去世以后则去到祖先所在的阴间，莫批可以自由沟通三界，成为传递信息的使者，因此，三个世界也是相互联系着的。师娘莫可以自由来往于祖先和人之间，把人的愿望送到祖先那里去，把祖先的愿望和要求传达给后人。

　　具体而言，他们的治病方法比较神秘，既可以通过走阴探知病情的来源，告诉病者为什么发病，又可以治病。一般大概的方法是选择在晚上，睡在一张特别的新制大床上，病者围床而坐，要准备一些纸钱，摆上米、酒、茶等供品。师娘莫念诵咒语之后，便沉沉睡去，梦中见到患者的前世今生，遇见患者的祖先，了解老人在阴间生活的状况，例如是否钱够了？住房怎么样？是否缺少什么？或者有什么话要对子孙讲？或者得知失魂位置，这些都可以通过他传达。这时，他通常有一个助手站在旁边助其传达神意，治病的方法都在此时一一告诉病者。这个仪式和习俗中通过师娘莫走阴探知病情的来源，治疗的办法上或是加强对祖先的祭祀或是重新取得祖先的好感。实际上将祖先与后代之间联系起来，包含着对祖先崇拜的痕迹，可看出祖先崇拜与疾病的密切联系。

　　总之，从以上哈尼人的仪式生活中可以发现，祖先实际上是有着双重的作用，可将其归纳为祖先崇拜的祭祀特征：动态的灵魂祭祀观。这种动态的祭祀观念与日本学者渡边欣雄教授在中国东南田野调查中所观察到的情形颇相类似。一方面，也是主要方面，哈尼人认为人正常死亡之后，经祭司主持的葬礼仪式，便会回到本族的父子连名谱系，成为祖先神，祖灵可以随时随地保护他们。另一方面，有时祖先也会带来不幸和疾病，在得不到后人较好的祭祀和足够祭品的情况下，祖先可能会生怨恨之心，于是给他们带来疾病和灾祸。哈尼族古老祭词《斯批黑遮》中有一篇名叫《纯粮壮畜祭死者》这样唱道："慈祥的老人去世了，身死魂不亡，不得肥壮的牲畜不高兴，没有纯净的粮食不喜欢。"①

　　当然，也有的情形可能是祖先得不到有效的祭奉而变得虚弱以致无力保佑后代。也就是说，祖先是处于鬼神之间的一种存在，如果住在鬼界的祖先有后代子孙，能够不断享用到来自子孙的祭祀，那么祖先将继续以正面的方式存在且保佑后世福祉。假若祭祀因为某种原因而中断的话，祖先就会沦为孤魂野鬼，继而变成了负面的存在。也就是说，祖先的祭祀呈现为一种动态的灵魂观，人要想求得生活的平安不生病就必须得持续不断地祭祀祖先，而且代代不中断。

　　值得一说的是，哈尼人祖先崇拜与疾病实践之间的种种复杂关系，从现代科学来看，也许是荒诞的，也许是可笑的。对于外人来说，更是令人费解，就连祖先崇拜的各种仪式本身也是一种"封建迷信"行为。就疾病的医疗观念来说，一个族群坚信不疑、心怀敬畏的致病因素治疗手段可能对于另一族群来说却是毫无意义。仪式治疗对于哈尼人而言是一种生命信仰（life belief），而不像看待西方生化医疗那样将之仅仅看作为一种医药知识（medical knowledge）。医学人类学家认为，在致病的原因上，自然性因素和超自然性因素往往是两个不同的考虑起点，哈尼人对疾病的解释和体验主要就是与超自然因素相连，将疾病部分地归为鬼神和祖灵所导致，因此对于超自然因素引起的疾病则多采用献祭和咒语等巫术来对付。

　　更重要者，这些早已深深融入哈尼人日常生活之中的各种祖先崇拜仪式与活动，恰是哈尼人应对自身各种不幸境遇的有效手段，以及认识

---

① 云南省少数民族古籍整理出版规划办公室编：《斯批黑遮》，云南民族出版社 1990 年版，第 99 页。

所处世界的文化透镜。就个人来说，各种人生礼仪如出生礼仪、成年礼仪、婚姻礼仪、丧葬礼仪则伴随着每一个哈尼人的一生，他们在仪式里出生，在仪式里离开人世间。在哈尼人心目中，生病之后选择仪式治疗已是生活中极为常见之事，已经成为习惯。千百年来，哈尼人就是在这样的文化环境中生存生活下来。毫无疑问，这些仪式对于他们物质生活和精神的慰藉都起到不可替代的作用，尤其在现代科学还并不能解除所有的难题的情况下，更是如此。我们也借此理解祖先崇拜等仪式在民间拥有如此强大生命力的原因。笔者认为，哈尼人祖先崇拜和疾病治疗之间有着强大的精神和现实纽带，其背后反映的正是一种不同的文化模式，不同的文化形态和文化传统，我们对于哈尼人祖先崇拜行为的解释也就必须还原到其独特的文化背景中方可得到完整理解。

第三节　对疾病的分类和看法

一　自然、文化环境与疾病

2012 年 11 月一天，笔者在乐育乡吃完中午饭在街心等车，一位六十岁的莫批朋友突然问笔者"宾馆的女人是不是都不能碰，有梅毒吧？"。笔者听完很是吃惊，因为笔者没有想到过淳朴的哈尼人会知道这些现代病，更何况是一位年纪较大的老人。待反应过来后连忙回答说宾馆那些夜间打电话或主动上门的女人确实是危险的，莫批听了点点头说是听别人说的。

莫批告诉笔者大新寨有一个小伙子得了梅毒，是和一位架车乡的妓女在迤萨宾馆里得的，他不好意思对人说，曾经偷偷地来找他背过，没有好，最后又去乡医院治好了。之前还有一个人讨了两个老婆被劳改，从外面回来就得了梅毒，回到家一个老婆都不给他饭吃，最后他只好出走了。莫批还说外国有个领导就是得了梅毒被赶下台来的。这时候，旁边坐的一个人插话说"梅毒不算厉害的，艾滋病才厉害"。

其实，哈尼人对于性是比较自由的，比如说在一些地方，女人怀孕期间，她的男人如果找了别的女人，一般是没有关系的。又如，一位师娘莫朋友就很自然地告诉过笔者，有人请他去做仪式时曾经请俄罗斯的女人"招待"过他。再如,笔者亲身经历的一次是2008年夏天,在元阳县哈尼村寨调查时,一位莫批朋友就曾经带着笔者等人去一位寡妇家逗乐说笑。笔者也曾听哈尼人说过以前工作队下乡时的"故事",为了招待一位工作队员,当地哈尼人曾经把他反锁在一间小屋里。此人当晚喝得酩酊大醉,而第二天醒过来才发现身边竟然躺着一位小姑娘。以上事例至少说明哈尼人对性持有的态度,可能不像汉人那样因从小受到较多儒家文化的浸染而在性上较为保守。因此哈尼人对于在外面宾馆乱来相应地看得随便,再加上不少人并没有安全套等知识,实际上这大大增加了梅毒等性病的感染。

总体来说,大龙村里很少有人得大病,得癌症的没有,他们认为只有城市癌症才多。村里只有几个人得了肝炎,原因是自己拖着不瞧结果病死了,其他的坏病几乎没有。村民认为季节变换生病很正常,天气变化人怎么可能不受一点点影响,平时病最多的就是感冒,但感冒并不能算是真正的病。风湿男人不多,但女人有一些,坐月子要三四个月不出门,好多东西不能吃,如果月子没有坐好以后老了要得风湿关节痛了。

大龙村最常见的病是60、70岁就瘫痪了,走不了路,原因是年轻的时候挖田出力太多。由于大山之中开垦的梯田毕竟数量有限加之产量微薄,更需精耕细作,加重负担,久而久之便苦力重,伤了骨头。其次是喝酒太多导致身体受损,所谓"喝伤了身子",情况确实如此。大龙人经常喝的是自酿的闷锅酒和苞谷酒,也就是所谓的"烧酒""白酒",度数一般50度上下,基本上很少喝啤酒,大概认为不过瘾的缘故。大凡是哈尼男子,没有一个不喝酒的,且认为能喝酒才能干事,才是有能力之人。哈尼人热情好客,我们在村子里经常不停地喝酒敬酒,有的时候从中午喝到晚上,酗酒对身体带来不利的影响①。

大龙村海拔1800米左右,经常有雾下雨,年平均气温13℃—15℃,年降水量大概1500毫米,空气湿度很大。即使是中午往往还大雾弥漫,

---

① 哈尼人贯以热情好客出名,远方的客人来到哈尼村寨,往往以酒相迎,当客人将大碗的苞谷酒一口而尽之时,哈尼人也就从内心深处真正把你当作交心的朋友。笔者在大龙村里做调查的时候亦是经常不停地与村民喝酒敬酒,觥筹交错,忘乎所以。推杯换盏之间,不觉时光已逝。更有甚者,有的时候从中午一直喝到晚上,还未歇杯。遗憾且尴尬的在于,笔者恰恰不胜酒量,沾杯即醉,若实在推脱不掉之时,即饮一杯便脸红似关公。以至于有朋友经常开玩笑地说哈尼人酗酒如命,似笔者这种人根本就不适合做哈尼族的研究!

五米开外一片模糊，一年只有农历十月以后到二三月干季，晴天才多一点。笔者在村子里从来没有得口腔溃疡，也许是湿度大的缘故。但在这样的环境中，关节病和风湿病最容易发生，村子里有一些人得了风湿病。由于天气寒冷潮湿，不少大龙人认为喝酒是必需和应该的。酒能治病，也就形成了以酒暖身、以酒通筋骨和以酒治病的观念。为治疗风湿，他们还非常喜欢喝泡酒，比如蜂子除吃还用来泡酒，对于风湿很有好处，其他泡酒的原料还有葛根、枣、杨梅、蛇以及动物内脏。可是，顾此失彼之处在于，因为治病防病的因素喝酒，消除了风湿病。而过度纵酒导致了其他的身体问题，严重的就包括上文所说的老人到60、70岁就有不少人瘫痪。

俗话说，烟酒不分家，大龙哈尼人纵酒之余，更嗜好抽烟。年纪较大者多爱好吸食自制的烤烟丝，用烟筒直接吸用，便是人称的旱烟，不论男女皆携带一个烟筒和装烟布袋，一些人便得了严重的肺病。

平常之时，大龙哈尼人早饭吃得早而晚饭往往吃得很晚，中午通常不吃饭。一开始做调查时，笔者不知情，等到了中午并不见有做饭，饥肠辘辘之下，只好去小卖部买来零食充饥。好几次，笔者都胃痛难忍。

哈尼人以山谷间千层的梯田著称于世，最后竟然形成十分波澜壮阔的景色，被外人生动地称为大山的雕刻家。也因此，农耕非常不容易，有的梯田离家较远，步行须在一个钟头以上。干活的时候，早上五点多就起床，准备早饭。梯田中往往搭起一个窝棚，劳作休息以及下雨时可方便使用。田离家一般较远，中午不回家，早上会准备一个竹筒或饭盒，带酸菜、盐巴、辣子、豆豉伴着冷饭去吃。据一些人说，天气晴好之时，他们便把饭盒放于向阳之处，这样午餐时稍有一点热度，在山间田头吃起来倒还是别有风味。但哈尼族地区天气变化往往很频繁，如果遇到刮风下雨的话，恰好旁边又无窝棚，这餐饭就会吃得非常辛苦。也有些人劳作就干脆不带午餐，每天仅食两餐，加之平常超量饮酒，辣味较多，无辣子便觉菜肴不够味道，甚至爱吃极辣的小米辣，好些人告诉笔者在医院检查得了胃病等。乡卫生院的一位医生就告诉笔者，哈尼村里消化系统疾病比例较其他民族为高。

村里长寿之人的确不少，比如村书记石阿四的爸爸石火三老人，

1917 年出生，属蛇，今年 98 岁，身体依然健康。笔者参加一次退鬼仪式时，他就曾受邀作为嘉宾出席，还热心地帮忙搬挪柴火。平时我们在村中见到他时，经常在抽烟，据说每一餐还要喝上一杯酒。八十多岁的有好几个，一位 93 岁的老奶奶，身体好耳朵不背。80 多的还有几个，长寿的多。

尤其一位 70 岁的阿叔李保三曾经带笔者攀爬大龙普司山洞。上后山的时候就像敏捷的猴子一样，比笔者这三十岁的小伙子强得多，真是自愧不如！又有一次，笔者亲见他背着两捆棕榈叶子从山上下来，最后过秤正好 110 斤，而且他现在还自己挖田。另一个老人李长寿六十岁看上去却像 40 岁。

笔者发现有意思的现象是年轻人比看上去老，年纪老的比看上去年轻。可能年轻时候干体力活，加上太阳可能比较大，哈尼人比较黑，黑就容易看起来老一些，年纪老这是因为"经老"。所以生命在于运动，不闲着，不少老人还是坚持自己适当劳动，日出而作日落而息，加之环境好自然健康。这令人反思"城市病"，笔者常想的就是城市的生活中很多是人为的疾病。比如环境污染，看上去干净实际上并不洁净的食品，如菜市场的农药残留，餐馆里的地沟油，呼吸污染的空气。而村子里自己种菜，不加农药化肥、催熟剂，菜不施化肥不加农药，是真正纯天然绿色食品。哈尼人生活中也很少用化学制剂，李明依用洗衣粉洗碗，笔者就曾经劝过他改用洗洁精。

二 疾病的分类

哈尼人对于疾病分类不能等同于生化医疗的区分标准，而是受制于其特定的经济文化方式。为了更加清晰地理解哈尼人的疾病观，笔者根据对巫师的调查访谈和一些资料，整理出红河一带哈尼族民间常见的与宗教信仰密切相关的疾病分类和处理方法。从中可以看出仪式治疗占据重要地位，但也是与多种治疗手段特别是草药双管齐下或者多管齐下的。哈尼人对于疾病的分类中较多的与社会文化特别是宗教信仰有关但与患病的部位也有一定关系。有意思的是猪鸡牛等家禽家畜得病，与人争吵等，也往往要请巫师进行仪式治疗，并多归于主人的问题。

表 4　　　　　哈尼族生活中常见与宗教信仰相关的病例
（或生活中麻烦问题）和治疗实践

病例	症状/表现	致病原因	主要的治疗方法	备注
瘫痪	瘫痪不起，无力起坐	瘫痪神（哈尼语：阿嘎内杂）引起	视情况送医院，久治不愈者祭祀、崇拜、祈求瘫痪神	祭祀瘫痪神时用九片叶子、树枝、罗锅饭
妇女难产	生娃困难	难产鬼（哈尼音：撒马呢）作祟	在祖先前磕头或祭司念诵咒语将难产鬼赶走	视情况送医院
失魂疯癫	胡乱说话、当众脱衣服	疯神（哈尼音：撒母杂）怪罪、家族中非正常死亡的亲人和饿鬼（哈尼语：沙尸）加害引起	祭祀疯神或师娘莫采用"刹黑扑"仪式震慑、阻挡、驱赶鬼怪	女性较多见
癫痫	母猪疯	触犯癫痫神（哈尼音：迟）	祭祀癫痫神	金平县的哈尼族村寨于每年农历六月要举行"老母猪节"，全村要杀猪宰羊一起祭祀并分食，全村封闭，外人不得进入，村里人也不能出去
穷困	赚不到钱，四处找不到工作	增神作祟	上坟	清明节时比较典型
噩梦		未知	巫师"约獠突"仪式	
无名肿痛，尤其是妇女		虹神（哈尼音：阿卡卡错）怪罪	祭祀虹神，把肿胀吸掉	虹往往跨在两条河流中、两座山间，好似饮水一样。因此，虹就被认为吸引力很大的神
老人难在		未知	举行保健仪式	
发热		发热神（哈尼音：漂错）	祭祀发热神	祭祀时，要用一碗水放一些饭在里面，据说可退热快
拉肚子（乌德颗）		未知	草药	一般不理睬，除非久泻
儿童急病哭泣不止		撞鬼，与祖先有关的疾病	叫魂，可请莫批或师娘莫	视情况送医院
非正常的死亡		未知	全村举行仪式洁净村庄	
感冒（错拿颗）		未知		视情况送医院
头痛不愈（乌都颗）		未知		视情况送医院

续表

病例	症状/表现	致病原因	主要的治疗方法	备注
头晕目眩（乌都磨）		得罪晕神（哈尼音：梅）	祭祀晕神	
脚杆①肿痛（阿科锅）		未知	打针、敷草药	禁吃牛肉羊肉，只可吃青菜和猪肉
腿上生疮		得罪树神或疮神（哈尼音：聂）引起的灾祸	祭树神或疮神	杀猪、鸡献祭
人口角不正		得罪风神（哈尼音：里）	祭祀风神	还可使庄稼容易掉落入地，无收成
人身上长褐色暗疮		得罪麻风神（哈尼音：配额）	祭祀麻风神	
男性生殖器出问题		触犯肾神（哈尼音：谷）	祭祀肾神	
被野生动物咬伤		未知	送医院、敷草药	认为是很丢人的事情
猪牛等养不好，瘟疫病多	长不大或暴死	得罪败神（哈尼音：马古阿鹊）	师娘莫献祭	得罪该神牲畜等可能发生瘟疫，还会使家庭蒙受灾难，庄稼收成受损
刀伤		未知	送医院、敷草药	倒霉的事情，有的会请莫批，恐怕以后再遇到
骨头断了		触犯断神（哈尼音：枯）	祭祀断神	
超生		未知	师娘莫处理	倒霉的事情
身体虚弱	人身体很弱，浑身无力	触犯魂神（哈尼音：索拉枯）	必须叫魂不可	叫魂方法是在阳台上用一只公鸡做叫魂，并用蓝黑线拴在左手
人很消瘦		瘦神（哈尼音：购）怪罪	祭祀瘦神	
任何不知原因的猝亡		触犯毒神（哈尼音：堵）	莫批、师娘莫处理	
任何大病久不愈或者多种病并发		病神（哈尼音：那）	叫魂	
全家不舒服		未知	叫魂，仪式见文中案例	保健性质
全家不顺利		未知	打卦看原因	

---

① 云南话里，"脚杆"指小腿。

病例	症状/表现	致病原因	主要的治疗方法	备注
出行（尤其打工）遇车祸		未知	刹黑扑仪式	九十年代之后出现的
村寨发生杀人抢劫命案		触怒得罪寨神	更换咪谷	较为少见
全村寨性疾病	大型瘟疫、多人得病	触怒得罪寨神	更换咪谷，去寨神林祭祀	较为少见
生下双/多胞胎	双/多胞胎	未知		不吉利
找不到老婆	寡汉	未知	做"脱卡扑"	
邻居矛盾	吵架闹矛盾	间隙神作祟	师娘莫或莫批做"黑哈扑"，用一只鸭（蛋）、一只鸡（蛋）解开	
夫妻矛盾	吵架闹矛盾	间隙神作祟	做"黑哈扑"，用一只公鸡、一只母鸡解开	

三　对于疾病的看法

在归纳哈尼人对于疾病的看法之前，让我们先来看一个例子。2012年11月一天，笔者顺路去拜访了老朋友大莫批李明侬，李一见面突然说自己之前一直生病躺在床上不能起来。我听了大吃一惊，上次见面还是五个多月以前，怎么就发生了这么大的变故呢，遂急忙问个究竟，李说：

> 今年6月9日，我清楚地记得那天是个属牛的日子，州政协的领导詹某某打来电话要我去蒙自给他背去，他以前是我们县的领导，所以知道我的名字。那天他派了一部小车来我家里接的，9点左右出发了，小车到达个旧附近的一个小山坳，突然让车，车就翻掉一直滚到山下十五六米。我当时手脚都伤了，急忙叫了救护车送到个旧市人民医院，拍了CT（CT上面显示时间是12：30）。医生说没有大碍，但我胸口老是痛得厉害，晚上又送到蒙自的州医院，再次拍了CT和X光（CT显示时间是晚上23：09），没有骨折，才

放下心。

这天晚上我还是坚持着忍痛给詹某某家背了，做了仪式，圆满完成了任务。第二天，在医院住院吊针，吊着吊着脚上化脓，脚开始黑起来，越发难在了，我就要求赶快回去，不能在医院了，于是就跑回来了。回来之后请草药师傅用草药敷，最后还是草医弄好的。

回来后，我自己回想起来也被吓着了，我觉得自己身上有一些魂像要离开了一样，开始着急了，请了四处的贝玛来背，贝玛是我们同行，好几个都认得的。有时候是一边打针一边背，一共断断续续地请了八个贝玛才最后好了。呃，为什么要请那么多呢？你不知道，有的贝玛命理和自己相冲，有的就会不合，就怎么也背不好，有的和自己命合，容易有效果。所以不是贝玛的本领问题，是要多请一些才会好。

我这次是八字命好没有死掉，要不然就见不到你了，总结 6 月 9 日那一天，是"时间不对，八字不错"。属牛日可能比较硬，所以这一天日子不好，路上要出事，但又亏得命好，要不然车翻到底下山沟里就完蛋了。翻车后，我跟着救护车去了医院，电话一直放在车上没有带在身上，我老婆打电话来找我，打了五次一直没有人接，当场她就哭了，说我肯定是死了，后来是打电话给儿子，儿子到处联系才知道是发生了这个事情。

那次做完仪式，詹某某给了我工钱 500 元，前几天，他又来看望过我一次，又给了我 500 元，说是治疗的费用，并叫我千万不要和别人说，发生这种事实在太不好意思了。可是到现在我胸口、脚、手指都还一直隐隐地痛，这个事情之后我就一直躺在床上，5 个月动不了，一个仪式都没有去做，亏了一万块了。

现在基本上别人来叫去背，我都不出去了，只有很近的地方非要我去的才会去一下，周四那天在大黑沟有一个人难在了，我给他背好了。下周要去一家背去，那人在东莞打工，家里小孩意外死掉，这种事情属于必须要去的。我本来脚就瘸了，翻车后就更加不方便了①。

_____

① 红河县乐育乡田野访谈笔记，2012 年 11 月 5 日。

从这段长长的叙述中，我们可以看到很多哈尼人关于疾病的看法，尤其主人公是一位莫批，这段材料就更加具有特殊价值。

首先，我们可以看出这位老年的莫批（60 岁）对生化医疗的陌生感和不信任态度，以及对疾病的不同理解。我们看到他即使照了 CT 显示没有骨折，但李明依本人似乎并不相信，因为他感觉身体一直隐隐作痛。其实，就连我们都有这样的身体经验，很多病正是生理上检查不出来的，而这方面也得到了医学人类学家的研究证实。比如哈佛大学人类学系系主任凯博文（Arthur Kleinman）教授等在其医学人类学研究中对疾病（disease）和病患（illness）做出了两种不同的区分，这成为当今医学人类学一个重要的概念出发点。

疾病（disease）一般是就人的生理、生物层面而言的，诸如机理上的障碍和问题等，且作为一种客观的存在可以被仪器测量出来，也是生化医疗主要的处理对象。病患（illness）作为一种主观上的文化体验，从病理上确定不了的，也无法使用仪器测量，具有了文化的象征和意味。英文中另一个词"sickness"则被一些学者理解和翻译为"不舒服"，这更多的带有一种患者的主观感受。借用人类学方法论的术语，疾病（disease）是旁观者客位立场（etic），病患（illness）则属参与者主位立场（emic）。医学人类学家在治疗实践中常常发现许多服务对象并非处于疾病而是病患状态，而病患也可以在没有疾病的情况下出现，还有一些人既无疾病又无病患体验但却处于不舒服的境况。"disease""illness"和"sickness"分别反映了医学的生理、社会和心理层面，医疗实践中对三者的不同区分界定就把医学从单纯的生理层面解脱出来，与社会文化因素紧密地联系到一起①。

此外，李在医院住院打针时，脚上化脓，脚开始黑起来，他就要求赶快回去，不能在医院了，最后跑回来了。他认为最后还是草医用草药敷好的，说明他比较认同自己比较熟悉的治疗方式。

其次，李的自述里谈得最多的是命和八字，这也是交谈中给笔者印象最深的地方。李所总结的"时间不对，八字不错"就很好地反映了

---

① 参见拙文《医学的文化视角：基于医学人类学的理念》，《南京医科大学学报》（社会科学版）2012 年第 1 期。

这一点，尤其作为一位整天和鬼神打交道的贝玛，他的对于疾病的原因和治疗很大程度上受自己职业的影响。反过来，对于李这样的"特殊"病人，如果顺着他的逻辑来进行治疗，是不是就更加有效果呢？答案应该是的。因为我们也可以说，正是命和八字提供了李这样的哈尼人一个解释自己为什么致病、为什么遭遇不测的契机。由于人总有一种想要对发生在自己身上的事情进行归因的念头，原因没有找到，百思不得其解仍然苦苦思索。而一旦找到一个让自己信服的理由，从而，某种程度上也获得心理上一定的慰藉。以至于后来当笔者听完李的叙述，就跟他这样说"汉族流行的一句话是，大难不死必有后福，你这次危险了但以后福分一定不少"，他听了笔者的这番话，显得特别高兴，很欣慰。

最后，他身为闻名一方的大贝玛，对于贝玛和仪式治疗的态度十分有意思，耐人寻味。笔者注意到，从医院一回来，他就四处请了贝玛来背，有时候是一边打针、一边敷药、一边背，可见仪式治疗在他的整个治疗过程中的重要意义，其实这不就是典型的"多元医疗结合"的模式吗？也间接说明在李看来，什么草医、西医和贝玛，都是不可缺少的，也说不清它们中的哪一个能治好病，但最好还是结合起来比较好，这也就是现实的实用主义的逻辑。

在请贝玛来背的时候，李一共断断续续地先后请了八个贝玛，为什么要请那么多呢？且看李自己作为贝玛的解释："有的贝玛命理和自己相冲，有的就会不合，就怎么也背不好，有的和自己命合，容易有效果。"这也代表了不少哈尼人对仪式治疗的看法以及对贝玛治疗效果的理解，因此，当我们笼统地问一个哈尼人"你觉得仪式治疗是否有用"时，他往往回答得迷迷糊糊，其实这正是因为每个人以及与每个贝玛的情况都是不一样的。因人而异，并没有一个笼统的答案。同时，笔者在田野调查中看到，很少有哈尼人会将自己没有被贝玛治好的病怪罪于贝玛，甚至怀疑贝玛的能力，正如李明依所说的那样"不是贝玛的本领问题，是要多请一些才会好"。

以下，笔者结合其他的调查，这里仅仅尝试着归纳几点哈尼人对于疾病的看法：

其一，"病"在哈尼话中是"拿"，其意为不舒服，哈尼话的"拿比错"意思是我身体难在了，不自在了，"拿呀"就是我生病了。但是，通过询问很多哈尼人，"拿"并不是哈尼人对疾病的全部概括和认识，它也不能与汉语里的"疾病"一词完全等同。确切的疾病一词基本上是没有的，但是"拿"可以描述日常生活中大多数身体不舒服的症状，所以成为通俗的疾病表述。

在当地哈尼话里称"疼"为"颗"，无论哪里疼都可以用"颗"来称呼，只需在前面冠以具体的身体部位名称就可以。例如肚子叫"乌德"，肚子疼就是"乌德颗"，头疼是"乌都颗"，感冒（全身酸痛）是"错拿颗"，脚疼就是"阿科颗"。眩晕旋叫"磨"，头晕目眩就是"乌都磨"。

其二，很多疾病其实并不是现在生化医疗意义上的疾病，而是社会文化以及心理方面的"病""不顺利"甚至是"灾"，比如家庭矛盾、邻里纠纷等人际关系紧张，也有生活挫折、运气不好等人生命运困境。可以这么认为，哈尼人对于疾病是把它与超生、不顺、噩梦、矛盾等一起作为日常负担而看待的。换言之，贝玛往往不只会看病而已，而更是解决问题的人。有学者也发现了相类似的情形："不少文化并不把疾病作为一个单独的实体加以认识和处理，而把它看成是生活中遭遇的诸多不幸之一，身体的不适与农业歉收、打不到猎物、遭遇意外事故一样，有着同样的原因。阿赞德人认为，恶意的巫术既可以致病，也可以使一个人打猎一无所获，它是一个人遭遇任何不幸的真正原因。"[①] 也因此，巫师如李志红等的病因解释，主要是沙尸饿鬼讨要、祖先冲撞、死去亲人灵魂作祟、有人嫉妒怨恨。在这样的情势之下，请法师使了"巫术"等。

例如，有一次笔者遇见一个从洛恩来的中年人来找师娘莫"背"，原来他是在外打工，但找了好多工厂最后什么事情也干不成。最近是家里不顺利了，家里超生生了第四胎，由于已有三个男孩子，就被罚款了一万块。一开始，笔者十分迷惑为什么他们认为超生是坏事？要来找师娘莫，不是因为自己想生儿子吗，能生下儿子不就是一件值得高兴的事情吗？后来经过访谈慢慢得知，超生其实情非得已，因为避孕和节育不

---

① 张有春：《人类学视野中的民族医学疗效评价》，《中央民族大学学报》（哲学社会科学版）2011 年第 3 期，第 52 页。

太成功，意外怀孕了，再加上哈尼人不能接受堕胎，一般认为这就是老天给的。现在政府罚款和抚养孩子须花去不菲费用，哈尼人自然就认为这是一件家庭不顺的事情，而这样的事情恰恰就一定要找师娘莫。其实，哈尼人对于怀孕本身也是持有神秘的看法，因此，与上面所说的一样，对于带有神秘色彩的疾病或不顺，寻求仪式治疗的可能就很大，反正就请贝玛来背背，结果就背好了①。

因此可以说，仪式治疗所面对的"病"是整体性、抽象性的，换言之，疾病的概念与边界其实是很模糊的。而这与生化医疗意义上某个生理性、具体性的病症是完全不一样的。也因此，关于治疗结果也就是治疗到什么程度算是治愈的评价标准就完全不一样。

其三，哈尼人对疾病往往与命和八字联系起来，甚至连治疗者的命和八字都可以影响到最终的疗效。一些疾病是神秘的，说不清的，而越是带有神秘色彩的疾病就越是要仪式治疗。哈尼人对疾病的认识由于受现代教育的局限，并不清晰，很模糊。笔者在做田野调查时，访问了好些人的病情，有很多人说自己不舒服，但具体也说不上哪里难在，反正就是"到处都难在"，常见的腹部不舒服说出来全都是"肚子疼"。其实笔者也猜测，这可能本身与中国人的身体观也是一致的，中医里对于身体就是持一个整体观念，讲究整体的气和脉象的通畅，而不像西医那样对于器官功能分得仔仔细细。

杨善华、梁晨在北方汉人村庄的相关研究指出："面对农村相对贫困和医疗资源相对匮乏的环境，农民理性地把疾病分为可以治愈的'小病'和命定的'大病'。"② 同样，哈尼人也将一些疾病视为命中注定的，当然这也是身处资源匮乏环境下不得已而为之的一种方式。也因此，哈尼人对疾病怀有一定的顺其自然的态度，久治不愈的一般就听之

---

① 笔者在田野调查期间，曾经莫名其妙发烧、咳嗽、喉咙痛加上急性鼻窦炎症状，十分难受。不得已离开村寨去州医院数个科室就诊，运用现代化抽血、CT、X光等都查不出来病因，吃药吊针也不见效果，绝望之余，笔者曾经想去叫魂驱鬼试一试。由此可见，对于"神秘性"疾病，患者渴望多种渠道治疗。该病持续两个月后自愈，不幸的是传染给了怀孕的妻子。之后想起曾有前辈的殷殷告诫：家有孕妇，切勿靠近鬼神巫师，现在回想，似乎应验。笔者的调查则恰好整天都和巫师在一起！

② 杨善华、梁晨：《农民眼中疾病的分类及其仪式性治疗——以河北Y县NH村为例》，《社会科学》2009年第3期。

任之，高龄老人得病一般不治疗。

其四，在病症上，大多数来找巫师寻求仪式治疗的病症都是慢性疾病、精神性疾病，或者从医院久治不愈的，基本上没有什么危急的病症。哈尼人很明确一些病症是巫师"背"所不可能治好的，比如刀割伤、跌伤。但可以设想的是，如果一个人老是干活时被刀割伤，或者老是在路上跌伤的话，那就一定得求助于仪式治疗了。

同时，除了仪式治疗，他们也会找草医、去医院、刮痧或者自己弄点土方。在疾病选择上，哈尼人总体上比较相信自己熟悉的治疗方式如草医、仪式治疗，对于西医的接受还有一个过程。

第四节　祭词《斯批黑遮》中蕴含的哈尼人疾病认知体系[①]

历史上，哈尼族和不少西南民族（如羌族）一样并没有形成一套自己传统的文字系统，其文化的传承只能仰赖祭司（贝玛/莫批）以口耳相传的方式流通于世。因此，哈尼人的民间传说和口头表述等非物质文化遗产如史诗、祭礼、古歌、神话等特别发达。《斯批黑遮》便是其中一部古老的哈尼族宗教祭祀词，是云南哀牢山区哈尼族祭司贝玛主持送葬仪式的宗教祭文，也称为哈尼族殡葬祭歌。千百年来，它以哈尼族贝玛说唱念诵的方式口耳相传，深刻而生动地反映了哈尼人的世界观、生命观和宗教观，可称得上一部哈尼族宗教信仰的大百科全书。

据王清华先生研究表明："'斯批'是哈尼族祭司莫批中的最高等级，他们精通古今，熟悉哈尼族风俗礼仪，是哈尼族历史、文化的传承者和集体性宗教活动、丧葬仪式的主持者。'黑遮'是哈尼族宗教祭词的总称。因而，《斯批黑遮》不仅是莫批用于殡葬的祭词，也是高等祭词的总名。"[②] 而另据该祭词整理者李期博先生介绍，《斯批黑遮》是以红河县洛恩乡贺然村老贝玛赵乎础演唱的口碑材料为主。赵乎础是他们

---

① 该节内容参见拙文《祭词、医疗与民族文化遗产——哈尼族祭词〈斯批黑遮〉中蕴涵的疾病观研究》，《西南民族大学学报》（社会科学版）2013 年第 3 期。

② 王清华：《哈尼族非物质文化遗产〈斯批黑遮〉研究》，《云南民族大学学报》（哲学社会科学版）2007 年第 1 期。

家传的第七代贝玛，从小耳濡目染，掌握了大量的哈尼族诗歌和祭词。祭词整理又参照了歌手李期周、王坡龙、李书周等演唱的口碑记录材料翻译而成。这部祭词全套由七十五个短小的祭词组合而成，长五千余行，分为五篇。分别介绍了哈尼贝玛的活动、万物生命规律、丧葬祭祀活动、阴间指路、奔丧出殡习俗等内容。

通过对这一旷世杰作进行仔细研读之后，笔者便发觉其中实则蕴含着不少哈尼族疾病与宗教医疗方面的内容。遂斗胆对祭词进行分类归纳并略抒己见，行文将结合文本解读和自身田野调查的经历，从宗教人类学、医学人类学之视角来探究祭词中蕴含着的丰富疾病观念。试图以此来梳理哈尼人疾病认知的体系，并在此基础上，挖掘祭词中所蕴含的疾病理论。

1. 祭词所反映的疾病致病原因

医学人类学家认为任何一种文化中，疾病观和疾病理论都是其中极为重要的一个文化特征。疾病理论体系包含了对于身体的认知、患病的原因、治疗的手段、健康的定义等，它是一种文化的构架，也是人类认知取向的一个重要组成部分。哈尼族的疾病认知与其传统宗教信仰密切相关，千百年来，宗教信仰深深扎根于哈尼人的社会生活和精神生活之中，不仅极大地影响着哈尼人对疾病的认知和对健康的理解，而且极大地影响着哈尼人的医疗实践与活动。时至今日，仪式治疗依然是哈尼族传统医疗实践的重要组成部分。

在致病的原因上，自然性因素和超自然性因素通常是两个不同的区分点。哈尼人对疾病的解释和体验不少就是与超自然因素相连，对于由超自然的原因和力量引起的疾病，哈尼人便主要采用仪式治疗如叫魂、驱鬼、献祭和咒语的手段来对付。

具体而言，哈尼人认为的致病原因大致包括：灵魂丢失、鬼怪作祟、祖先怨恨、得罪神灵、黑巫术攻击等，相应地便出现了叫魂、驱除、敬奉、咒语、反击等治疗方法。祭词中就出现了一些致病的解释，比如灵魂少了要生病，祖灵怨恨要生病，后者往往是导致子孙生病的一个常见原因。

哈尼人对祖先怀有深深的敬畏之情，家中墙上往往有"候勾"，便是哈尼人专为祖先祭献设置的神龛，日常生活中，哈尼人对祖先的献祭是经常的、殷勤的。祭词中提到的祭品就有纯粮壮畜、鲜嫩的鸡肝、醇香的好酒、清凉的茶水等。一般认为祖先死后，其灵魂可以保佑后代。但祖先有着双重作用，一方面，祖灵可以保护他们；另一方面，在得不到后人较好的祭祀和足够祭品的情况下，祖先可能会生怨恨之心，于是给他们带来疾病和灾祸。祭词有一篇名叫《纯粮壮畜祭死者》这样唱"慈祥的老人去世了，身死魂不亡，不得肥壮的牲畜不高兴，没有纯净的粮食不喜欢"（99 页）。可见祖先的祭祀呈现为一种动态的灵魂观，人要想平安就必须持续不断地祭祀祖先，而且代代不要中断。

2. 祭词所反映的疾病诊断和治疗方法

每一种文化中都相应地拥有一套关于疾病的认知观念以及治疗方法。哈尼族传统医疗实践中，仪式治疗还是为民众首选而处于主导作用，但也兼用草药，而这些在祭词中均有所体现。祭词中第二篇专门辟出《帝孟生病》一节，其中便生动反映了哈尼人关于疾病的诊断和治疗方法。

首先，在请谁来治病的选择上，可见祭词所唱的"为老人请贝玛在身旁，叫魂驱鬼保平安，拿来百草给他尝。驱鬼叫魂病不愈，草药下肚病未减，拿起稻草去卜卦，草梢不好开空花"（57 页）。这段祭词显示哈尼人生病时，首先求助的对象是神职人员，即请哈尼人的祭司（贝玛）来叫魂驱鬼。祭词第一章第一篇第一句便解释了贝玛在哈尼社会生活中的重要地位和职能："官人善解纠纷，贝玛能驱鬼魔。"哈尼人还有这样的古老谚语："头人不在城墙倒，贝玛不在鬼作乱，工匠不在土地荒"。即认为世上有重要的三种能人：官人、贝玛、工匠，其中，贝玛就专门驱鬼祛魔。实际上，随着现代医疗的逐步推进，如今不少哈尼人也会将病人送往就近的医院，但总体来说巫医仪式治疗依然是重要的选择。

在具体的诊治过程中，从祭词可看出关于疾病的诊断方法。即采用稻草、鸡骨、鸭肝等占卜的原始宗教信仰方法，以确定所得的病种、预测疾病的严重程度以及治愈的可能难度。祭词有"用公鸡母鸡腿骨再占卜，鸡卦不好骨发红，鸡骨不好带着圈""杀了母鸡鸡肝不好成红肝，杀了公鸡鸡毛不好带奥神"（57 页）的描述。这里的"骨发红""鸡骨带着圈""母鸡红肝""公鸡带奥神"以及上文的"草梢不好开空花"

等都是占卜的凶卦，暗示不好的征兆。在我们的田野调查中也发现，现今哈尼人每当生病之时，用鸡来卜卦依然是最常用的诊断手段。

关于疾病的治疗手段，祭词中可见的大致上则包括了叫魂驱鬼、续寿限（保命根）、送奥神、保魂（保寿树）、吃马鹿、草药等宗教活动。

首先，祭词详细介绍了叫魂和续寿限的方法。如"为生病的老人，抱只母鸡叫魂，提着公鸡续寿限""给七十岁的老人抱着母鸭叫魂，提着公鸭保命根""抱着母鹅叫魂，提着公鹅续寿限""拖着母狗叫魂，拉着公狗续寿限""拖着母羊叫魂，拉着公羊保命根"（57、58页）。叫魂是哈尼人日常生活治病实践中最常见最方便的一种方法，其道理与前文上节所展现的哈尼人灵魂观有很大关系。只要认为是灵魂丢失所造成生病，不论大病小病都可使用叫魂，也不论是巫师贝玛还是家中长辈都可主持叫魂仪式，并且可随时随地举行，只是较为严重的疾病必须请贝玛完成。由于祭词《斯批黑遮》是专门的哈尼族殡葬祭歌，因此其中大部分活动涉及的都是老人较为严重的疾病，当然叫魂仪式的主持也就非贝玛莫属了。贝玛叫魂时，除了使用家禽牺牲，更重要的是念诵叫魂经文，有学者曾介绍一种哈尼人离开窝棚的招魂词：

> ××的灵魂，不要留恋这里的住处，不要留恋这里的睡处。要吃鸡蛋家里有，要吃干巴家里有，要喝好酒家里有，天上的飞鸟一样打回转，地上的走兽一样折回头，顺着原路回家去，音和气一起走，身和魂一起回……①

还有一种为全家人祝福的叫魂，招魂者提着鸡从大门外边叫边往回走，从小到大呼唤全家人的名字，叫魂的经文如下：

> 快来哎！××快来……灵魂一个不要丢，灵魂一个不要少。旧月过去到新月了，旧年过完翻新年了；家里有送旧岁的原粑粑，有迎新年的白汤团。快来哎！父子一起来，母女一起归……②

---

① 史军超：《哈尼族文化大观》，云南民族出版社1999年版，第130页。
② 同上。

　　至于续寿限，这是哈尼族一项古老的针对老人重病时的宗教活动，也称保命根，其意在为濒临死亡的老人延续生命的寿限，其中也包含着亲人的愿望。当然该活动也蕴涵一定象征意味，可以说亦是一项对老人临终前的某种心理安慰，与现代生化医疗中的临终关怀有异曲同工之效。

　　有必要指出的是，祭词中贝玛叫魂时所使用的牺牲全是雌性的，如母鸡母鸭母羊等，而续寿限则与之相反，采用的是雄性的如公鸡、公鸭、公羊等。哈尼人一般认为雄性动物具有较强的生命力和能量，因此希望用公鸡、公鸭等达到延续生命的目的。但其中也有一些禁忌，如牛马等大型家畜一般不用来叫魂和保命根，祭词这样唱道"想用老马来叫魂，想用水牛续寿限，这种祭品太重了，续寿不用牛和马"（58页）。

　　其次，送奥神是另一种常见宗教治疗活动。哈尼人认为病人死亡的一种重要信号是"奥神"，"奥"在哈尼语中是离去的意思，奥神就是专门让人离开人世的神灵。据介绍奥神有两个，一个在天一个在地，二者相遇会发出怪声，听到怪声就会死亡。

　　　　天上的奥神下来了/地上的奥神上来了/在老人的房后边/上下奥神相遇了/奥神跳舞已出声响/天上奥神不下来/老人不会得重病/地上奥神不上来/老人不会就断气（59页）。

　　这段祭词反映了奥神与死亡的关系，因此治疗时鸡毛、鹅毛、羊毛等带着奥神即是不祥的预兆。哈尼人需要请贝玛用白母鸡送走奥神，分别把天上的奥神送回天上而把地上的奥神送回地下，不让他们相见，病人才得以病愈。

　　再者，祭词还涉及为病人保魂的习俗。哈尼人认为人与特定的树紧密相连，每个人在自然界都有一棵与之相对应的寿树，因此有保寿树的做法。人寿有一个储放的地方叫"他朋后边的九块地"和"么于后边的九道坎"，为生病的老人保魂就必须到"他朋后"讨寿树，到"么于后边"抽寿签。如果寿树显示已经枯萎腐朽，就表明人寿快尽，这时候就要保寿树，祭词唱到：

这个老人不能让他就死去/用只老母鸭给他保寿树/为他护寿根/天神来保寿树/地神来保寿根/天神无法护/地神无法保/喝水吃饭不会添血养身（60 页）。

可见，保寿树依然还是用老母鸭进行献祭，并祈祷天神和地神相助，但终究还是力有不逮，无力回天。

再次，患病老人还有吃马鹿肉、喝马鹿汤的习俗。哈尼人认为吃过鹿肉，老人才会心安理得地离开人世，"患病老人不吃鹿肉心不死、不喝鹿汤不瞑目"（62 页）。祭词《打鹿敬老人》篇便详细地记载了到街上买猎狗、打猎前占卜、众人围猎、祭猎神、煮鹿汤的完整过程。可是即便这样，也是于事无补，祭词无奈地唱道"七十岁的老人呀，吃了鹿肉不补身，喝了鹿汤不养人，吃过鹿肉病加深，喝了鹿汤病生根"（70页）。

必需指出的是，从祭词中可看出，哈尼人也很重视草药的使用。祭词第四篇名叫《寻找起死回生药》，其中便提到不少药物：黄连根、狐狸肠、画眉胆、猫头鹰胆、小黄鼠胆、黄猴胆，等等①。哈尼人身居大山之中，掌握不少动植物的医疗知识，因而会找来"百药"，可见其丰富。医疗实践中，巫师往往掌握着丰富的草药知识，不少的草药恰好也被巫师混合着仪式交替地使用着。

最后，在治疗的疗效上，祭词唱道"拿来百草给他尝，驱鬼叫魂病不愈，草药下肚病未减""患病的老人呀，十个贝玛叫过魂，病魔缠身不减轻；十种良药吃下肚，发热怕冷不能起。灵魂叫过魂不附体，病魔赶过魔不离身"（57、58、59 页）。这反映了哈尼人认为请贝玛或巫师来叫魂驱鬼并不一定能包治百病，在疾病面前，草药也不一定有用。因为世上没有起死回生药②，属于生老病死规律的疾病，也是只有听之任之。

———————

① 拙文：《哈尼族多元医疗体系与行为健康的医学人类学讨论》，《青海民族研究》2012年第 3 期，第 25 页。

② 哈尼民间有一个古老传说，认为古时有神药，但在摆在外面晒的时候敞开盖子，记性不好忘记收，不小心被太阳和月亮偷走了，日月可以永久活下去，从此世间没有起死回生药了。

　　总之，通过祭词解读，可发现哈尼族社会中宗教与医疗互为补充以解除人们的病痛，宗教与治疗又是重叠的，仪式专家同时也是疾病治疗者。同时，不难看出，哈尼社会中存在着人类学家称为"多元医疗"的体系，大众的、民间的和神圣的三个部分相互区别又相互交叠在一起。

　　身处特殊地理环境之中的哈尼人，在长期的历史进程中，形成了独特的灵魂信仰、鬼神信仰和祖先崇拜等信仰习俗。其宗教形态上依然保持着古老的多神崇拜的原始宗教信仰，又以"万物有灵"为其信仰基石，以祭祀、叫魂、占卜为其主要活动内容。在此基础上，哈尼人形成了独特的身体观念和疾病观念，这与其传统的固有的宇宙观有着十分密切的关系。在哈尼人看来，个人的身体与宇宙和大自然是相互紧密关联的，疾病的出现即意味着某种与宇宙秩序之间的混乱和冲突。因此，要治疗疾病，就需要重新调和人的身体和宇宙秩序之间的关系，而担负起调和任务的便是哈尼族的文化集大成者——祭司贝玛，他们采取叫魂、驱鬼、诵经等方法，而这些又都在其祭词《斯批黑遮》中得以淋漓尽致地体现。

　　本祭词整理者李期博先生则在书中后记指出：哈尼民间把"黑遮"的内容分为《斯批黑遮》和《擦批黑遮》两大类。这是根据贝玛的能力、等级和祭祀性质分类的①。总的来说，哈尼族的宗教祭词，无论是《斯批黑遮》还是《擦批黑遮》都是由若干"尼扎"构成的。每个"尼扎"就是一个独立完整的祭词，进行某项祭祀活动，贝玛就要背诵相应的祭词。《擦批黑遮》包含的"尼扎"相当多，据说有"九把头发那么多"。至此已可以看出，祭词《斯批黑遮》所包含的内容上真可谓是博大精深。

　　总体说来，《斯批黑遮》是哈尼族宗教口头文学中的一朵奇葩，具

---

　　①　哈尼族中贝玛有不同等级，各自职能不尽相同，地位亦各相异，一般分为几类，各地叫法不一："仰批""翁批""沟批""擦批"。"仰批"是最有威望的人，他们可以主持最高等级的葬礼，可以进行杀牛祭寨等大型的全村公祭活动，亦了解本族的迁徙史诗，掌握本族重要的文化知识；"翁批"一般没有资格杀牛，但可以做一些日常的祭祀活动；"沟批""擦批"可以神灵附体，来往于神和人之间，把人的愿望送到祖先那里去。具体可参见郑宇《哈尼族宗教权威与双重性社会结构》，《民族研究》2007年第4期；黄绍文、王晏、满丽萍《哈尼族自然宗教的神职人员——莫批》，《宗教学研究》2010年第1期。

有深厚的文化价值和不朽的艺术魅力。同时，作为一部重要的宗教文献，现在仍被祭司主持仪式中广泛使用，因此又是一项难能可贵的活态的宗教文化遗产。本文囿于笔力所限，则只主要着墨于宗教祭词中的疾病治疗认知部分，试图勾勒出哈尼族关于疾病认知图景的大概轮廓。

第五章

宗教仪式治疗实践：类型与方法

在哈尼族的日常生活中，各种宗教仪式名目繁多。据红河州民族研究所所长白克仰先生 2012 年 9 月 14 日口头介绍，红河县大羊街哈尼族奕车人有原始宗教仪礼 1300 余种。其中建寨仪式有 10 余种，在建寨之前有驱邪仪式，寨子建好之后也要举行驱邪仪式。哈尼族妇女喜欢吃观音土，尤其是怀孕期的妇女，因此选择寨子时要找到这个有观音土的地方。生育方面的仪式有 24 种，哈尼族认为村寨中有水塘，水路畅通，水口开阔，村民才有生育能力。保护官员、莫批、工匠的仪式一共有 33 种，各有 11 种。自然神崇拜有 24 种，如对神山巨石的崇拜，红河地区有名的阿姆山常常就有生病的村民来祭拜。公共村寨仪式有 11 种，祖先崇拜类仪式有 20 种，保护火灾及火神崇拜的仪式有 18 种。矛盾纠纷调解类仪式有 87 种，其中纠纷神的 32 种，打斗神的 30 种，鬼神聚集起来害人叫人立誓发咒的有 17 种。驱妖邪仪式有 40 种，其中有家中非正常死亡变野鬼的"怒"，野外正常死亡变的"撒"，有伤害妇女的鬼"白那"（所以哈尼族妇女中午往往不睡觉），有私生子鬼 13 种，拿魂婆"塔卜"（孕期伤害胎儿）13 种。巫术类仪式有 49 种，丧葬类仪式有 48 种。

此外，节日庆典类仪式有 24 种。占卜类有 10 种，包括鸡头卜、鸡脚卜、鸡骨卜、羊肺卜、牛肝卜、猪肝卜、稻草卜、鸭肠卜等。叫魂类有 82 种，分别为叫人魂、叫庄稼魂、叫畜禽魂、叫村寨魂。治病类仪式有 50 多种，治疗一般的病有 25 种仪式，治疗风湿类病有 16 种仪式，治疗精神病有 6 种仪式，主要都由贝玛做仪式背好（指背诵经文）。

当然，这些分类以及详细的数据还有待考证，笔者调查中就没有发现这么多种类。因此，并不排除其中存在着大同小异的重复计算，哈尼族不同支系也呈现不同的特点，但至少我们由此可见哈尼族日常生活中各种仪式的多样性与复杂性。

有鉴于此，笔者将治疗仪式按照属性初步的进行分类，它们是占卜仪式、叫魂仪式、预防保健仪式、祭祀仪式、祛除仪式以及村寨公共仪式，其中前面几种仪式都是个人性的。需要特别指出的是，在仪式生活里、民众的头脑里乃至巫师的观念里，其实是没有这么细致的分类并加以区分的。哈尼人仅仅知道此仪式和彼仪式"做法"及祭物不同，而更多的情况往往是它们其实互相混杂在一起。比如一次叫魂仪式中也含有祛除性质的退鬼仪式要素，而一些公共仪式中也包含有部分叫魂祭祀步骤。仪式之间一时难分彼此，呈现为杂糅状态。笔者之所以要进行这样的分类并分节叙述完全是由于学术分析的需要而不得已采取的操作性手段。当然，这些仪式的主持者也不尽相同，有的只需家中长辈主妇举行而无须他人代劳，有的则需要延请宗教职业者，关于仪式治疗的主持者本书拟另章专门讨论。以下所介绍的仪式主要根据笔者在红河州几个村寨田野调查的基础上整理而成，考虑到一些仪式在性质上、程序上基本相似，为避免不必要的重复叙述，笔者仅仅从众多仪式中尽量选取最具有代表性的典型仪式。

第一节　占卜仪式

占卜是人类极为古老的一项活动，古时大到国家小到个人，都有各种各样的占卜，有的预测灾难、天气、战争胜负，有的预测吉凶、个人运气，等等。据调查，哈尼族生活中占卜活动也非常多，不仅巫师可以占卜，不少民众也熟悉常见的卜法。占卜是用于诊断病情的重要方法，一般处于仪式治疗的诊断阶段，因此直接决定了之后仪式程序和实践的进行。莫批的解释是占卜类似于医院里看病都要先进行的 X 光或 CT 检测。笔者所熟悉的一位巫师（莫批）在摆弄鸡骨卦的时候，曾经用现代化语言这样向笔者描述："我们哈尼族人难在（笔者注：这里指生病不舒服的意思）的时候，化验是这样化验了嘛，鸡卦是化验的方法。属于哪方面的什么病经过这些化验就出来了嘛，没有鸡卦就瞧稻草。"①

---

① 乐育乡李明依口述，60 岁，大莫批，2011 年 11 月 2 日访谈。

　　占卜活动单从所用工具上细加区分就有鸡骨卜、鸡头卜、鸡脚卜、鸡肝卜、猪肝卜、米卜、稻草卜、鸡蛋卜、布卜、山草卜、羊肺卜、牛肝卜、口水卜、鸭肠卜、竹片卜、鹅心卜等。同样要提请注意的是，这些占卜活动其实是没有这么细致的类别并加以区分的，一些时候要兼用上鸡蛋、大米和茶叶等多种道具①。这种情况下，笔者只能根据仪式中主要使用的物品来加以分类。在所有占卜活动中，有一些属于卜问运气和钱财的，本书仅就与治疗紧密相关的仪式进行介绍。

一　鸡骨卜

　　鸡骨卦（哈尼语：阿邦卡）是哈尼族日常生活中最为常用的占卜方法，多由莫批掌握使用，但一些老人也略略懂得。需要打卦的人需要自己准备鸡腿骨和竹签，莫批先念诵咒语，大意有："鸡骨是有灵性的东西，鸡骨告诉一切，鸭子没有灵性，鸭子打不成卦，鸡死了，鸡骨不会死，鸡骨会说话。鸡骨生来就有扎眼，一人来打卦，众人来观看……"一般根据卜问的内容，咒语有所不同。念毕，莫批取出随身携带的尖刀（该尖刀由于常常在各种仪式宰杀牺牲而具有灵性），用刀轻轻地刮去鸡骨上的灰尘，肌肉剥离干净，露出骨眼，把竹签一个一个插进去。莫批看卦时，要将鸡骨靠近鸡脚的那一头朝着看卦的人。然后根据竹签站立的形状和相互之间的角度来判断病情吉凶，若竹签插入深且形状竖直则为上等签，反之为下等签。一般而言，规规矩矩和平行不乱的竹签都是比较好的，而零散不一的则不吉利。

　　与鸡骨卜接近的还有鸡头卜、鸡脚卜，莫批认为鸡头上有十二种意思，鸡眼圆睁比较好，剥开鸡头，有红色点点比较好。鸡脚上有十种意思，如果鸡脚自然弯曲并拢且形状齐整比较好，若部分翘起，则预示着不吉利。

---

　　①　由于茶被哈尼人视为具有灵气之物，因此茶叶也被哈尼族巫师当作人与神灵交通之媒介，用来向神灵询问各类疾患的病因和治病的妙方，是民间较为重要而流行的方法。师娘莫探知病情的用品可以用茶、米和水，通过茶的形状占卜判断病情，告诉病者为什么会发病，又如何可以治病，他们会给病人一个含有茶叶和姜块的小包，让附身鬼魂离去，病人康复。参见拙文《灵物、祭祀与治疗：红河哈尼族茶文化习俗初探》，《农业考古》2012 年第 2 期。

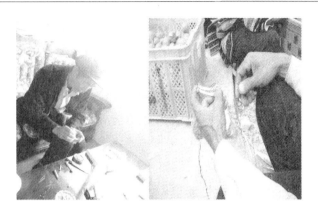

图 12　鸡骨卜

二　米卜

哈尼语称米卜为"侧普发""侧罗发"，师娘莫主要用之来诊断。以大米和清水一碗进行占卜，一般就直接叫"瞧米"。程序上，师娘莫先抓几颗米在手上，念诵口诀，请自己的天上师傅帮忙看护，然后把米几粒几粒地丢在水中，仔细观察。如果米静静地不动则家庭无事病情有好转的可能，米若老是游动则定是不安分有问题之兆。如果米在碗中的水里围成圈，代表魂可以叫回来，通过观察米的走向还可以看到病者家中老祖公的情况。

三　鸡蛋卜

鸡蛋卜叫"哈乌发"，哈尼人认为鸭蛋不会瞧出来事情，所以不要。鸡蛋一般要事先煮熟，由莫批将鸡蛋剥开，观看鸡蛋的蛋黄和蛋白的纹路、形状来判断病情吉凶。在招魂仪式中，如果在熟鸡蛋蛋黄边观察有水，则表明魂回来了，否则说明招魂还没有成功。另外，师娘莫通过鸡蛋可以看出病者是因为什么原因而不舒服，常常是小鬼在作祟。

四　猪肝卜

猪肝卜顾名思义是用猪肝作为工具，一般主要用于断定病因。用新鲜的猪肝放于碗中，由莫批根据猪肝的形状、部位、颜色、纹路来判断吉凶，但猪肝卜往往比较复杂，只有丰富经验的老莫批才可以熟练使用。

五　山草卜

莫批做的山草卜，哈尼语叫"俄急粗"。一般先由患病者家属将山草让患病之人摸一下，莫批拿在手上，先诵咒语。有地方哈尼族学者正好记录了笔者的田野报道人李明依的一次草卜咒语如下：

> 啊——要用欧户的稻草掐卦了。稻草长在土地上，根须扎在深土里。根上长出稻草秆，叶背叶面挂露珠，枯叶黄叶垂地上。我呀什么都不知，草呀什么都能知，莫批只有两只耳，草呀长着千只耳。田里长的稻谷草，不该要的别来要，想要什么请告知，莫给莫批出洋相，别给莫批灰溜溜……①

莫批念完，然后把山草去掉两头，一折一折的折成三份。如果三份长短相同，一般病情由路上饿鬼讨吃所致，病者就要准备饭菜祭祀，这时也要念诵祭词。李明依介绍说要念的大意翻译过来是："啊——在外面饿死的呀，路上不得吃饿死的人啊，今天你是不是饿了来找某某（注：说病者名字）讨饭来了？是不是嘴巴渴了来找某某讨水来了？是不是衣裳不够冷了来要衣服穿？今天我把草折成三折，每折一样齐。等到赶街时，就去给你买只红公鸡，等到赶街时，就去给你买身花衣裳，好生招待祭献你。吃饱穿暖就不要再来要了……"等等。如果三份长短不尽相同，可能是其他的沙尸如凶死鬼、坠崖鬼等作祟，就要进行另外的驱鬼仪式。每折一次山草，都要等到长短并齐，如果山草全部折断还不齐整的话，那就说明病情不是鬼怪作祟，须另找原因。

六　羊肺卜

羊肺卜一般较少，但若村寨发生了生六个指头、豁嘴、双（多）胞胎等小孩子的时候，寨子里就要请莫批和老者共同杀羊查看羊肺纹理，并要更换寨门。羊被哈尼族视为神物，每个属羊日即是天神的日子。羊

---

① 李期博：《哈尼族文化新论》，云南民族出版社 2009 年版，第 47 页。

的两只尖角可以防止以后村里再生出六个指头、豁嘴等孩子，所以羊肺纹理可以判断村寨之后的疾病情况。

第二节　叫魂仪式

在灵魂观念支配下，哈尼人日常生活中有着各种各样名目繁多的叫魂仪式，每一个村寨要定期地叫寨魂以使整个村寨平安，连同猪、牛、马羊、狗等牲口也要叫魂使疾病少生。一般的家庭性叫魂在家中由家庭主妇，准备一些祭品并念诵简单的叫魂词即可完成。较为重大的问题需要较大的仪式则必须请祭司莫批或巫师师娘莫等来主持。

哈尼人认为灵魂丢失就会生病，所以必须叫魂，哈尼族招魂词唱道："叫魂魂应声，叫魂魂跟来。身子有了，灵魂够了，气息足了，声音悦耳了。喝水能增血液，吃饭会添精神了。"① 为生病之人叫魂是比较多的，为病者叫魂也是众多叫魂活动中种类最多的一种。

无论何种叫魂，都少不了祭品，最简单的只要一个鸡蛋就可以，最复杂的祭品和道具加起来有多达二十余种。常见的有母鸡、公鸡、鸭子、糯米、粳米、万年青叶子、酒水、茶水、花椒水、盐巴、白布、棉线、竹枝等。有学者于 20 世纪 50 年代调查了金平县一区马鹿塘的仪式，记载了祭品如下：

> 在长期的施行巫术中，毕牟已经为各种疾病规定专有的祭品，如触犯风，便在村旁杀鸡一只献祭；触犯水，便在村旁献一升米，杀一只鸡祭之；触犯山坡，便献一碗米，三支香，三张纸；触犯山，就杀一只鸡，献三支香，三张纸；触犯雷，则献一斗谷和一升米，杀一口猪一对鸡。他们忌床板断，房屋梁断和房屋着火，认为是最大的灾难之一，要献多量的牺牲品。如床板断则献一对鸡，一个猪、九排布；房屋着火则献布四、五尺，谷一斗，米一升，钱一角②。

---

① 李期博：《哈尼族文化新论》，云南民族出版社 2009 年版，第 109 页。
② 《民族问题五种丛书》云南省编辑委员会：《哈尼族社会历史调查》，民族出版社 1982 年版，第 59 页。

由此可见祭品使用很丰富，虽然繁多但亦有规律，视病情之不同有不同的搭配，连鸡鸭颜色也有一定规矩。比如身体虚弱者多用公鸡，最好大红公鸡，驱邪用纯白公鸡，一般病情用麻花鸡。祭品不同主要是考虑到神灵的喜好，正所谓"投其所好"，方能起到祭品替换人魂的作用。

一　日常生活中的各种叫魂仪式

一般的家庭性叫魂在哈尼人日常生活中比较普遍，常见的就有以下这样一些叫魂仪式。大龙村的哈尼人有一个习惯是每一个小孩子一年要进行一次叫魂，时间是在清明节前没有栽秧时，具体日子是孩子出生那一天的属相日。比如某某是六月二十七日龙日出生，就要选择清明之前的一个龙日给他叫魂。这种叫魂仪式哈尼名叫"纽苏苏"，可以翻译为"叫保命魂"，以保佑孩子健康长大。叫魂的时候用两个鸡蛋和一些染黄的糯米粑粑献了饭，叫一下"××回来啊，不要在外贪玩，箐沟树林你莫去，快回来啊……"。同时要把黑线环绕在孩子的手腕上，就可以了。这种仪式只有小孩做，大人不必做，叫魂可以由家庭成员来做不必请师傅，属于家庭性简单的叫魂仪式。与之相关，有学者详细介绍了红河州绿春县大兴镇哈尼族的叫保命魂习俗：

> 保命魂主要针对婴儿及未成年者而叫。婴儿初生至未成年以前，父母每年在孩子的生日那天为其进行一次叫保命魂仪式。届时用2股黑针线，搓制一条长短适中的线，象征维系生命的"保命线"，哈尼语叫"腊肚阿扎"，"腊肚"是指手，"阿扎"是指线，合起来讲就是指保命线。由母亲或父亲把这条保命线环绕在孩子的手腕上，绕线的圈数根据年龄而定，年龄是奇数就绕成奇数，偶数就绕成偶数，绕定后就把线头系牢。系在手腕上的保命线不得随意拿掉，要让其自行脱落，时间戴得越久越吉利，三天之内不得脱落，否则认为不吉利。此外，在给孩子系上保命线的时候，系线人口中要念念有词，念词是哈尼语，汉语大意如此："来哎，××归来，归来！不要在箐沟里贪玩，不要在草丛里贪玩。"最后叫魂人

向孩子问"回来了吗"，孩子答"回来了"，叫保命魂就告结束。①

　　这个叫魂仪式其实就属于哈尼族生活中比较简单的一种，可以看到仪式是由家长主持的。仪式中用线来象征维系生命的"保命线"，通过系紧线象征着孩子的生魂牢固。分析其中的叫魂词，出现的主要字眼是"归来""爱护""保佑"等。因此，此仪式的对象主要针对婴儿和未成年小孩，其属性是为了小孩子身体健康所进行的一种保健预防仪式，而非治疗特定疾病所进行的仪式。在现实哈尼族社会中，婴儿是比较容易得病的，未成年的小孩子一般都无忧无束地在村寨田间、地头、箐边、草丛玩耍，家长很少有时间在一旁仔细看护。所以小孩子有时候会难免遇到跌倒、吓到、碰伤、生病等危险情况，而这些正是忙碌无暇照顾孩子的家长难免不担心的，因此每年每家一般都会给小孩做这样的仪式。

　　在笔者调查的大龙村，常常可以在村东塘子边的路上看到竹篾片上面有一些糯米和红米，这引起了笔者的好奇，经询问得知这原来是送冲撞死鬼的。以前在这个塘子曾经淹死了两个小孩，他们死后喜欢迫害村里的小孩子。因此，家里有小孩的人家，如果孩子突发病或者从医院打针回来老是哭哭啼啼的就要做仪式，魂叫回来了鬼送出去了（送出位置正好就送到塘子边），孩子就好了。此仪式哈尼话叫"尼哈骨杂"，尼哈是指迫害的鬼，骨杂是冲和撞的意思。正常去世的老人不会冲鬼，只有那些不好死的沙尸才会迫害，这种迫害主要是对小孩子，一般不对老人。举办这种送鬼仪式不需要请专门的师傅如贝玛、师娘莫等，家里人做就可以了。

　　而那些比较复杂的仪式要由巫师祭司等来完成。比如哈尼语中的"卡从从拉枯"指的便是招回失落在田间的魂。人如果在外面干活过程中得病就需要请莫批或师娘莫来主持这个招魂仪式，念诵招魂咒语，病才会好转。除了给个人叫魂还有叫全家魂。哈尼人一直就有给全家叫魂的习惯，为的是保佑全家人一整年平安健康无事，可请专人来家里叫，也可由家年长一点女性成员（母亲或姑妈）叫魂。大龙人一般选择在十月年，认为这是一年的结束和开始交替的时候，叫魂比较有作用。但

————————

① 朱文旭、白居舟：《哈尼族叫魂习俗》，《民俗研究》2000 年第 3 期，第 123—124 页。

也有一些地方的叫魂仪式选择在六月年也即过"苦苦扎"节之时，据说六月是鬼神比较活跃的时候，尤其是六月二十四日那天。是日，天门地门敞开，叫魂容易被神灵听见，因此特别适合给全家人叫魂。倘若家中有老人小孩或者本来就有家庭成员身体不好的，就更要一定叫魂一次。此时间如果错过，可以在属羊的那天再叫，因为哈尼人认为羊日是老天的日子，属于吉日。

叫魂时，一般都要全家人悉数到场，但现在年轻人出外打工比较多，不少年节之时不能赶回来，就只得用此人穿过的衣物替代。如果给单独某个人补叫魂，还可选择在其出生的日子，如某人是牛日出生，以后就可以选牛日单个给他叫魂。叫魂时，家中要准备一只鸭、一对公鸡母鸡，一碗糯米上面放一个鸡蛋。据说鸡鸭和糯米供奉了祖先以后会具有灵性，而鸡鸭作为仪式的重要道具还有一个意义就是，通过叫魂，人可以成功地把自己身上不好的东西（奇怪的恶鬼、坏的灵魂）转嫁给鸡鸭。主持者要逐个逐个给成员叫，呼唤着每个人的名字，从四面八方的叫回来，然后说祝福的话语。最后，全家一起杀鸡吃饭，饭间主持者给每个人手上缠上细线，以保佑灵魂不再四处飘移。

根据调查和参考相关研究，笔者列出红河哈尼族日常生活中比较常见的叫魂仪式有如下几种。

表5　　　　　　　　　　常见的哈尼族叫魂仪式

哈尼语	汉语大意	招魂时间	内容备注
阿拉枯	招寨神魂	一年一次	祭祀寨神林的时候同时举行，地点在咪谷家门口
普拉枯	招村寨魂	时间在二月属虎之日，三年一次	一头小猪，鸡鸭各三只，要找小姑娘参加，如果找不到女孩就得男扮女装。"莫批"和"咪古"举行仪式。叫魂大意为请寨魂不要去别的寨子里转，要时时在寨子里守护
叠洛胡	招谷魂	七月，一般需要全村一起举行	祈祷丰收
牛哈达	招牛魂	每年一月至二月举行一次，一般选属马、虎之日	鸡鸭各三只，在家门口招魂，以此来让牛不生病，努力干活

续表

哈尼语	汉语大意	招魂时间	内容备注
合拉枯	招家庭魂	一般十月年，每年一次	阿舅拿公鸡，一头小猪，两只小鸡来做仪式
擦拉枯	招女人魂	随时	专门针对女人
拉都泼	招未婚男女之魂	随时	未知
索拉拉丛丛	招失落在阴间的魂	随时	一只阉割的鸡
日周杂	招被怪神招去的魂，即招续命魂	在该人生日之时	39岁以上的人才作此招魂，祭物为一只羊、公鸡母鸡各一只
萨拉枯	招落在冤枉鬼的魂	未知	一猪、一狗、一鸭、一对公母鸡
拉杜盆	招被关押的魂	未知	鸽子、鹅、鸭
欧拉枯	招落在水边魂	落水后	一鸭、一对公母鸡
卡从从拉枯	招回失落在田间的魂	人在外面干活过程中得病之后	请莫批或师娘莫来主持，病才会好
力保保	叫保命魂	七十岁之后	老人保命，但此仪式后别的叫魂不起作用了，用一鸭、一对公母鸡
纽苏苏	招孩子保命魂	孩子生日时	保佑孩子健康长大，用两个鸡蛋和一些染黄的糯米粑粑献饭

二　个案1：一次具有保健治疗功能的"所拉枯"叫魂仪式

以下所详细介绍的便是师娘莫进行的一次治疗疾病兼具保健功能的"所拉枯"叫魂仪式。

1. 仪式背景

叫魂的患者李某是哈尼族，1947年出生，今年68岁了。他以前曾经当了十几年老师，之后当过小学校长，后来改行到乡政府干了20多年，现已经退休，据说还是师娘莫小学六年级时候的老师。他以前娶过两个老婆都去世了，现在这个老婆不能生孩子。家有两个儿子，一个在县城工作，一个在外面打工，女儿在昆明。

这名患者因脑出血得了脑梗塞，已经病了三年了，他向我自述病情时这样介绍：

> 病发当天，我是事先喝了一点酒，然后在地里低头栽菜时突发脑溢血，栽倒在地不会起来了，很快被送到医院，据说要不然那时过不了3天就"走"了。到处的医院都看过了，包括州里的武警医院、军分区医院、州医院等，总的花了12万了。去查了磁共振、CT机、X光、脑电图、心电图等，什么先进机器都查遍了，光那个什么磁共振上去十分钟就要一千块钱。医生最后说我已经不是简单的脑梗塞了而是脑梗死了，属于长期的慢性病，医院无法救了让我只能回家休息。我曾经在州医院住院休养吊针，还认识了你们学校的一起在州医院住院的××老师，他也是脑梗塞。既然医院认为已经无法挽救了，我只能出院了，因此回家了。我现在症状是经常头昏眼花脚酸，左半边脸总是麻木的，样样法子都尝试了，这次想叫一下魂试一试，这个师娘莫在附近还是有名气的一个①。

患者选择叫魂是因为他住院身体老是不好，又花了好多钱，这让他和家人认为已经不是一个医疗的问题了，西医和草医看来都没有什么疗效，这种情况在当地一般就要请巫师来进行仪式治疗。这次叫魂是属于保护身体的意思，之所以选择现在这个时候叫魂是因为按照哈尼族的规矩，必须要在栽秧之前清明节之前叫魂，之后就不能再叫魂了。

2. 仪式过程

时间：2012年3月8日下午

在场人：师娘莫、李某、李某夫人、笔者、四个亲戚（吃饭时才到，任务是作陪）

地点：李某家中二楼堂屋

昨天患者打电话相请师娘莫，双方约好时间，定在今日下午三点。并称自己家里没有叫魂用的竹枝，请师娘莫一并带来，自己家里则去市场购

---

① 宝华乡李某口述，65岁，当过小学校长和工商所所长，2012年3月8日访谈。

买雄壮的一百二十元白公鸡一只，准备一匹白老布，其他的样具取自自家。

下午两点，笔者与师娘莫步行二十分钟来到患者家中，师娘莫在半路上的路边采到一把野葡萄叶。叫魂仪式还没开始，患者家人就已经在做准备了，患者夫人在桌上摆好样具，并不时地询问师娘莫该如何摆，需要哪些东西。在堂屋桌上摆了一个大的簸箕，里面摆着盐碟（全部是盐，据说也可以是胡椒辣子）、一杯茶、一杯酒、一双筷子、四碗粳米、一碗糯米（上面立着一只生鸡蛋）、一个装满米的杯子上面插着钱（其实即是付给师娘莫的工钱），周围是用白老布围着。白布的外围是一枝万年青和九片野葡萄叶（哈尼话是"刺伙彭"），桌子下是一个竹筐，里面有白公鸡一只，上插着一根竹枝（是师娘莫从自家带的），竹枝上有黑白两条细线连着竹筐。

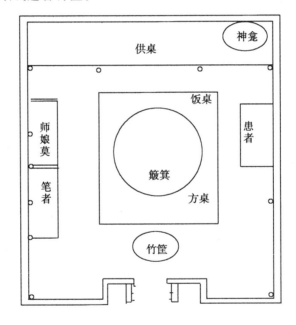

图 13　叫魂仪式位置示意图

此次叫魂仪式大致分为以下步骤：

（1）16：15，师娘莫叫患者在竹筐前用手抚了三下，并对着祖先磕头三次。

（2）16：16，师娘莫开始坐在桌子边唱叫魂词，大意是"老潭鬼不要缠，甲寅宝华的老潭子你不要去，××，快回来吧，别人家的小姑娘不要找，婆娘还是自己家的好。东边你不要去，西边你也不要去，××，回来吧，东南西北的魂都要叫回来，十二个魂全部都回来了，魂回人不会得病，我要叫魂保佑你了，全家和和气气的没有矛盾"。如此持续大约有30分钟，师娘莫多次重复出现"回来吧"，他说"东南西北的魂都叫回来了"，其间患者放了一会儿掌上电脑的DVD哈尼歌，还准备打电话，显示出比较轻松的表情。

（3）16：45，叫完魂，师娘莫拿着竹筐对患者夫妇说话，大意为：今天给你们叫魂，都叫回来了，会保佑你们的身体好，夫妻和睦。

（4）16：50，师娘莫拿出自己的尖刀宰杀白公鸡，用碗接着血，接着叫患者磕头三次。师娘莫抓了一点桌上碗里的米撒在公鸡周围，拔了4根毛放在簸箕里万年青枝子上，有一些鸡屎漏在地上。

（5）16：55，师娘莫到楼下厨房里收拾公鸡，用开水拔鸡毛，师娘莫一边拔毛一边告诉笔者今天的叫魂叫"所拉枯"。因为患者在老潭喝水，他的魂丢在那里了，被压在了老潭子底下，而那里有老潭鬼，属于"魂荡"，所以身体当然"难在了"，必须用白公鸡叫开潭子，念叫魂词把魂放出来。

（6）17：10，师娘莫收拾公鸡内脏，患者夫人从楼上把摆在簸箕里的糯米和鸡蛋拿下来和鸡一起放在锅里煮，另外拿了七八个鸡蛋鸭蛋一起煮了。患者、师娘莫和笔者则在楼下看电视聊天。

（7）17：40，公鸡已经煮好了，患者夫人用盆装着端上堂屋，糯米和蛋煮好也一同拿上来，师娘莫在鸡身上插上筷子，患者再次磕头。师娘莫说还要再叫魂一次（笔者注：这次是叫熟魂），所念叫魂词大意是：

哎－哎－哎，回来，××快回来，××快回来，回来……
今天为某寨的××病了，××是有寨神保护的人，是干净人家的儿女，他是个上有父母下有兄弟姐妹的人，是正当人家的人。为什么让他生病，是魂不小心丢掉，今天贝玛我来叫魂。一人有魂十二个，少了一个不好在，缺了一个要生病。我是那威力无比的大贝玛，今天把魂叫回来。魂回来了，人好在了，魂回来了，人病好了，饭吃得茶喝得了。你跟着我一起回来，我是老天赐的老贝玛，今天杀了鸡，我给你叫魂，祖先保佑着你，哪里不要去了，你顺着我的衣服角就回来吧。

这次叫魂只有十来分钟。

（8）17：55，叫完魂，师娘莫用手在桌子上方抚了几下，拢了拢并喊道"回来了，回来了"，再端盆在患者面前摇了几下。然后把熟鸡蛋打开，取出蛋壳，抓了一些糯米、鸡毛、鸡冠、鸡肫、万年青一起包在野葡萄叶里，取出竹筐上的黑白细线把这个葡萄叶包绑在竹枝上。此包哈尼话是"阿刺扑落阿帕"，常年放置于祖先祭台处，请各路天王菩萨观音都来保佑。

（9）18：10，师娘莫到楼下，用鸡腿、鸡头连着鸡冠、鸡肫、鸡爪做成两碗献饭放在托盘里，糯米做成蘸水碗，猪后腿肉都摆在桌上献。患者再次磕头三下，师娘莫叫患者夫人把托盘里东西要拿到做饭的厨房那里献一下，因为那里有一个鬼，叫魂的时候不必拿出家外，但若是赶鬼就必须把托盘拿到家门外献。师娘莫把碗里的粳米装回包里，糯米上插的钱收起来，他解释道这就是今天叫魂收受的工钱了。

（10）18：29，为祖先献完饭，我们也开始吃饭了，师娘莫嘱咐托盘里的东西尤其鸡肫和鸡肝患者都要吃一点，这些东西祭献过，对病愈大有好处。哈尼人认为鸡肫是最美味的部分，师娘莫特意夹了一块鸡肫给我，说因为今天是叫魂，所以笔者有福气可以趁机吃一点。吃饭中，师娘莫把原来在簸箕里的白老布一圈圈缠在患者的头上，意为保佑他的头不会疼，身体会慢慢好转起来。

其间的插曲是由于患者不能喝酒，笔者也就没有敬酒，没想到过了一会儿，患者夫人问笔者能不能给患者敬一杯酒？于是笔者就很高兴地敬了，并说了哈尼话的"策角比萨，格浪比莫"（汉语译义是祝您身体健康平安长寿）。众人没有料想到笔者会说出哈尼话，他们愣了一下，然后反应过来，哈哈大笑十分开心。尤其是因为笔者是来自城市的老师，是属于外面来的人，又是拿工资吃饭的，是属于所谓的公家人与贵人。他们家人认为，这对患者病情很有好处，会给患者今后带来好福气好运①。患者的

---

①　笔者发现，哈尼人还特别喜欢请拿工资的也即所谓"公家人"给家中小孩取名字或者当干爹，认为这会带来福气。

夫人竟然先后来给笔者敬了两次酒一次茶，等到了第二次的时候强调了单脚不会走路，喝酒要两次才好，也祝笔者工作好事事顺利。于是笔者又第二次给患者敬酒，他这次更加开心了。只要笔者说祝您身体好，他们就特别高兴，可见心理安慰和信心对于慢性绝症病人是多么的重要！桌上坐的其他人也开始向刚刚叫过魂的人敬酒，表示好的祝福。

　　吃完饭，笔者们打算回去了，患者和其夫人说今天他们叫魂，所以不能出屋子的大门，怕叫回来的魂又游走了，就不起身送笔者了，请他的弟媳夫妇二人送笔者回去。

　　（11）21：00，师娘莫和笔者离开返回，其他亲戚同时离开。

　　综观整个叫魂仪式，大致可分为准备阶段、叫生魂阶段、叫熟魂阶段和收尾阶段四个部分，各个阶段的仪式要素分别如下。①准备阶段。主要由师娘莫和患者家人配合完成，发生在正式叫魂之前。其仪式要素包括：患者家人负责准备各种祭祀所需物品，包括簸箕、茶水、盐碟、酒水、筷子、粳米、糯米、白公鸡、鸡蛋、白老布、竹筐，在师娘莫的指导下依次摆好。师娘莫准备竹枝、万年青和野葡萄叶。布置祭品时特别要在簸箕周围用白老布围绕，竹枝上需用黑白两条细线连接竹筐。②叫生魂阶段。主要由师娘莫主持，患者及其家人聆听叫魂词。大致分为以下步骤：首先，患者在师娘莫指挥下抚摸竹筐三次，由此揭开仪式序幕，同时给祖先磕头三次，此意为请祖先全程保护仪式顺利进行。接着，师娘莫用哈尼语唱诵叫魂词大约30分钟，唱完后师娘莫开始宰杀公鸡，接好血撒上米粒，患者再次磕头。由于此阶段祭品皆不经火而使用生的，所以称为叫生魂。③叫熟魂阶段。在这一阶段，所有的祭物都煮熟，包括公鸡、鸡蛋、粳米、糯米等。师娘莫再次唱叫魂词大约10分钟，叫魂词唱毕，师娘莫把熟鸡蛋打开留下蛋壳，与糯米、鸡毛、鸡冠、鸡胗及万年青一起裹在野葡萄叶里，用黑白细线捆绑在竹枝上。取出公鸡内脏与鸡腿、鸡头、鸡冠、鸡爪一起盛放另外两个小碗里，都放置于祖先灵台处祭献，患者也再次磕头。值得注意的细节是在熟公鸡身上插上一双筷子，意为请老祖公享用，而小碗则专门拿到厨房祭献小鬼。④收尾阶段。这一阶段主要是师娘莫收拾各种祭品及工钱，把簸箕中的白老布缠在患者的头上，并要与患者全家一起吃饭喝酒。要注意的细节是小碗里特别祭品患者必须吃一点，当天家人不能再走出家门，以防灵魂失落。

3. 叫魂仪式的分析①

（1）仪式的基本结构分析。综观整个叫魂仪式，其过程与众多的哈尼族仪式一样并不复杂。然而若细加解读，我们可以梳理出其中特有的仪式结构，那就是叫生魂和叫熟魂是一个明显的分界线。如仪式所见，叫生魂是所有祭物都必须采用生的未加工的，包括稻米、鸡蛋在内，而叫熟魂则是将所有祭品皆煮熟再重新进行祭祀。两个阶段除去祭品生熟之分，其他程序如唱诵叫魂词、献祭牺牲基本一样。在人类学理论上，一般称之为"生祭"（或者"活祭"）和"熟祭"，众所周知，法国著名人类学家列维－斯特劳斯（Levi·Strauss）在"生""熟"的分析上已经运用得淋漓尽致。

在本仪式中，生祭和熟祭的作用与目的不尽相同，由于患者的病是其在老潭边饮水时把魂丢了所致，生祭时就用白公鸡叫开老潭鬼，并通过唱诵祭词把失魂救出来，而熟祭是用煮熟的祭品献祭祖先。因此，如果说生祭目的是说服老潭鬼（象征生人）进而从野外把魂领回家，那么熟祭则是祈求祖先（象征熟人）佑护已回家的魂魄不再离开。如果说生祭的实质是叫魂，熟祭的旨归就是固魂。生祭的叫魂词中多次重复东南西北四面八方的魂都叫回来，熟祭的叫魂词则多次重复老祖公保佑的字眼。生祭的对象是鬼而熟祭是祖先（一生一熟），在这里，人与鬼和祖先的不同亲疏关系也正好对应于生/熟属性。

（2）仪式中所用样具的象征意义。仪式中有几种是为祖先祭祀所用的祭品，比如粳米、糯米、盐碟、白酒、茶水、筷子等，所有祭品放在一个竹编的簸箕里，用老白布围着，此意为一家人团团圆圆。白公鸡代表可以叫开魂，因为哈尼族认为白公鸡是灵性之物，治病必须用白公鸡，而保魂等仪式中所用的就是母鸭公鸭。本次叫魂中白公鸡可以叫开潭子，放出患者压在里面的老潭鬼，因此，白公鸡在疾病治疗中常常要

---

① 该部分内容参见拙文《哈尼族治疗仪式的医学人类学解读》，《中央民族大学学报》（社会科学版）2013年第2期；《仪式、象征与宗教艺术遗产》，《民族艺术研究》2012年第5期。

用到①。野葡萄叶必须是九片，九代表最大数和阳气，因为患者身体虚弱，急需正气阳气补充。万年青象征着命长万年，给生病的人做仪式一定要用，寓意是身体好以及健康长寿，鸡蛋被认为是孕育万物之源可以有很强的生命力。白线黑线象征着像钓鱼一样把魂钓起来，竹枝象征着把魂抽上来，魂沿着枝子回家并且魂像树一样坚固不倒掉。杀完鸡，师娘莫撒了一些米在地上做半圆状，意为魂回来之后在圆内不会跑掉。师娘莫将糯米、鸡毛、鸡冠、鸡肫、万年青一起包在野葡萄叶里，用竹筐上的黑白细线把这个葡萄叶包绑在竹枝上，意为保命魂从此不要再跑丢了，身体就会健康了，去哪里都不怕了。细加揣摩，各个环节象征意味十足。

（3）仪式过程要素与身体经验分析。荷兰著名人类学家范·盖内普（Van Gennep）最早提出通过仪式（the rites of passage）的理论，这是指人在一生中于不同年龄阶段所举行的仪式，比如诞生礼、成年礼、婚礼、丧礼等，这些仪式往往伴随着地点、年龄、社会地位以及身份的改变。通过仪式都有着明显的三个阶段：分离（separation）阶段、阈限（limen）阶段及聚合（aggregation）阶段。分离阶段是通过仪式的第一个阶段，即把个人从原有熟悉的社会结构和环境里分离出去的一种文化状态，往往是空间概念背后包含着强烈的象征意义的行为。阈限阶段处于分离阶段和聚合阶段之间，也即过渡阶段，仪式中，仪式主体的所有的固有特征都消减了，他处于边缘状态。第三个阶段为聚合阶段，通过仪式结束，仪式主体重新获得了相对稳定的状态，并且因此获得了之前没有的新生状态②。

叫魂仪式虽然不是典型的过渡仪式，但具有了过渡仪式的特征和部分结构要素。分析本次叫魂的全过程，其要素大致上包括磕头、第一次叫魂、杀鸡、煮鸡、第二次叫魂、祖先献饭、白老布包头、分食祭品等一些程序。体现过渡仪式特征的突出表现即是叫魂仪式中患者的灵魂经

①　同样道理，白公鸡在哈尼族丧礼时同样会用到，老人断气之时，必须马上杀一只白公鸡即为断气鸡。哈尼人认为白公鸡能给死者的亡魂前进路上叫开每一道鬼门关，终而与历代祖先团聚，亡者死后不会变鬼。

②　参与拙文《"虎日"的医学人类学解读：以文化的力量对抗疾病》，《医学与社会》2011 年第 8 期，第 10—13 页。

历着"离开—魂荡—回归"三个过程的体验，与过渡仪式中的"分离—阈限—聚合"三个阶段较为接近。可借鉴里奇（Leach，E. R）仪礼时间性构造图加以描述，如下图所示①：

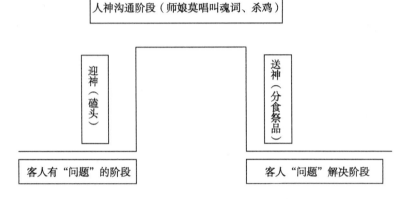

图 14　叫魂仪式三阶段结构图

　　整个叫魂仪式随着生熟交替的进行，患者也参与其中，典型表现是一次次的磕头，还有白老布包头、分享祭品等，其身体感受经验亦逐步变化。患者三次磕头代表着三个不同的仪式阶段，可以感觉得到的是，伴随着师娘莫多次"回来吧"的叫魂词，每一次磕头之后，患者的身体经验相应地发生着微妙变化。如果说第一次杀鸡叫魂是把魂请回来的话，第二次熟鸡叫魂就是想办法把魂保住。要从头到脚的叫，好让人身体好，吃饭有营养，属于保护巩固灵魂之意。

　　第④仪式步骤中一个细节是有少许的鸡屎漏出来了，师娘莫说这便是魂已经回来了的表征。尤其是最后过程中患者通过白老布包头和分食祭品，桌上坐的人进食前向刚刚叫过魂的人敬酒，表示好的祝福，患者精神面貌焕然一新，重新开始生活（也即聚合状态）。整个仪式以时间为纵轴，各个祭祀程序依次展开，又以祭祀地点的变化为横轴，因空间转移背后包含着强烈的象征意义的行为而串联起来。整个叫魂仪式最为重要的就是促使患者获得身份和感觉上的转变，全过程富有很强的象征意味，经历分离、阈限及聚合三个阶段后，患者认为失去的灵魂被召

---

　　① 此图参考里奇的仪式三阶段时间性结构图，参见里奇《文化与交流》，郭凡等译，中山大学出版社1990年版，第82页。

回，抗击病魔的毅力被重新激发。

（4）仪式治疗与地方文化认知系统。日常生活中，哈尼人有不少关于鬼神的各样说法，仪式治疗中，巫师赋予灵魂、鬼神不同的属性、品质、性格、爱好。所谓的灵魂观念、鬼神观念都是建立在哈尼人文化认知系统之上，这一套文化系统本身是零散的不系统的。师娘莫就是采用唱叫魂词、杀白公鸡等祈求、协商、献祭、威吓方式与这些精灵沟通，进而达到治病的目的，这些"做法"就构成了人类学家格尔兹所言的"地方性知识"（local knowledge）。而这些草根知识又是哈尼人和其巫师长期以来共同建构完成的，这种集体意识建构系统一旦形成，反过来又极大地影响着浸蕴于此文化中的个体，影响着他们对疾病的认知。因此，某一种文化认知系统对于仪式治疗的作用是有着一定地缘性的，因为越是认同一种信念，就越是可以达到治愈的效果。

（5）仪式的信仰和争议。医学人类学的文化论者认为，"文化系统的信仰、价值与习俗是疾病与治疗的根本因素。作为文化的重要组成部分，医疗体系与疾病认知是社会文化的适应策略，与文化的其他部分紧密相关。不同的文化有不同的病患观念，建立在不同病患观念上的医疗保健行为也有很大差异"[1]。因此我们对于疾病治疗的选择也就是文化的选择，其背后是信仰的法则支配，就像我们愿意选择生化医疗是因为我们相信这套治疗系统一样。此例中患者真的相信仪式治疗吗？事实上，他也不一定相信，其实患者是十分矛盾的心态。一方面，他本是知识分子当过老师，更在政府部门工作多年，接受主流意识形态的唯物主义无神论教育，他是怀疑叫魂的作用的。另一方面，患者是地地道道的哈尼人，生活在哈尼文化丛之中，各种仪式早已深深融入其日常生活之中。笔者注意到，当师娘莫教他磕头时，他笑曰："按照我们民族传统和规矩，师娘莫叫怎么做嘛就怎么做，这属于是历史的传统。"更重要的是他目前的状况已是身患绝症，那如果做叫魂仪式万一有效呢？谁也不能排除这种可能性，至少求得一个心理安慰吧。饭桌上后来来了一个年轻小伙子说师娘莫这种做法恐怕是骗钱的，搞迷信，不太相信，师娘

---

① 张有春：《人类学与公共卫生：理论与实践》，《广西民族大学学报》（哲学社会科学版）2007年第1期，第53页。

莫便正色说道：

> 我们一靠科学二靠政策，我们搞的这个不是坏事，跟"法轮功"气功那些不一样，是我们边疆少数民族传统和民间习俗，属于神药两解。我今天喝了两杯酒，劝你以后不要再说这种话了，后果自负！附近村寨有个司机，上回我看到他神色不对，认为有冲撞鬼，当场叫他用公羊整一只去献一下，他不听我的。整天只想着开车搞钱，结果不久他就翻车摔成重伤了，这就是因为不相信的结果！①

由此，师娘莫把自己的行为归结到民族传统文化的层面，并摆出了"信则灵，不信则不灵"的行动逻辑，更以鲜活的例子为佐证，从而获得自己的公信力。

（6）仪式的治疗效力。关于仪式治疗的效力是一个引起广泛争论的话题，医学人类学者认为"治疗的效力是复杂的、以各种不同方式被建构的，甚至是在经验中被争议的"②。

在治疗选择上，笔者认为此例中的患者之所以选择叫魂来进行治疗，原因较为复杂。其一，与哈尼人的疾病观念和灵魂观念有关，哈尼族一直十分相信灵魂的观念。其二，与患者特定病情有关，患者已经身患绝症，四处求医无果，并且已被医院"宣判死刑"，叫魂至少可求得心理安慰。其三，从经济的角度看，延请巫师况且患者也没有什么大的损失，也不过是杀只鸡外加几十块钱的工资，总的花费不过一两百元钱，与在大医院动辄几千以致上万的医疗支出相比实在微不足道。这恐怕也是农村叫魂都有的普遍心态，高昂的医药费也是农村人仍然寻求仪式治疗的一个原因。其四，一个社会中的医疗系统永远是动态的，它亦并非一个独立而为的体系。事实上，哈尼社会中治疗仪式的继续存在与当地外部社会因素、医疗资源的匮缺有很大关系。随着国家新农合作医疗的推进和乡镇卫生所不断进入哈尼山寨，求医问药成为唾手可得。尤

---

① 红河县大龙村田野访谈笔记，2011 年 10 月。

② Kleinman, Arthur, *Writing at the Margin: Discourse between Anthropology and Medicine*, Berkeley: University of California Press, 1995: 10.

其是在交通便利的地区，叫魂之类治疗仪式的生存空间日益萎缩。

一种治疗方式有没有效力很大程度上体现在对病因的解释。在病因的解释上，医学人类学家在研究中发现有意思的现象是巫医在病因解释效力上通常远胜于中医与生化医疗。很多现代化的医院一般都无法无暇也认为无必要向患者解释"为什么得病？"，更重要的是"为什么是我而不是其他人得病？"。因此，在病因的解释上，巫师师娘莫给出了所谓的"病因"，是因为"患者在老潭喝水，他的魂丢在那里了，被压在了老潭子底下，而那里有老潭鬼"。虽然听起来有一点荒谬，但不管怎么样，身处此文化背景中的病人知道了"病因"，总算理清了长期不痊愈的困惑。

事实上，哈尼人疾病的观念与其宇宙观有着密切的关系，疾病并非孤立的个体实践，疾病的出现即意味着某种与宇宙秩序或社会秩序之间的混乱与冲突。因此，一方面，叫魂等宗教仪式通过白公鸡叫开老潭、唤回灵魂、解除秽物、驱鬼祭祀等手段，重新调和人的身体和宇宙秩序之间的关系。另一方面，巫师在叫魂词中也暗示现在得病是患者以前当所长时贪污以及和别的小姑娘有不好的关系所引起的，这种解释模式显然将疾病与社会秩序层面两相结合起来了。仪式通过杀鸡、叫魂、献饭、磕头，等于为其以前的不当行为"埋过单"了，社会秩序理顺了。宇宙秩序和社会秩序重新得以定制，患者扫除掉了种种病因，因此情绪得到缓释，心理上总算是可以得到一定的安慰。而师娘莫的叫魂词不断重复出现"××，你快回来了"，叫魂仪式就成为一种意念强化、信息注入和心理暗示。尤其是对虚弱失去信心的久病患者正面施加积极影响，这与现代心理治疗的若干理念颇为相似。

最后，在疗效的认同上，假若患者于叫魂之后病情有所好转，或者有一点点的改变那就一定是叫魂的效果。假若病没有好转，也只会认命，认为已经是绝症无药可治，处之坦然。或者认为是叫魂仪式时自己的心不诚，众多的仪式程序中哪一个步骤没有做好，而并不会就此怀疑巫师叫魂仪式的用处。师娘莫告诉笔者他治好了不少病但也有治不好的，那些医院里的医生不也是经常有治不好的时候。

（7）仪式的社会关系结构网络。人类学家特纳（Turner，Victor）在恩丹布人治疗仪式的实践中发现不少疾病来源于其背后社会关系的紧张。巫师的仪式召集了众多村民、亲朋好友前来参与，这实际上提供了一个社会支持（social support）的机会，治疗仪式成为一次社会表演并调解各种矛盾的场合①。同样，台湾人类学家李亦园在乩童治疗研究中对病因解释进行总结，有六成左右的病因解释是与家族亲属关系矛盾、冲犯祖先等人际关系有关，乩童则为病人修复破裂的关系进而恢复和谐的状态②。

因此，如果只就仪式而看仪式，并无特别之处，但若了解仪式的社会原因便可发现仪式背后更为深层次的意义。回来的路上，师娘莫告诉笔者：

> 患者以前在乡政府工作的时候，贪污了不少，他以前在整个乡工资最高了，以前政府盖一个房子报上去要 20 万实际上只要 8 万，结果审计局不同意才罢休。他年轻时找小姑娘玩，他以前的两个老婆都死了，他这个人有一点克婆娘，这个老婆不会生孩子，她几个姐妹都有这个问题，今天叫魂也是顺带着要叫她生孩子的毛病。儿子是前妻生的，关系上很不和气，他们一家人很不团结。所以说啊人不能心肠坏，心要好，人还是应该平平安安老老实实的好，良心好才会不得怪病，不会魂荡。

这段描述反映了患者的一部分社会关系网络，不一定是真实的情况，但至少是师娘莫眼中的人物形象。由此，我们得知师娘莫何以在叫魂词中出现"别人家的小姑娘不要找，婆娘还是自己家的好"的叫魂唱词了，也可以理解师娘莫的叫魂词是针对患者的社会经历而"对症下药"的。同时我们发现患者家与周围人际关系较为紧张，可能是因为以前是在政府任职，所从事的工作比较容易得罪群众，现在连家里请吃饭都找不来人凑数。一个细节是他们很高兴地打电话给一起在州里住院的老师，并叫笔者和他们通话，希望下次五月年的时候一定要一起来。这反映出他们没有什么朋友亲戚往来，并且他的孩子们和后妈不和气，全

---

① 参见李亦园《信仰与文化》，台湾：巨流图书公司 1978 年版。

② 参见［英］维克多·特纳《仪式过程：结构与反结构》，中国人民大学出版社 2006 年版。

家的家庭关系也较为紧张。因此，他十分渴望欢迎别人来家里做客，以尽快改变家庭的不佳形象。

事实上，患者四处求医不得好，所以他也主观上认为是以前做了坏事而生病得了报应，所以心虚，请师娘莫叫魂试一试，并借叫魂仪式邀请一些邻居亲朋来分吃叫魂饭。所以，其实仪式与现实某种程度上是共通的，是哈尼人社会文化的集中表达。在仪式中，社会关系网络结构得到集中反映、重新建构和再次强化。

借于此，我们可以理解一个叫魂仪式实践已经不仅仅是对某一具体疾病施治的简单物化过程，它提供了一个调解患者家庭关系矛盾的机会，有效地促进了家族和亲戚之间团结与合作。也就是说，患者所寻求和期盼的超过了一个具体病症的痊愈。通过叫魂仪式，患者还一定程度上获得了家庭成员的支持而不是独自苦苦挣扎，仪式的集体力量在这里得到最好的体现。

医学人类学家提醒我们：研究人类的健康、患病、医学和治疗等问题时，也需要有整体的观念，既要考虑人类的生物学要素，也要考虑人类的社会文化要素①。因此，如果我们就从人类学的角度来看，有关疾病的理论和实践本质上是一种文化意义的构架，应该将疾病放置于在人们身处的特定文化背景中加以理解。通过哈尼族治疗疾病的叫魂仪式考察，我们发现，当我们梳理了哈尼族传统的灵魂观及其背后的知识体系，当我们对叫魂仪式要素进行文化分析时，当我们把叫魂仪式置于患者社会关系的脉络中的时候，我们才得以理解在哈尼人社会生活中传统的仪式治疗为什么继续存在着？叫魂的方法为什么能够产生一些积极作用？也因此而理解了哈尼族疾病治疗实践的行动逻辑。

三　个案2：一次具有预防功能的叫魂仪式

2011年10月31日，笔者在红河县大龙村参加了一次家庭叫魂保魂仪式。需要叫魂的人何某，是李志红的干儿子，在北京打工。十月年正好回来了，而凑巧的是这天正好是他的生日，因此哈尼人认为叫魂比较好。这次叫魂同时也是属于为全家保护性质的而不是得病再请师娘莫

①　陈华：《医学人类理论与学派》，《医学与社会》2007年第2期，第21页。

的。按照哈尼族习惯，一般是晚上叫魂，但由于明天是长街宴所以不得闲叫不成，只好改到早上进行。

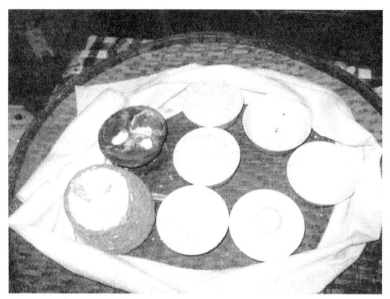

图15　叫魂道具祭品

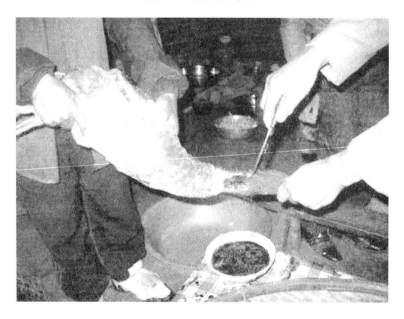

图16　杀鸭

何某的父亲已经去世多年，因此其母是寡妇，抚养并不容易。何某

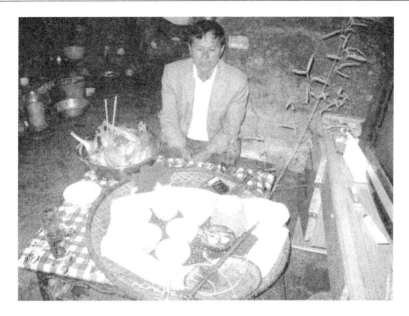

图 17 叫熟魂（祭品煮熟）

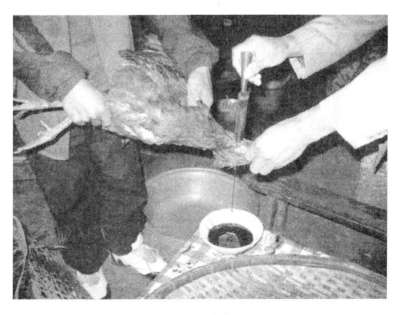

图 18 杀鸡

和妹妹，都在北京打工，何某小时候经常拉肚子，晚上又爱哭，几个月大的时候就认了李志红做干爹。他以前本名叫何桥生，因为家里修了桥才生的孩子而得名，自从李志红给他改了名字以后，身体就慢慢好了。

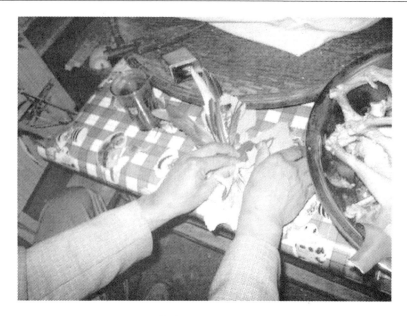

图19　内脏、鸡毛用刺叶包起来

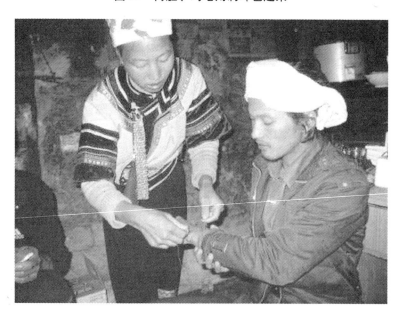

图20　缠棉线保佑

值得一说的是，一般干爹改名的孩子就要随着干爹姓了，为何何某没有像别的认干爹那样随李志红姓李？原来，李志红在阿扎河老家也是本姓何之后来大龙才改动的，因此与何某也就是一家人，当然也就不必改名了。

早上 7 点不到，李志红就喊我们起来，7：15 出发，离家不远，四五分钟就到。到达时何某全家已经在做准备了，其大概程序如下：

地点在堂屋，用的祭品有：一碗冷水（里面放三个花椒）、一个盐碟（有盐和辣子）、一杆秤（用来称魂有几斤重）、三碗粳米、一小竹笼装的糯米（上面插三元钱）。另外一碗糯米上放一只鸡蛋、一碗酒、鸡笼里一只母鸡、一只公鸡、一只公鸭，鸡笼上插着一枝带叶竹枝（哈尼语：阿诗），上有黑线和白线。意为像钓鱼一样把魂钓起来，竹枝意为把魂抽上来，并且魂像树一样坚固不倒掉。祭品放在一个竹编的簸箕里，用老白布围着，意为一家人团团圆圆。

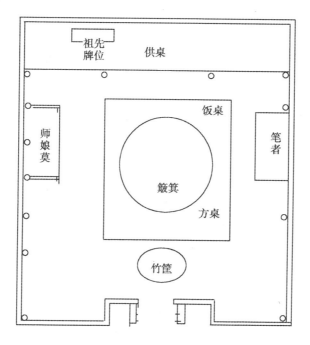

图 21　叫魂位置示意图

第一阶段：

7：27，开始叫魂，由其母拿着鸡笼到火塘方向挥动，象征性喊"回来吧"，揭开了仪式的序幕。

7：29，李志红坐在堂屋桌子左手边，一边唱一边叫魂，眼睛睁开，大意如下："东边西边，你都不要在了，快回来吧，村子里塘神可以保佑你，龙树可以保护你，阿爷也保佑着你，回来吧，祖先保佑着你，各路神仙也都保护你。我是老天赐的老贝玛，今天杀了鸡鸭，我给你叫魂，你顺着我的衣服角就回来吧。"其中的叫魂词多次出现家中三个人的名字和"快回来"的字眼。

7：40，何某进来敬烟，先是给我们敬，后给李志红敬，他没有停止唱示意其放在桌子上。期间不停挥手告诉家人应该做什么，或回答问题，但都很简短，而家人都不在堂屋而在火塘边煮饭或在外天井做家务活，扫地做饭。何福生嘴里叼着烟四处走动，进进出出，似乎并不以为然。

7：44，何某端来茶水给我们喝，我们说谢谢，他放在桌子上便继续忙别的事情去了。

7：47，李清清嗓子，使劲地吐痰在地上，接着唱。

7：52，李志红拿起杯子喝水，埋怨口太干，并"呸"一声吐在地上。

7：55，堂屋上方充电的手机开始响起来，何某进来接电话，声音不小，坦然自若地讨论着晚上长街宴的安排，大约1分钟。期间李志红没有停止唱但没有责怪何某的打扰。

7：57，李志红象征性把手在桌子上方拢了拢，并喊道"回来了，回来了"，叫魂结束。

8：00，李志红拿出自己的匕首开始杀鸡，把血用碗接起来，顺序为先杀母鸡再杀公鸡最后杀公鸭（必须由李志红亲自操刀宰杀）。杀完鸡鸭，撒了一些米在地上做半圆状，意为魂回来之后就不会跑掉，并拔出几根鸡毛鸭毛放在簸箕里。有鸡屎鸭屎漏在地上，李志红指给我们看，并告诉我们这是魂已经回来了的标志。

仪式暂停，我们出去休息喝水。

第二个阶段：

在我们出去的时候，先前杀的鸡鸭已经煮熟端在桌子上，上面直直的插着筷子，糯米饭和鸡蛋也煮熟了。

9：30，李志红又开始唱叫魂词。

9：42，结束，和前面一样，也是双手扰了扰，喊"回来吧"。

9：50，李志红开始剥鸡蛋，取出鸡肝、鸡肫和鸭的内脏。连着一点米和蛋皮，先前拔出的几根鸡毛鸭毛一起包在刺叶子里（哈尼语："阿刺扑落阿帕"），用黑线和白线捆住（意为魂不要跑了），一起绑在竹子上，放在西边墙上，祭献给祖先。家里供着三个老祖公，即祖父、祖母和死去的丈夫，祭献于此是请各路菩萨和老天都来保佑。竹笼里的米只能家里三个人吃，献饭的其他三碗米再添上一点米给李志红带回去，工钱大概是32元，双数较好一点，多一点少一点没关系。

叫魂结束之后，早饭我们就在这家吃了，按照规矩，参加叫魂仪式的人如果不在这家吃饭，自己的魂也会飞出去。最先吃的是刚刚已经祭献老祖公的鸡鸭内脏和鸡腿，然后吃其他的东西。李志红先动筷子，接着老人吃，其他人才可以开始吃，桌上坐的人首先向刚刚叫过魂的何某敬酒，表示好的祝福。在吃饭过程中，刚刚祭献的鸡笼上缠的白线和黑线被取下来，由妈妈给儿子女儿缠绕在手上，那块白布则盘在儿子头上，这些属于保护的意思。①

纵观这个叫魂仪式，基本过程上是比较随意的，整个场景并不如我们想象的那般严肃，而是十分的具有家常便饭意味。何某和家人都并没有在叫魂现场聆听，相反还有进来接电话倒水等打扰活动，但师娘莫并不在意。这一家人并非纯粹的哈尼族，他们的老祖公是石屏县的汉族，但搬迁来本村已经十代了，汉话已经不会说了，大部分的仪式也都与哈尼人一样。但哈尼族家中只有候勾没有牌位，而这家还保留有牌位，此外这户人家过春节，哈尼的十月年也过，这些都说明了血脉里留存的汉族气息。

仪式中祭品和动作多处有极强的象征含义，例如祭品放在一个竹编的簸箕里，用老白布围着，象征意为一家人团团圆圆，而给单个人叫魂的就没有这种围的程序。鸡笼上插着一枝带叶竹枝，竹枝上有黑线和白

---

① 红河县大龙村田野访谈笔记，2011年10月。

线，意为像钓鱼一样把魂钓起来，竹枝郁郁葱葱地朝上立着，意为把魂抽上来，并且魂像树一样坚固不倒掉。李志红杀完鸡鸭，撒了一些米在地上做半圆状，意为魂回来不会跑掉。妈妈把献祭过的鸡笼上的白线和黑线缠绕在儿子女儿手上，那块白布则盘在儿子头上。凡此种种都给人一种强烈的暗示和联想，再经师娘莫解释，对患者确实起到一定的心理强化安慰作用。

整个仪式实际上分两个阶段，第一个阶段是用生的鸡鸭祭祀，属于"生祭"，第二个阶段把鸡鸭等煮熟，属于"熟祭"。如果说第一阶段是把魂请回来的话，第二个阶段就是想办法把魂保住，要从头到脚地叫，好让人身体好，吃饭有营养，属于保护巩固灵魂之意。

四　个案3：幼儿受惊吓的叫魂仪式

2012年3月一天，我带着李志红的五岁的小儿子小财去上厕所。走到一个塘子边，他突然挣开我的手，想从旁边跑，突然听见"啊"的一声，他就踩到草上直直地滑下水沟，一头钻进一米多高的水沟中黑水里，浑身是泥浆，眼睛上也沾着草，哇哇大哭起来。我赶紧跳下去把他擦了一下，拉着回家，大嫂赶紧打水给他洗澡。我说明了当时的情况，表示内疚，她说不怕不怕小娃每天都会摔倒，是他太调皮了。

我也赶忙出去买了一些零食算是补偿，毕竟我心里感觉不好意思，应该一直拉着他的手不放，况且栽下去的地方附近就是石头，万一碰到就糟了，说也说不清楚，想一想这些太后怕了！虽然我没有什么主观过错但我拉着他去上厕所的，所以一直内疚。

等小财洗干净了，李志红拿着一个生鸡蛋和一把草（哈尼语：马尸刀），对着小财念诵几句叫魂词，大意是："小财，不要害怕，有家人在，魂不会丢"。然后走过来示意我跟着他，只见他让我带着到小财摔倒的地方，让我详细地指出所摔倒的位置。他开始再念叫魂词，然后把草撒下，把生鸡蛋"啪"的一声摔在石头上。李说是为了让他不要害怕，不要失魂，晚上睡觉不要哭，魂也不要丢在那里，不要因此而发烧，这样叫叫就会没有什么事了。

晚上聊天的时候，小财才说，他下午摔着是因为走路时闭着眼晴的！大概是高兴，所以逞能，他经常这般调皮的，有两次他也拿着别人的衣服罩在头上走路。听到这个我才宽慰不少①。

这个仪式算是较简单的，我们从中看到，哈尼人十分看重灵魂离散惊吓，同样的跌倒经历，可能在别处就不会做这种仪式了。特殊之处在于受惊小孩子的父亲正好是一位师娘莫！也许换作别人家就没有这样的仪式了，或者只是后果太严重才会请人做仪式。晚上当笔者把这经过告诉家人时，家人开玩笑说笔者是故意创造叫魂机会！不过这确实无意间目睹一次简单的叫魂，算是可遇不可求的吧。

五　个案4：年轻男孩子受惊吓的叫魂仪式

这个石姓的年轻男孩子1996年5月7日生，今年19岁，小时候是被亲生父母遗弃，被现在的这家人捡回来养大的，现在的家中还有两个姐姐一个弟弟。他没有读完书就辍学在元江县打工，主要是帮助别人杀鸡，每天工作8个小时，觉得很累。上年冬天，受同伴的诱惑和别人一起去偷东西，结果被警察铐住关进拘留所三个月。由于孩子初出社会，年龄尚小从来没有经历过这些事情，所以给吓坏了，现在从拘留所放出来回到家里，却时常有一点恍恍惚惚的。家人认为孩子受到了惊吓"魂荡"，决定请师娘莫李志红给他举行"约拉枯"叫魂仪式。

　　仪式举行地点在他家的堂屋，用的是一只花公鸡、一只花母鸡（这种仪式不用白公鸡，那是用叫老潭鬼时候才用的），桌上放着2碗粳米、一碗熟米，上有鸡蛋、一条细线、盐碟、10来块钱、花椒水、酒、鸡毛（祭祖先用的）。仪式依然分为生鸡叫魂一次和煮熟再叫魂一次。生鸡叫魂我们并没有看到，煮熟叫魂是从"回来"三声开始，李志红念诵叫魂词，大意是：

　　"哎－哎－哎

　　回来，××快回来，××快回来，回来

　　他是个上有父母的人，他是个下有兄弟姐妹的人

---

① 　红河县大龙村田野访谈笔记，2012年3月28日。

他是正当人家的人，他是要劳作挖田的人

昨天把魂不小心丢掉，今天来叫魂

魂啊，不要在甲寅山上贪玩，要回来这里

魂啊，不要在乐育老塘耍，要回来这里

回来，快回来

今天要将魂喊回来，四面八方的魂都回来，东西南北的魂都回来

家中人都在等你，阿妈会保佑你，姑姑会保佑你，叫你你要答应

一人有魂十二个，少了一个不好在，缺了一个要生病

我是那威力无比的大贝玛，今天把魂叫回来

你牵着我的衣角快回来

你跟着我的脚步一起回来"

从 17：54 开始一直到 18：07 结束。因为是给一个人叫不是给全家叫的，李说很快就叫完了，已经从脚到头都叫回来了。男孩的姑姑家在附近的座洛村，今天也专门来参加叫魂仪式，几位主要的亲戚如舅舅也都来了。姑姑要来端着装鸡祭品的盆对着小孩说："魂已经回来了，吃饭给他营养，给他长胖"。鸡毛和鸡蛋壳放在候勾下，请老祖公保佑，吃饭到一半时，姑姑给小孩手上缠上细线。

念诵叫魂词完毕，李志红从厨房里把鸡砍成块端过堂屋来，用一碗鸡肉、一碗米饭、一杯酒给祖宗献饭，小孩对着老祖公磕头。我们和李一起与他们全家人一起吃饭，按照习惯，众人要和孩子干一杯酒并说了"魂已经回来了"。吃饭时，李夹了一块鸡腿给他吃，说是这个是必须要吃的，李也夹鸡肫给我们，不吃的话要魂荡。还特意和男孩干了一杯酒并说了"今后好好做人，不要怕，不好的东西我已经解了"等一些鼓舞的话。从小孩子的表情看，他已经放松了好多，19 点半，我们吃完饭离开了①。

这个叫魂仪式与其他的叫魂过程基本上差不多，但也有一些细小的

---

① 红河县大龙村田野访谈笔记，2012 年 3 月 25 日。

差别。与全家叫魂不同的是，后者要用白布围着祭品而今天的不用，直接就摆在桌上。给全家叫魂时还要用白布缠在头上，给单个人叫魂则只需细线缠在手上，因为他还未结婚，此外全家叫米要用的多一些。

无论怎么说，对于其家里人，通过进行这个仪式，似乎稍稍放宽心了，进行这个仪式也有对放任孩子在外闯荡的某种弥补而尽为人父母的一些责任。更由于孩子是捡来养大的，所以似乎也含有一些对他生活经历补偿的意味。而我们通过参与这个仪式以及之后在村里又多次和男孩见面聊天，明显地发觉，他在这次仪式之后，精神状态好转了不少，经常也看见他一个人背着箩筐上山去背猪草，更加懂事了。此仪式中，一个细节是姑姑从外村专门过来，因为哈尼人认为"姑姑不来，魂不会回来，姑姑一到，失魂跟着进屋"。更由于李志红的特殊身份以及他和男孩喝酒干杯，说了一些正面鼓舞的话，这对孩子走出窘迫沮丧心情有着十分重要的正面作用。

六　周边地区的叫魂仪式：哈尼族糯比支系的"约拉库"仪式

有学者详细介绍了滇南哈尼族糯比支系的叫魂仪式、道具、步骤、祭词，可以与大龙村的叫魂仪式形成对比，其仪式过程如下：

> 叫魂，糯比支系叫"约拉库"，糯比人，一旦突患疾病，家人必须请师娘看病，又根据师娘的旨意请贝玛或长者对患者举行叫魂仪式。
>
> 叫魂仪式有大有小，有近有远。有的请贝玛杀猪举行，有的请一般懂祭祀的长者杀鸡举行，也有的人家煮鸡蛋自己搞搞，一般是患者在哪里受伤就在哪里叫魂，但不论远近，必须走出寨门。
>
> 叫魂的主要用具是簸箕，簸箕上放着装有米和生鸡蛋的碗，用泥土捏成羊、猪、牛、马等牲口，还用马草和小竹管做成抬担，放上各种彩色布条，一股白线和一块白布、几块钱，一只纯色公鸡。主持人抬着小簸箕来到门口，一个陪同他的人抱着猪或鸡也来到门口，让患者在它的头上朝外抹上三次，表示一切妖魔鬼怪从病人身上扫出去，这些猪或鸡顶替病者的性命去献鬼神。来到寨门外边，

把簸箕上的东西倒在地上，抱起猪或鸡一边抹一边念："哦，天王地主，祖宗三代，三方贵舅，××人在繁忙的生产劳动中不幸受了伤，很严重，至今不好，祈祷上天太阳月亮神来看一眼，下地山河树桩石头神来看一眼。今天我们准备了各种各样的佳品献给你们吃，哪种恶鬼伤了他，这佳品就献给哪种恶鬼。你们吃了祭品还我孙儿孙女，让我孙儿孙女早日病好早干活。让他（她）在祖先开辟的地上过欢乐的日子，我孙儿孙女的灵魂回来，回来，快回来，今天就回来，明天就回来，后天就回来。"然后把猪毛或鸡毛拔下几根用火星燃烧，表示杀给神鬼吃。

回去时，簸箕里只有猪或鸡，米、蛋、白线、钱丢一半拿一半。病者家人见叫魂主持人回来，就走到门口不停地叫："回来，回来，我的孙儿孙女回来，回到父母身边来，回到哥嫂身边来，回到公婆身边来，回来，回来，快回来。"叫魂主持人一到家就把门关上，表示神鬼不要再进来，然后杀鸡煮肉。

饭前，让患者先尝饭菜，主持者把白线在饭桌上绕三圈后拴住患者。并说："师娘看到你的祸根，祭师赶走了恶神鬼，今天，你从空中最高处找了回来，从深海险坡上找了回来，从河谷夹道上找了回来。你吃了这肉和稀饭，吃了鸡蛋，拴好白线，病情会一天天好转，血会一天天地涨。祝你好吃好在，一生中不会再缠上鬼神，天上太阳和月亮都看见了，地上河海树木石头都看见了，恶神恶鬼再也来不了喽。"

仪式结束后，家人给主持者送钱给米，并专派一人送行①。

哈尼族糯比支系主要分布于滇南的红河、元江等地，以上所见的仪式与大龙村的叫魂仪式大同小异，但细节不同，也许是叫魂仪式呈现出的地域性差异，各自具有自身一些特点。前述个案一是大龙村比较典型的叫魂仪式，两相比较，共同之处在于仪式过程基本上相同，如请师娘诊断、准备祭品、念祭词、献鬼神、吃饭、拴线，行为逻辑上也都是用

① 白建雄：《哈尼族糯比支系的叫魂》，元江哈尼文化学会编《元江哈尼文化集锦》（未出版），2012年，第104—105页。

牺牲顶替病者的性命去献鬼神、招回灵魂。但不同之处在于主持人不同，大龙村不少叫魂既是请师娘莫诊断也是由师娘莫主持，而此例中是由师娘莫诊断而由贝玛或长者主持仪式。其次就是牺牲不同，大龙村祭品一般是鸡鸭等小型家禽，出现大的牺牲祭品的可能性极小，而此例中有猪作为祭品，这也间接反映了两地对于叫魂仪式重视程度略有差异。

　　除此之外，哈尼族社会中还有一种是女性师娘莫通过走阴寻找灵魂的仪式，因其主要仪式要素接近于叫魂，但笔者没有亲见。可以肯定的是，通过走阴来寻找灵魂进而达到招魂目的是这种叫魂仪式的典型特色，与萨满和笔者曾经研究的闽西神婆①极为相似。

　　当然，除了师娘莫之外，莫批也经常进行叫魂仪式，红河绿春一带的哈尼人就要请莫批来进行一种叫"活人魂"的习俗，其仪式的情形和仪式的过程其实与笔者之前介绍的师娘莫的叫魂仪式相仿，仅有细节上的不同。"活人魂"仪式属于哈尼族生活中比较复杂的一种，所以仪式由专门的祭司——莫批而不是家中长者主持。整个仪式大概包括念咒语、口吐白沫、扔火和灭火、祭献饿鬼、路口叫魂等程序，可以说既有驱鬼避邪也有叫魂，也就是"赶出去"和"召回来"并用。此仪式主要针对的对象是那些身体虚弱、精神欠佳的病人，而这些病人都是因为魂被摄走而致病的，他们的特点是茶饭不思，精神萎靡，身体憔悴。仪式的属性是为治疗特定疾病所进行的仪式，也就是典型的仪式治疗。

第三节　祛除禳解仪式

　　祛除是指把一切不好的不吉利的东西赶走，包括撵鬼、驱邪等，有一些与鬼和精灵有关的疾病，就要请巫师来驱鬼，有些人可能会因为嫉妒、仇恨而使用咒语巫术使人致病，就要回击。有一种哈尼语叫"刹黑扑"的仪式，用黑母鸡或白公鸡，请贝玛念经，杀了后送到路中间，此仪式可保护村里年轻人外出打工路上平安，不会出车祸。有一种哈尼语叫"黑哈扑"的仪式，做法是用一只中等偏小的黑母鸡，念经后送到

_____

　　① 参见拙文《萨满教的宗教特征及与巫术的关系》，《宗教学研究》2009 年第 3 期；《客家萨满的通灵途径、仪式及与台湾的比较》，《宗教学研究》2008 年第 2 期；拙文《闽西客家萨满研究》，厦门大学硕士学位论文，2007 年。

村外，意为把不干净的东西送出去。巫师蹲着再背诵经文，然后挂在树枝上，或者在葫芦上扎满刺，这种仪式意为"整"回去反击别人的加害，可以防止"整"鬼害人、被人加害。

关于退鬼仪式，李志红还提到他医疯病的一次经历，一个元江大老板的女儿读高中的时候突然发疯了，又是胡乱说话骂人又是乱脱裤子，四处求医不得好。前次来他家瞧米，结果米卜显示他们家有一个阿娘半夜掉进水塘，死后变成沙尸害人，就害到姑娘这里。后来大老板就把李志红接到元江，大老板包了一个宾馆的房间让他住，吃喝都很好。他为此进行了退鬼仪式，整整花了一个星期才把邪毒和沙尸赶走，结果疯病就给治好了，作为报酬，大老板给他两千块钱而最后他只收了六百元。

另一次，李志红还提到个旧有一个老板派小车请他去，家是石屏的普族，老板的公司倒霉了被工商所罚了两百万，他的老婆经常不舒服也不会生孩子。李整了三天，也叫了魂退了鬼，给了 1200 元。并且包吃喝嫖，给他找了俄罗斯女人玩，老板大概开了三千块。因此，李志红所面对的有时候是家庭不顺心，他来帮助解决问题，李每次在介绍时也喜欢说"某某家请我去解决"，而疾病只是与超生、不顺、噩梦、矛盾等一起作为日常负担和诸多不幸而看待的，换言之，李不只是会看病而已。

有意思的是，祛除禳解仪式中也有请求贝玛害人的，例如师娘莫有一次就告诉我，昨天有个元江的女人一直给他打电话，她本是朝阳人，老公死了。她现在想跟别的男人好上，但那个男人有自己的家庭和孩子，因此她想出 1000 块让李帮忙做法术把那男人的妻子赶走。李推辞说自己在开会不得闲，就把电话挂了，他认为这种事情不好意思做，是破坏别人的家庭，不道德，给再多钱也不愿意做。

以下将具体而详细地介绍几次笔者亲身经历的仪式。

一 刹黑扑

笔者所参与的"刹黑扑"仪式，是村中吴三的舅子石三家来请[①]，李志红预先告诉笔者说他是一个抢劫犯，所以家里可以盖起来钢架房。

---

① 此处为保护当事人隐私，已使用替代名。

石三本人并不在大龙的家而在个旧矿山坑道里当老板，这次仪式是石三在个旧前几天找人用猪肝卦占卜算出来说最近将有血光之灾等坏事发生，矿山随时有危险，捎信回来说在大龙找师娘莫替他整一次退鬼仪式。按照规矩，这个仪式是下午三点整一次，晚上12点左右要再整一次。

16：28，我们来到这户人家，先摆上酒菜吃饭，李志红、我和其弟弟喝酒，石三的老婆在一旁说话并不一起吃饭。以往的仪式都是先整后吃饭，今天的仪式却是先吃饭，李志红说按照规矩是必须要吃一些便饭，哪怕来不及吃饭也要喝一口水，否则整不好，而且参加者容易魂荡。吃完饭后，付给工钱，是一袋米和40块钱。

李志红先用一些灰、三把米糠、米饭、辣子、竹枝、生姜、一种树枝哈尼语称为"怒里""司马拉千"，两根线包在棕榈叶子里。单独用塑料袋装一些灰。

17：32，李志红左手拿着棕榈叶，右手拿着一只麻鸭，蹲在地上开始念祭词。

石三妻子和其母以及孩子并排一队站在李志红前面恭敬地垂听。

17：37，李志红念完，拎着鸭子等祭品往外走。

17：47，走到村外，李志红把棕榈叶放在地上，继续蹲在地上念，问一些问题然后自己回答，还要呸呸地骂。继续念词，祭词大意是"鸭子献在大路上，人和鬼不会走同一条路，人和鬼不会在一处，你们各走各的路，今天已经献给你了，以后不要来讨要，家里人要平安，沙尸饿鬼去你该去的地方，不要来这里了"。念的过程中间李志红不停地用刀敲鸭头。

17：52，李志红开始杀鸭让其半死，丢在草丛中让其在地上挣扎血溅，一边等鸭子死掉，一边李志红用刀指着鸭子大声叱骂，把塑料袋里的灰撒在地上。李告诉我，杀完的鸭子如果它的头朝着村外就说明退鬼成功了，如果鸭头朝着村里就不好了，有不好的事情。做完这些，我们开始返回村里，直接回到李志红家。

刹黑扑当晚，按照规矩，李应该做"哈祖"仪式，要等人都睡觉了以后 11 点 12 点，用鸡蛋鸭蛋和石头一起献，并念祭词，意思是让邻居不要再有矛盾，起纠纷。李说他困了不想去整了，晚上快要睡觉的时候，石三家果然来叫他了，他最后并没有去，可见一般的哈尼人对于仪式程序还是比较熟悉的①。

在社会学家的研究中，曾经提出一个缓解社会紧张与矛盾的替罪羊现象（scapegoat），其对于此的解释是："在人们失意或不开心时，把敌对行为转移到他们不喜欢的、可见的并且力量相对较弱的群体上的倾向。"② 这个仪式用鸭子作为象征性质的"替罪羊"，赋予鸭子以倒霉、邪恶、不洁的文化含义。通过祭献鸭子、送出鸭子至村外、咒骂鸭子、杀死鸭子，把家里不好的不干净的祛除，整个过程也富有象征意味。由此也可发现退鬼仪式的实质就是把坏东西送出去让沙尸饿鬼去讨食，而不要来加害家人。人类学家弗雷泽在巨著《金枝》中就描写到了人们是怎么利用替罪者来驱赶、转移邪恶，他认为最初的替罪者既可能是动物，也可能是植物。身份的高低贵贱也不受任何限定，如何才能替罪，方式也不一样，有看上去相对温和的，也有看上去非常残酷的③。

与之相类似的，哈尼族在建寨之前有一个驱邪仪式。其大致方法是挑选一个男寡汉，头上倒戴着一个火塘上的三脚架，身披蓑衣，在村中跑三圈，村民紧追其后并吆喝以示驱赶。村民相信进行了这个仪式之后就可以洁净村寨，祛除一切不洁之物。这个男寡汉其实就是一个象征性的"替罪羊"，他身上承载着村庄的洁净任务。但"替罪羊"为什么要选择一个男寡汉呢？从哈尼社会背景分析可发现，这实际上与哈尼人对一些观念的认识有关，一般的成年男人若不能讨到老婆就往往被视为异常，行为举止怪异。同时，区分往往就意味着排斥，就意味着划分出牺牲品。就像一些民族中那些长相艳丽的女子往往被列为是巫蛊的持有者一样，傣族社会中的"琵琶鬼"有着相同的社会遭遇，其背后都隐藏着社会权力力量，这也正是法国思想家福柯（Michel Foucault）在《疯

---

① 红河县大龙村田野访谈笔记，2012 年 3 月 30 日。
② ［美］埃利奥特·阿伦森：《社会性动物》，郑日昌等译，新华出版社 2001 年版，第465 页。
③ ［英］弗雷泽：《金枝》，徐育新等译，大众文艺出版社 1998 年版，第 764 页。

癫与文明》中所论述到的精华。

其次，在刹黑扑这个仪式中，笔者发现与叫魂所不同的是，仪式结束后，师娘莫不能在客人家吃饭而是直接回到家，这正是因为此仪式的危险和不洁属性，也就把饭放在仪式之前进行。甚至连工钱都是吃完便饭进行仪式之前就付给。总之是师娘莫做完仪式就不再进客人家了，据说会比较危险。而工钱之一的大米也不像叫魂仪式中直接从祭品中分出来给师娘莫，刹黑扑必须要另外准备一些米作为工钱，可见这个仪式中的祭品是危险的，外人不能带走的，否则吃了就会得病。

另外值得注意的是，李志红一开始告诉笔者石三曾经是一个抢劫犯，像牛头一样厉害，以前勒人的脖子抢东西。后来据了解其实并没有那么严重，但得知其在年轻时的的确确脾气暴躁爱打架，也曾抢过一些东西。不管怎么样，他属于曾经发生过"不好的事情"的人，做了一些坏事所以心里有亏欠了。现在又在个旧矿山上承包工程，而矿上的危险日日可有，所以笔者认为石三有较为明显的心虚的心理，一旦占卜说最近有灾祸，如果不整仪式，心里一定难以过关。这次仪式至少让他和家人松了一口气，一定程度上解除了心理上的沉重包袱。

二 约擦突

"约擦突"为哈尼语音译，"约擦"是"不好"的意思，"突"是"献"的意思，连起来就是指把一起不好的东西退走。而哈尼族一般把不好的东西统统归为"鬼"，所以也可说是退鬼仪式的意思。以下所着重详细介绍的便是笔者于2012年3月30日在大龙村观察和参与进行的一次由师娘莫主持的仪式。

1. 仪式背景

这家男主人吴某，1973年出生，家有5个孩子，属于超生户。昨天晚上梦见妻子的前夫和他一起去田里干活计，"人和鬼不会一起干活，现在肯定是来讨吃的"，大清早就来师娘莫家里叫"阿叔，我做着坏梦了，快来我家来拿鸡退一下"。

吴某并非本村人，是二婚继承的，老家原在嘎他村委会次东村，在那边与前妻生有一女之后离婚了，没有老婆了，那边日子也就不好在，所以搬过来这家继承家业。他现在妻子的前夫在个旧市矿山上偷矿被人发现抓住敲死了。吴某到这边来以后，很卖力干活，他租了别人的田大概加起来有120背，用马驮回来是60驮，谷子1块5毛一斤，每年可以买5000元，农药化肥成本可能2000，可以得3000。才慢慢地盖起了新房子，因此他多次向笔者感叹日子苦呀。

蹊跷的是，这家里出了一些很奇怪的事情，前夫的父母是同一天死去的，先是妈妈死了，棺材还未抬出门，其父亲又死了，同时隔壁一个邻居也同时死了。所以师娘莫认为"他们家太复杂了，沙尸比较多，可能有死鬼经常来家里讨吃，所以大人小娃不好在"。的确他家里最近老是出麻烦，属于超生户被罚钱（哈尼族往往认为超生是一种鬼作祟才生那么多孩子的），再加上小娃生病不好在，昨天又有不好的梦。今天的仪式是要把鬼和不好的东西退走，让饿鬼到别处讨吃，今天师娘莫用白布也是要给全家整的意思。

2. 仪式过程

这个仪式大致分为以下步骤：

（1）准备阶段。8：20，我和师娘莫到达，一到他家，戏剧性的事情发生了，他家准备献的一只白鸡逃跑了，一家人正在忙着找那只鸡，怎么也没有找到，最后只有重新弄了一只麻花公鸡以作"替罪羊""替死鬼"。家里的小孩子，8个月大，拉肚子兼有发烧4天了，头上有密密麻麻的疹疱，去医院给他屁股上打了两针还不见好，小孩子一直哭闹。

8点35，本村也是宝华乡最老的石三老人来了，今年96岁。按照规矩，做这种仪式的时候，必须请一位身体健康的老人抬祭品桌子和搬柴火，最好是找邻居，如果实在找不到就找本村的老人，他们家邻居正好就是这位最高寿老人。石三老人抬着竹桌子到门口外，桌子上摆着酒、茶水、白布、一个鸭蛋、两个鸡蛋，血碗里是一个鸭蛋、一个鸡蛋，三碗米，一碗红米上面插钱30元，一碗糯米上插着鸡蛋，一小碗红米。今天是属于做祛除不好的仪式，所以在放钱的那一碗米上要放一些白盐，叫魂的时候不需要放盐。白老布是师娘莫做仪式的时候戴，结束要带回家，叫魂的时候白布是请的人家戴，师娘莫不能带回来，且白布是放在桌子上围着其他祭品的。老人接着搬一些柴火到门外，垒砌锅桩石，烧水，师娘莫坐在桌子前，先用白老布缠在头上。

（2）仪式阶段。8点40，师娘莫开始唱念一些祭词，大概内容是："今天我老贝玛来退鬼，今天杀鸡给你吃了，请你以后别来这个家，到别人的地方吃食去，保佑这个家平平安安"。8点55念完，拿一碗白水，师娘莫开始杀鸡，鸡血用碗接起来，把鸡并不杀死而是半死，让其在地上抖动，血溅在地上（师娘莫认为正儿八经的来说是要一只本地红公鸡最好，这下刚刚杀完，那只鸡又跑回来了），放两个蛋在血碗里，用烧开的水泡鸡拔毛，鸡拔完毛直接放在锅里煮熟。

9点35，吴某开始挖洞，用铁杆钻开水泥地。9点44分，鸡和鸡蛋煮熟盛在盆里，摆在桌上，原先放在桌子上的糯米也煮好成稀饭。9点46，师娘莫另外重新拿一个小碗装着一些熟红米饭，放在桌子下开始念，大意是"鸡已经煮熟了，请各方饿鬼来享用，但不要再进家里了"。9点52，师娘莫剥开熟鸡蛋，把壳放在装着红米饭的小碗里，然后抓起米上的一点盐巴也放进那碗里，揪下鸡脚上的一点皮肉，再放入鸡肫，鸡血，倒入酒、茶水后，师娘莫端着这个碗送出去到村口边，倒在地上，意思是送给鬼吃，让它到外面讨吃，师娘莫解释鬼吃的东西是用酒泡饭，人不会这样用，只会茶泡饭。

10点，师娘莫回来，开始把血碗里一鸭蛋一鸡蛋和鸡毛连同血一起倒进门前挖好的洞里，埋上土，让坏东西以后不敢通过这里进入家里。埋好后，师娘莫开始收装白布米钱。

（3）收尾阶段。接下来我们开始准备吃饭，这里有不少的规矩。吃饭地点必须在门外，所有东西不能抬进家门。今天煮熟的鸡，任何女人都不能吃，小于10岁的小娃也不能吃，男人和我们可以吃，但叫魂时候任何人都可以吃祭祀的肉。今天桌上吃饭的是石三老人、吴某、师娘莫和我四人。

师娘莫认为菜可以少整一些，吃不完的饭菜全部丢掉不能带回家，师娘莫把仪式中的夹肉的筷子丢到水沟里，不能要。饭桌上可以发烟不能互相敬酒，而是各个人吃自己的，单喝，而且喝的酒要添加三次，师娘莫解释退鬼在外要单数，若是叫魂仪式时则要双数。吃饭时，要由贝玛吃完最后一块鸡肫和最后吃完饭，吃完饭师娘莫收拾桌上剩菜剩饭倒掉，用水浇浇桌子和桌子底下进行洁净，男主人先简单地洗碗一次，回家再重新洗干净。一旁烧的火用水浇灭，锅桩石头和砖敲碎，装在小桶里，本应由最老的人端出去丢掉，但今天的石三老人太老搬不动，吴某又不能倒，所以由老人摸一下，我倒出去，位置依旧在刚刚送饭的村口，连桶全部丢掉。

12 点 10 分，离开，师娘莫告诉我如果是男人死鬼来讨要吃，要用红公鸡退鬼，若是女人死鬼来讨吃，用母鸭退鬼①。

3. 退鬼仪式的分析

从仪式的结构来说，与其他仪式不同的是这个仪式兼有叫魂、退鬼、送鬼等因素，融合在一起。所以是几种仪式的综合体，仪式中所用样具也具有较强的象征意义。

另外，如果我们就从人类学的角度来看，有关疾病的理论和实践本质上是一种文化构架，应该将疾病放在人们所处的特定文化场景中加以理解。从本例中，我们可以非常清楚地看到哈尼人对于疾病的某些态度，吴某所理解的"病"包括做噩梦、超生、小孩发烧。换言之，疾病的概念与边界其实是很模糊的，但都是属于巫师的治疗范围之内。

碰巧的是，李志红作为村主任和师娘莫非常熟悉各家发生过哪一些不好的事情，把病比较多地归结为家中发生的种种灾难和不幸事件上，尤其是暴死的、敲死的、非正常死的，认为这些死鬼会加害家里人。我们可以想象的是，每一个人家不可能总是一帆风顺的，总会发生一些不太寻常的事情，而这些就成为家人遇到病痛灾难时往往首先联想的根源，成为担心的来源。

由此可以理解的是一定要请贝玛来叫魂退鬼，一旦这样想了，即使

---

① 红河县大龙村田野访谈笔记，2012 年 3 月 30 日。

去医院打针吃药并不能解决他的病痛的根源，同时也含有心理安慰的意味和保佑的意思。对于这家人来说，主要是之前发生过那么多不好的事情，心里老是不安，所以心虚。如果不请师娘莫专门来整一次仪式，全家心里永远不得平静，现在通过整一次仪式，总算是心安慰了，也稍稍安定了，至少自己说服了自己。本次仪式因为涉及退鬼和不干净的祛除，规矩和禁忌比较其他一般性的仪式要多很多，仪式中所用样具有强烈的象征意义。师娘莫杀鸡了，坏东西已经被赶走了，家里洁净了，已经没有事了，而吴某的表情也是开心的，并无恐惧和担心了。

三　有关冲犯死牛烂马鬼所致疾病的治疗仪式

2012 年 11 月的一天，一大早，天还没有亮，就有朝阳下寨塔卜村的一个老人来敲门瞧米，原来昨天老人就来了，师娘莫李志红家没有人，怕他今天要去别的地方，所以就很早来敲门了。老人媳妇的脚很痛，老人拿来 2 斤多米，自备熟鸡蛋一只，11 块钱，请师娘莫看看是什么原因造成的。师娘莫按照瞧米的一套程序剥开鸡蛋、放米在水里，说自己瞧米可以瞧出来。不久，师娘莫的"诊断"出来了，是冲着死牛烂马鬼了，具体是老人媳妇普某在塘子里捞猪草时，里面有一头死猪，冲着死猪了所以腿疼。双方约定明天一早去家里退鬼。

第二天早上，笔者和师娘莫李志红去朝阳塔卜村退鬼，塔卜离大龙大概三十多分钟路程，但山路很不好走，尽都是上下坡。到达老人家时，老人已经做好早饭在等了，见我们到了，很高兴，老人的媳妇（也就是病者），也很高兴。事后师娘莫告诉我，治病的家庭很欢喜家有年轻的男子来，认为可以带来好运和健康，尤其是笔者这样有正式公职的，家里几年都来不了一个，算是贵人了。

我们一到他家，刚一坐下，老人就说昨天来找师娘莫瞧过米，昨天晚上腿就不痛了，已经见到效果了，也许是机缘巧合或者是心理作用吧。

吃饭时，得知老人叫石老呼，1937 年生，媳妇普某，1938 年生。普某腿疼已经 20 多天了，晚上睡不着，痛得会叫，吵得石老汉都睡不着。普某去了乡卫生院打吊针吃药都不见效，别的莫批也请了搞了仪式，还是不行。他们家参加了新农合，每人每年交 100 元，一般的病可以报销50%，有的病报销60%，我看了一下报销记录，的确老人去乡卫生院看了好几次病，有打针有吃药的。一次都是八九十块钱，也都报销了一半以上。

饭间，石老呼说他年轻时是赶马的，去过西双版纳、昆明、下关，贩卖货物，也做过钱币（倒卖法币和袁大头）交易，是到处闯荡的人，也因此家里就全由普某操持。老人还忆苦思甜，回忆了以前合作社时家里艰辛的生活，一年吃不到几次饱饭。一共生了六男六女，大人每天要干工分，不然全家不得吃，小孩子在田边用两根竹棍插着，再用布围着让孩子不要动，就这么养大的。笔者也查看了老人普某的腿，右腿有静脉曲张而左腿是伸不直不能久站立，关节处有肿包，膝盖骨疼痛，大腿内侧的筋发胀会牵扯痛。

10：10，师娘莫一手拿着刀一边开始念祭词，地点在厨房，老人普某站在师娘莫面前，露出疼痛的那条腿，石老呼说我不能看，因为老人害羞。师娘莫事后告诉我，厨房是老人一天经常在的地方，要先洁净这个地方。

10：13，师娘莫念完，走到走廊。老人把准备好的两斤糯米、粳米装在塑料袋里，外加50块的工钱给了师娘莫。师娘莫用香藤子打成结绑在一根茅草上，抓来事先准备好的小嫩鸡一只，用红线白线绑住嘴，用红纸给它穿上衣服。师娘莫手持茅草等道具又回到厨房，蹲在地上念祭词，普某站着聆听。祭词的大意是：

> 死猪冲着人，你不要在这户人家里讨吃了，去池塘边你该去的地方，回去吧，回去吧。山羊鬼冲着人，你不要在这户人家里，你应该去山上吃草去，回去吧，回去吧。野狗冲着人，你不要在这户人家里，你去外面吃食去，你不属于这里，回去吧，回去吧。死鸡冲着人，你不要在这户人家里，去外面找食，这家里没有什么好吃的，快去吧，去吧。死鸭子、烂马、死牛……去吧，不要留在这家里讨吃了①。

---

① 红河县大龙村田野访谈笔记，2012年11月4日。

10：23，师娘莫念完祭词，手持小鸡、茅草走到离家外约 100 米的路边，师娘莫说这个地方是"送魂处"，这里是抬死人经过的地方，继续念了一会儿祭词，大意与以上相同。但师娘莫念诵祭词时要多次的发出"呸呸"的唾弃之声，以表示对野鬼的不喜欢和驱散。

10：33，仪式结束。我们临走之前，石老呼请师娘莫留下了电话号码，如果病不好的话，再联系。师娘莫认为不好的话就要换小鸡为中等白公鸡一只，再来家里背，师娘莫并解释说这就像医生也经常要换一下药方一样，是一个道理。

介绍完仪式，我们再结合其家庭的背景来加以分析，便可发现一些有意思的东西。首先，从师娘莫那里得知，实际生活中，类似的病也就是冲着死牛烂马鬼的情况是比较多的，而冲犯老潭鬼的情况是比较少的。冲犯着死牛烂马鬼很容易得的就是手脚胳膊等疼痛，这也恰恰是身居大山之中的哈尼人生活中比较常见的病症，冲犯老潭鬼比较容易得的是脑中风、瘫痪等重病，这也恰恰是哈尼人不常见的病症。同时，在农村，路上遇见死鸭、死鸡、死猪、死牛、烂马等家禽家畜也是很常见的现象，尤其是在喂养或者做家务时，与这些动物经常打交道的老妇人。如此，师娘莫就很好地把冲犯死牛烂马鬼、农村常见现象和手脚胳膊等常见疼痛巧妙地结合起来了，由于这些因素极其容易扯起联系，师娘莫的解释疾病的逻辑也就很容易被哈尼人所接受、所认同。

在仪式的结构上，师娘莫做有关冲犯死牛烂马鬼的仪式程序大概是先吃饭，然后在家里赶鬼一次，接着把鬼送到外面一次。既然属于驱鬼性质，按照惯例，要先吃饭和开工钱，仪式做完，我们就不再进患者家门一步。这与刹黑扑等驱鬼仪式是一致的，而与叫魂仪式并不相同。

通过石老呼的自述，我们了解到不少其家庭文化背景的介绍，其实我们可以发现，由于石老呼年轻时赶马到处闯荡，普某的腿应该就是年轻时生养太多，独立支撑家庭生活太艰辛，主要是体力活太多，营养又不好所致。现在老了，腿自然不行，背也同时驼了。但这样的解释并不能完全说服老人对疾病的疑问，因为这些苦难其实是那一代哈尼人的共同写照，具有普适性，老人关心的是为什么别人就没有得她这样的病呢？而相形之下，师娘莫所给出的"普某在水塘子里捞猪草时，里面漂着一头死猪，冲着死猪鬼了，所以腿疼"的病因解释，虽然我们看似荒唐滑稽，但对普某来说，却具有唯一性，也就很好地解答了病情。更何况，水塘里漂着死猪的事情可能恰好就曾经被普某所经历过，如果吻合，老人就更加深信不疑了。再退一步说，即使老人没有回忆起自己曾经在水塘看见过死猪死鸡的经历，这也丝毫不能动摇老人的看法。因为可能某一次在水塘洗衣、捞猪草时，水塘里确有死猪而老人没见到，但死猪鬼已经发现老人了，已经缠上了。因此，师娘莫的这一病因解释本身就具有很大的弹性和解释的空间。

在治疗的过程中，老人的心理和信仰因素起到很大的作用，因为任何疾病的治愈都包含着患者对治疗的信仰，即使是生化医疗也是如此，正是因为你相信医院的医生可以治好你的病，你才愿意求助于他。本例中，师娘莫和笔者才到石老呼家，刚一坐下，老人就说昨天来找师娘莫瞧过米，师娘莫念过几句祭词之后，昨天晚上普某的腿就不像前天那么痛了，可见已经起到作用了。这很显然是机缘巧合，或者是患者相信师娘莫而产生的心理作用，但关键在于患者愿意把好转归因于师娘莫。我们也可以想见，患者一开始就具有的正面心理预期使得以下的驱鬼仪式更加具有了仪式效力。从心理层次上，巫师所做的所有仪式都是对求助者施加心理影响和干预的过程，按照当下流行的语言来说，巫师给予深陷痛苦之中的病者的恰恰是正能量，这也许正好可以回答为什么不少的病者声称巫师治好了他们的病。

当然，老人延请师娘莫还有一个重要原因是她的确事先也去了医院，只是在卫生院三番五次治疗没有见效的情况下，终于找到师娘莫试一试。师娘莫在老人家现场也说，有的病科学可以治疗好，有的病就不行，只有神药两解才行，这就让老人更加相信师娘莫。认为如果病治不好还可以再试一试，类似医院那样换一下药方试一次（换小嫩鸡为中等白公鸡）。总之，我们可以这样说，只要现代化的生化医疗还不能包治一切疾病，还不能解除一切人的痛苦，此时，师娘莫就仍然有他的市场。

第四节　保健保护类仪式

一　保命延寿"者查"

哈尼人的习惯是为六十岁以上的人做保命延寿的仪式，"者查"仪式属于保命魂仪式，汉意是"让人魂紧密连接在一起，增加生命力"，在笔者调查的几个寨子中，据老人们说，只要家里有老人，子女一般都应该做。大概的过程是选取老人生日那天，家里准备一只鸭、一对公母鸡、棕叶、贝壳，把出嫁的姑娘悉数都叫回来，每个人带一些布，这些布缝在一件衣服里，里面装一些棕叶贝壳，老人经常穿起，起到保命作用。隆重的环节是集体饮酒祝寿，莫批或长者要念祝寿词。讲究的人家还要请村里长寿的老人和在外做国家干部的人以及一位莫批参加，共同为老人祝寿，第一位客人祝老人能够活上多少岁，后面的客人只能祝比前面活得久，绝对不能口误。有的人说，做完此仪式后，再做别的叫魂、祝寿仪式就都不起作用了。

无独有偶，傅光宇介绍了红河县西部大羊街、浪堤、车古等地的哈尼族一支叶车人的"者查"仪式。

> 日子须在老人生日那天，三亲六戚及同宗的晚辈，都要提鸡抱鸭前来祝寿，诵《者查叫魂词》，以祝老人身体安康，永保长寿。贝玛念诵《者查叫魂词》，密切配合整个"者查"仪式的进程，共分三大部分。第一部分是讲要用三亲六戚抱来的鸡鸭来叫魂，其词有：拿了小白公鸡来叫魂，不病以前就叫魂，不痛以前就叫魂。人生病时拿鸡鸭来作围墙，请三亲六戚提鸡抱鸭来护生魂……第二部分是讲设宴准备叫魂，其词云：大伙一齐来护魂：屋檐的神来保魂，雄房的神来保魂，高粱扫把来保魂……第三部分是说叫魂者手持从寨神住地"普麻俄波"即村头椎栗树丛林中取来的一枝三片叶的洁净椎栗树枝进行叫魂。据称，这三片叶的椎栗树枝具有驱鬼健身的神力。生魂聚拢嘛，一个的命抵得十个的命长，十个的命抵得百个的命长，人命活一百岁，树命活一千岁，石头命嘛活一万岁！①

除了给老人做，也有为小孩子健康成长做的仪式。在红河县的凹腰山，有一些哈尼人是从别的地方迁移而来的，属于政府移民安置，虽然

---

① 傅光宇：《谈为生者招魂的另一种仪式》，红河哈尼族彝族自治州民族研究所编《哈尼族研究文集》，云南大学出版社 1991 年版，第 124—130 页。

此处靠近县城，结果他们在新的地方还是自己造了寨神林。这里的哈尼人有为孩子做"者查"仪式的传统，属于保命仪式。一般小孩子在十三岁之前做完，认为做了"者查"，孩子才不会生病才能健康长大，没有什么灾祸。仪式的关键点是要几年连续进行，请贝玛来背祭词和祝词。第一年一般是杀一只鸡、一只鸭做祭品，第二年就要用一只鸡、一只鸭、一头猪，第三年要杀一只鸡、一只鸭、一头猪、一只羊，祭品要在前一年的基础上只能增加不能减少，并且这些动物都要大的、健壮的。仪式连续做才有效果，如果中间隔断了一次就要重新开始做。由于耗费的祭品比较多，所以往往只有那些有钱的家庭才做得起。

二　认干爹

"认干爹"属于广义上的治疗，性质上属于保健、禳解类仪式。按照当地的风俗，家中小孩如果老是生病治不好，就要"认干爹"，否则就容易多病而难以长大，而较好的是认李志红这样的贝玛。

大概程序是主人家要杀一只公鸡献饭，李志红要给小孩子取名字。每一年十月年的时候，各家要来李志红家给家里祖宗献饭祭祖以表示认祖。2011年10月30日（马日），这天相当于汉族大年初二，早上9点，有一个50多岁的老人步行1个小时从甲龙村来李志红家献饭。拿的献饭东西是：芭蕉叶包的糯米饭、一小块生肉、一小瓶烧酒，顺带着给家里和小娃的东西有一包烟、一个石榴、一小把糖果。把祭品摆好，放于候勾前，磕过头，老人是替外出打工不能回来的儿子来认祖的，待了十几分钟便告辞。走的时候，李志红给她两个鸡蛋代表两只鸡，按照习惯，一般给小鸡，没有就用鸡蛋代替或给三块粑粑。

给干爹的礼物一般可以是钱或者衣服，干爹可回赠钱。规矩是本人亲自来最好，但年轻人来得不多，也许是年轻人认为是迷信不愿意来，但老人还是执着地相信，因而自己来。条件好的历年来，有的只来三年，有的只来一年。但是如果事先没有讲明，如果连续三年都没有来，以后就不能再来了，说明已经不认这个当干爹的了，不尊敬了，再来就没有意思了。有一些地方如甲寅，每隔一年来，就要加送一只公鸡，以示歉意，并说明不能来的原因。

10月30日这一天一共有六户人家来李志红家里认祖，李志红说他干儿子和干女儿有 38 个，可能村人认为他是有名气的贝玛吧，村里像他这样的人不到三个，由此也可见他比较受欢迎也得到众人的尊重。

另外一种认干爹是随机的，如果孩子一直哭闹不停，家人就考虑小婴儿可能不太安心待在这里，也不愿意姓这个姓，他的灵魂不是很安稳，不情愿当家里的后辈，所以哭闹。为安稳婴儿，一大早，孩子的家人要杀一只鸡，准备一碗糯米饭、一杯茶、一碗酒等，来到岔路口，等待所见到的第一个人。无论男女、不分民族，请他做干爹干娘，并请重新命名，以后一直来往。

三　建指路碑或搭桥

家中夫妇不孕生不了小孩，或者头几胎都是女孩，又或者孩子如果老是生病，更为常见的一个办法是要建指路碑或搭桥，以方便过往群众通行，积攒善德以治疗疾病或求出儿子来。下图中碑文刻有"黄欧嘎和李皮秋夫妇投资两千五百元宰牛一头，请米哈群众办伙食，望今后子孙满堂"等字样，就是一种祈福仪式。

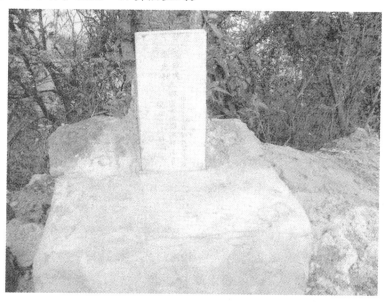

图 22　路边石碑

在去哈尼族村寨的路上，往往在分岔路口都可以看见指路碑，上面标明方向和地名，等于是为众人做了一件好事。据说大概的过程是事先请莫批占卜，确定立碑搭桥的时间，然后家人请客吃饭，莫批念诵祝福语之后，安放指路碑或石桥。据说做了仪式之后，孩子身体康复比较快。

四　为病人祈福的仪式

2011 年 11 月，笔者与一位莫批朋友聊天。这位莫批朋友说，他的一个亲戚在铺设电缆时从杆子上面掉下来，断了肋骨，送到昆明第一人民医院，他每天晚上 2 点左右（是鸡叫之前，人与鬼分开之时，各走各的路）和中午 12 点（人的白天鬼的晚上，此时也是鬼活跃之时）都在病房里给这个病人背。背的时候，他手持一根稻草（或者用辣椒柄）一边背祭词一边折起来然后送出去，念完祭词，做完这些仪式，病人才会觉得舒服些。他解释说因为当人生病了，或小孩子老人身体弱的时候，沙尸和各种鬼就喜欢这时候来缠走魂了，所以必须要背。而像他这样的年轻人就是安全的，没有鬼来找。人十二个魂少一个都不好在了，就要病了。

第五节　村寨公共仪式

以上都是个人性、家庭性的仪式，还有一些仪式，是以全村寨为单位进行的，目的是防止传染病、严重的灾害，以及保证庄稼、人、畜安全。例如，红河州金平县的哈尼族村寨于每年农历六月要举行"老母猪节"，就是为了防止村寨中出现癫痫（民间俗称"老母猪疯"）而进行的。届时，全村要杀猪宰羊一起祭祀并分食，全村封闭，外人不得进入，村里人也不能出去。

而在元阳县，据当地老人介绍，旧时为了避免全寨发生大的流行病和瘟疫，在每年旱季结束前也就是二三月间，村寨都要举行一次"踩它阿牟"活动来送瘟疫鬼。仪式由莫批主持，届时，各家要用黄泥做出牛、马、鸡、鸭、狗等动物形状，放在白布上，莫批念诵驱除瘟疫鬼的咒语，众人一边吐唾沫一边大声呵斥着把这些泥塑抬出村外，或燃放鞭炮，或放火铳，总之要轰轰烈烈地把象征着瘟鬼之物送走。

再如哈尼族对于新建村寨非常慎重，认为如果选择不好的话，就会人畜不安宁，因此在建寨之前有驱邪仪式。在红河县的羊街乡，红河州民族研究所所长白克仰先生介绍说，其传统是大致挑选一个男寡汉，头上倒戴着一个火塘上的三脚架，身披蓑衣，在村中跑三圈，村民紧追其后并吆喝以示驱赶，村民相信进行了这个仪式之后就可以洁净村寨，祛除一切不洁之物。但据说这个仪式对寡汉和莫批都有一定的人身损害，所以现在已经较少用了，另外在寨子建好之后也要举行驱邪仪式。

一　为村中打工的人保佑平安的仪式

2008 年农历七月，笔者在元阳县马街乡登云村亲历一场村寨性仪式，目的是庇护村寨中越来越多的外出打工者身体好，路上交通安全并且在外不要遭遇祸害，不要客死他乡，身体不得病等。据说之前是几年才做一次，现在随着打工的人越来越多（莫批白布度的儿子就在广东打工），所以现在基本上每年都做。

> 仪式的时间是 2008 年 8 月 6 日，农历七月初六，肖虎日（前已经介绍，哈尼人认为虎日和龙日的日子属相比较硬，适合做祛除驱赶类仪式），地点是在寨子的磨秋场，全村的男人都可以参加，女人不得看和参与。

> 这次仪式准备了一头牛 1860 元、公鸡 60 元、酒 6 斤 18 元、小红河烟 5 包 25 元、味精 1 包 2 元。总收入 2016 元（全村 112 户，每户 18 元），一共支出 1965 元，结余 51 元。

> 早上八点多开始，莫批白布度指挥众人开始杀一头牛和几只鸡。杀牛时要把牛皮整个剥下来，四面绑在竹竿上，然后竖立起来，立在磨秋场边的古树上，可以起到震慑和警告鬼怪的重要作用。牛肉现场砍宰成块，放于一边准备好的大锅里蒸煮。

> 接着是莫批与咪谷杀鸡，接下鸡血，把竹签涂上血。之后，咪谷蹲在摆满鸡内脏、牛内脏等祭物的小竹桌前念诵祭词，然后在磨秋场面向村外小路方向祭献。

> 接下来是仪式的高潮部分了，全村每户人家派出一个小男孩或小伙子，依次从咪谷那里领取三根沾上牛血鸡血的竹签，上面夹着鸡内脏、牛内脏和一张报纸做的符咒。每一个小孩子要把这个竹签

沿着小路送到村外，位置是大约距离几百米的一个草丛中，很快地插在地下或者直接丢下，然后头也不回地快步返回村寨。

据说这个符咒是保佑平安的，沾着的血代表不好不洁净的东西，鸡内脏和牛内脏是给野鬼食用的祭品。

孩子们送完鬼之后，全体男人在磨秋场开始吃饭、喝酒，食物是宰杀的牛肉、鸡肉和盐巴辣子蘸水。吃完饭之后，吃不完的东西埋掉，所有食物不得带回①。

这个仪式中有很强的象征意味，进行这个"送鬼"仪式以此表示让盘桓于村中的野鬼有东西吃，不要再来害人了，通过小孩子们的遣送，也就把每一家不好的东西都送走，每一家该尽的义务责任完成了。

二　送病神

一些地方的哈尼人有这个全寨性的集体仪式，哈尼语"恰巴那巴"，汉意为除病灾，目的是把村里病痛等送走，但笔者没有亲见，只是听当地人描述，姑且记录如下。之前通过莫批占卜时间和每一年所需的祭品，但一般是五月份，选择属虎的日子，因为这个属相比较硬，病神容易被赶走。全村停止劳作两天，夫妻禁止同房三天，届时，村中的莫批早早地起来，吩咐众人准备好各种牺牲：包括公鸡、公羊、公鸭，来到秋场献祭，莫批念诵祭词。全寨每一户要凑齐一些烂铜废铁、破旧衣裳、玻璃、灶灰等，表示把家中的灾气送出来，莫批用稻草扎成一匹马、一个稻草人，每一户出一个男丁，众人一起敲锣打鼓，声势浩大地把草马送到寨门之外。

据说，与送病神十分接近的还有"嘎突突"与"嘎杀杀"，"嘎突突"汉意为阻挡道路拦病邪，时间也是七月属虎日，由莫批主持，除了准备牛羊等牺牲之外，特别的要弓箭、木刻与木刀一起献祭，届时一定要把杀过的牛皮扎在竹竿上，立在通往村寨外的必经之路上，可以防止任何鬼神与瘟疫传染病入侵本村。"嘎杀杀"汉意为送灾难出去，时间是十月年之后，属猪的日子来做，也是莫批主持。但在笔者调查的村

---

① 元阳县马街乡登云村田野访谈笔记，2008 年 8 月 6 日。

寨，只是老人们记得大致情形，现在都已经见不着了。

三　为村中饮水健康而进行的祭水井仪式

每年的六月间，甲寅乡的哈尼人要祭水井神（哈尼语：俄司），这实际上是一个为村中饮水健康而进行的祭水井仪式，由村中的咪谷们担任主祭。2012 年 6 月 19 日是属猪日，这天上午就已经祭献过一次，祭品大概是一公鸡、一母鸡，不用白黑鸡而要用麻花鸡，一只鸭子，一个鸡蛋、三个鸭蛋，一碗糯米。目前的李姓大咪谷阿司已经当了 6 年多，"颜确"的小咪谷郭拉沙已经九年了，一共有九个人，人们笑称为村寨"九大常委"。

水神在水井上方，要爬梯子上去，有三座小石像，左边一座是石猴，中间一座是人形，右边仅仅是石头模样。

14：36，在水井上方，树林中，铺上芭蕉叶，点燃三根蜡烛、三碗茶、两碗水、一碗酒、三双筷子，大咪谷来磕头。16：16，在水井上方，摆上祭品，这次是三根蜡烛、三碗茶、两碗水、一碗酒、三双筷子、三束香、三碗饭、三碗肉。每个咪谷都来给水井神磕头，放炮仗。

念诵的祭词大概意思是：

> 老祖先建寨子的时候
> 找到了好的水源
> 修了养育我们的水井
> 山上流出的是甜水
> 石头流出的是清水
> 今天用松毛草来清洗
> 用香茅草来清洗
> 用一只大红公鸡来献祭
> 用一只花母鸡来献祭
> 母猪不能来拱翻
> 母鸡不来啄食
> 老鼠也不来打洞
> 吃了这水啊

　　男人吃了肚子不疼

　　女人吃了水灵灵

　　孩子吃了健健康康长得快

　　……

　　念毕，又换鸭蛋摆上再祭祀一次，然后几个人要一起简单吃下饭喝一点酒，再放炮仗。

　　从水井上方下来之后要到水井出水口的龙嘴处点上香烛，燃香献饭，九人一起磕头放炮仗，并有一人在水井的右边烧一小堆纸钱。

　　18：51，由大咪谷用一捆香味草（据说是可以让流出的水保持香味）堵住水井出口龙嘴，整个仪式结束。

　　按照惯例，水井封起来之后，村民不再来此处挑水了，即使万不得已也须在另外一个龙嘴接水，第二天早上家家户户要去水井边挑第一桶水，回来献祭祖先。封水井仪式的逻辑恐怕与寒食节封火、斋戒禁食的逻辑一样，即都是寓意着新的干净的火、新的人、新的干净水，有重新开始的意思。

　　6月20日深夜两点，咪谷放起炮仗，拔掉昨天堵水的香草，第一个来到水井处打水，并用钱象征性地买一下水。由于我们事先把电话给他了，所以他来了以后就给我们打了电话，这才使得我们得以抢到了第一道水。按照规定，打水的必须是家中主妇女人，不能是男人并且打的水是用香草堵的那股水，我们打水时用了一点钱放在龙头上，意为买水。在我们打完水之后，这天夜里陆陆续续有人来打水，一直持续到凌晨，并且按照习俗，每家每户拿回来的水首先要祭祖。在举行过祭水井仪式之后，全村寨的水就干干净净了，人喝了吃了都不会得病了。

第六章

宗教仪式治疗者

在对哈尼族社会中呈现的名目繁多的治疗仪式有所了解后，有必要对这些仪式主持者的宗教职能、社会角色做一番"人生史"式研究与瞭望，从而建立起对于仪式治疗的完整图像。一些简单的仪式由家中长辈、主妇即可完成，在此略过，而仅就专门的仪式治疗者做一番介绍。

大致而言，哈尼族村寨中的专门仪式治疗者包括"莫批""咪谷"与"师娘莫"三种。在哈尼族民间的说法里，"莫批"往往被称为"贝玛"，有时候也有比较随意地把所有与宗教有关的巫师、祭司都笼统称为"贝玛"的习惯，这些奇怪的字眼都是哈尼语的汉译名字。但他们的职能、角色都不尽相同，严格来说，莫批比较接近学术意义上的祭司（priest）；师娘莫比较接近学术意义上的巫师（magician/shaman）；而咪谷则是人间楷模和村寨代表，称为"龙头"，比较接近学术意义上的头人（headman），兼有宗教与世俗意义。

哈尼族历史上一直存在着村寨宗教组织，在哈尼人中，有这样的谚语："头人不在城墙倒，莫批不在鬼作乱，工匠不在土地荒。"这深刻地反映了这三种能人在哈尼社会中的作用和不同地位，同时，也反映了哈尼族历史社会结构是"政、教、工、艺合一"的组织形式。

从政治的角度来看，正是国家政治制度推行而导致鬼主制度由此受到冲击，最后政教分离。今天，哈尼族村寨中延续千年的"莫批——咪谷"组织是哈尼族社会中极具特色的文化现象。哈尼族的村寨中两种主要的神职人员分别是莫批与咪谷，他们各自有着不同的角色与职能。与代表国家力量的村干部一起，成为哈尼村寨建设进程中有着重要影响力的共同力量，形成了哈尼族农村独有的三重性社会结构。

从文化的研究来看，美国人类学家雷德菲尔德（Robert Redfield）

提出"大传统"（great tradition）"小传统"（little tradition）的概念。①
所谓"大传统"指的是"一个文明中，那些内省的少数人的传统"；
"小传统"则是指"那些内省的多数人的传统"。"大传统是在学校培育
出来的，小传统则是生长和存在于村落共同体元文化的生活中"。这一
对概念与高雅文化/平俗文化、神圣文化/世俗文化意义上相近，也可以
说"大传统"是社会精英阶层及其文字记载的文化传统，"小传统"更
多的是一般社会大众的低层文化传统。在中国，大小传统之间往往是互
相影响的彼此转换的，主要表现为正统的哲学宗教等精致文化向地方社
会流动而民间化、地方化。

　　借用大小传统的概念，我们可以解释巫在中国的历史发展脉络②。
自从"绝地天通"以后，神职人员逐渐专门化职业化，渐渐形成特殊
阶层。而此后巫与国家政权阶层紧密结合，巫君合一，巫官合一，巫也
经过理性化礼仪化而成为国家的统治象征。巫就渐分为两个传统，即
"大传统"的巫和"小传统"的巫。之后，大小传统之间距离逐渐增大
而至分离，总体趋势是巫一步一步从大传统沦落为小传统，淡出了社会
精英阶层而渗透至民间，与道教合流并且以民俗形式成为民间宗教而遗
存在乡民社会。今天，依然保留着上古巫的以舞通神、祛病除灾的特征
和一些仪式。以上中国巫的演化历程其实对于哈尼族宗教组织中的莫批
和咪谷也同样适用。从宗教文化的大背景上看，中国的巫曾经经历一个
历史演变的过程，也可发现哈尼族宗教组织在垂直方向上的分离。在哈
尼族村寨，莫批和咪谷分别有着截然不同的角色和职能，以下分别
叙之。

第一节　莫批

　　"莫批"③为汉语音译的哈尼语，哈尼人认为是具有智慧之人。可
以在神与人之间互相沟通，起到媒介的作用，亦充当神灵在人间的代言
人。在哈尼人中有这样的古老谚语："头人不在城墙倒，莫批不在鬼作

---

① 夏建中：《文化人类学理论学派》，中国人民大学出版社 1997 年版，第 156 页。
② 详细论述可参见拙文《巫与中国文化源头》，《中西文化研究》2007 年第 2 期。
③ "莫批""贝玛"皆为哈尼社会中神职人员称呼，"贝玛"通常含有尊称的含义。

乱，工匠不在土地荒。"这深刻地反映了哈尼社会中最重要的三种能人不同的作用和地位，亦即头人负责政治事务管理，匠人负责技艺而莫批专掌宗教事务。同时，也反映了哈尼族历史社会结构是"政、教、工、艺合一"的组织形式。由于哈尼族历史上没有自己传统的文字书写系统，其文化传承只能靠莫批世代口耳相传的方式流传于世。因此作为巫师的莫批，熟练地掌握着丰富的本民族创世神话、迁徙史诗、习惯法则、民风民俗、各种神咒献词以及哈尼人视之极为重要的"父子连名制"谱系。也可以说，莫批是哈尼社会中民族文化的传承者和集大成者。

大部分的哈尼村寨都有莫批，少则一两个，多则数十个。但有的哈尼聚居村寨可能莫批非常多，如云南红河县乐育乡窝伙地村委会龙为村，有200户1000多人，据介绍有莫批一百多个，也就是说十分之一的比例，红河州元阳县的莫批有两千多人。事实上，莫批往往跨村寨而从事宗教活动，尤其是一些老的有名气的莫批更是如此。莫批的行事范围十分有意思，日本学者提出了祭祀圈乃至以后中国台湾学者提出了信仰圈、婚姻圈，哈尼族则形成一个类似的主要基于地缘关系的"莫批圈"。

一　神话古歌里的贝玛

哈尼族莫批是极其重要的宗教职业者，在古老的民间传说里，被称为三种能人之一。据学者介绍，《三种能人》的古歌中唱到：

> 在遥远的三咪地方，
> 有三个神奇的蛋，
> 三个蛋分三种色，
> 白蛋花蛋和红蛋。
> 三个神奇的蛋，
> 公鸡抱着不暖和，
> 母鸡抱着不暖和，
> 女人抱着不暖和，
> 男人抱着不暖和。

　　　　白天太阳抱着热乎乎，

　　　　太阳抱着孵出来，

　　　　晚上月亮抱着暖洋洋，

　　　　月亮抱着孵出来了，

　　　　三个神蛋生出三种人，

　　　　白蛋生出做官的人，

　　　　花蛋生出做莫批的人，

　　　　红蛋生出做工匠的人①。

　　虽然这个传说中充满着神秘的色彩，但我们可以看到哈尼人对莫批地位的认识。与之相似，在另外版本的《哈尼族古歌》②里有"直琵爵"一章，直、琵、爵分别代表着头人、贝玛、工匠。这一章分为"直堵琵堵爵堵""直坡琵坡爵坡""直枯琵枯爵枯"三个部分，分别讲述三种能人产生、逃跑、被追回的古今历史。古歌里特别强调了贝玛等对于哈尼族的重要性，但经历过一个被忽视被小看、排挤的过程。于是贝玛头人工匠愤而离开，结果哈尼族陷入了混乱。之后哈尼人后悔莫及，又拿礼物去相请，终于哈尼族村寨恢复了生机。通过古歌口耳相传的方式，这正好告诫后世哈尼子孙的是三种能人不能得罪，他们在哈尼族扮演着不可或缺的重要作用。

　　关于贝玛的产生，古歌里采用了神话和故事的方式叙述，天神烟沙的仓库里有三样的人种，在不同的时间播种。

　　　　播下人种七晚，三斗贝玛的籽种长出来了吗？长出来了，头一斗籽种，长出了上等贝玛，二一斗籽种，长出了中等贝玛，三一斗籽种，长出了下等贝玛。

　　这一段交代了贝玛是由天神所创，故此带有神圣意味，但是又因人而异地分成了三等，三等次的贝玛各是什么样的呢？

_____

　　① 李期博：《哈尼族文化新论》，云南民族出版社 2009 年版，第 38 页。

　　② 西双版纳傣族自治州民族事务委员会编：《哈尼族古歌》，云南民族出版社 1992 年版，第 253—291 页。

　　　　头等的贝玛，是拿着羊肉背（注：指念咒退鬼）的人，是吃掉
　　羊肉又拿起羊脖圈的人；中等的贝玛，是念经送葬的人，是得吃九
　　根牛肋巴骨的人，是得吃一只牛大腿的人；下等的贝玛，是有一小
　　点聪明的人，是得吃一只鸡翅膀的人，是得吃一只鸡大腿的人。三
　　等的贝玛走出来，吃羊肉的走前面，吃牛肉的走中间，吃鸡肉的走
　　后边。

　　这一段对贝玛进行分类，但是是以所获得的报酬来区分的，这很有
意思。因为羊肉、牛肉、鸡肉都是贝玛做仪式之后的报酬，肉类之间有
贵贱之分，也反映了贝玛之间的等级，之后会介绍到贝玛的层次。
　　贝玛为哈尼族民众做什么呢？起到什么作用了呢？一开始，哈尼人
认不得贝玛的用处。天神就说：“没有头人不会在（笔者注：‘在’是
指‘生活’），没有贝玛不好睡（原文注：因为没有贝玛驱鬼，鬼半夜
入寨捣乱，故有此说），没有工匠不会做活计。”可惜哈尼人不能认识
到三种能人的好，天神又只好劝导。

　　　　世上的哈尼，贝玛不在一日，阿爸病倒在床上，拉起的是哪
　　个？阿妈睡倒在床上，扶起的是哪个？贝玛不在一天，寨子外面的
　　鬼来扯磨秋，撵鬼的是哪个？寨边的鬼来打呼哨，驱鬼的是哪个？
　　不要贝玛的哈尼，百样灾难降临，没有人来祭神献鬼，百样魔鬼捣
　　乱，没有人来退鬼念咒。
　　　　……
　　　　有了哈尼的头人，地方不平有人来管，有了哈尼的贝玛，病人
　　睡在床上有人拉起来，有了哈尼的工匠，锄头挖到耳朵有人来接。

　　从这些古歌中我们可以很清楚地看出贝玛在哈尼生活中的重要功
能，首先就是治病。文中阿爸阿妈病倒在床，需要贝玛做仪式帮助治疗
才得好起来，这属于本研究着重探讨的仪式治疗主题。除去治病之外，
贝玛还起着保护村寨安宁的作用，否则鬼怪就会来捣乱，并且没有贝
玛，很多其他的仪式也都做不成以至于百样灾难降临。
　　在这段哈尼族古歌里，还通过传神的笔调绘声绘色地描述了贝玛的

能力。

> 哈尼的贝玛出来，不能背（笔者注：指念咒退鬼）的鬼一样没
> 有了，多怪的鬼也能背得走，多大的鬼也能背得去，听见贝玛"呸
> 呸"的咒声，细脚鬼跑断了双脚，听见贝玛"呸呸"的咒声，鬼
> 王领着子孙逃到了天边。
> ……
> 高能的贝玛咒出一句话，所有的病人都起了床。
> ……
> 没有真正的贝玛来主祭，哈尼的寨子搬进大群的魔鬼，大贵在
> 寨头唱歌，小鬼在寨脚游玩，鬼婆在寨边的树荫下给鬼娃喂奶，鬼
> 公在寨外的草棵里烧下酒的干巴。
> ……
> 真正的贝玛不在，撵鬼的贝玛家门前，印满了大鬼小鬼的脚
> 迹……哈尼欢乐的人寨，变成了欢乐的鬼寨，寨头的树林里，鬼公
> 鬼婆在那里哭，哭着哭着又笑起来，寨脚的石头上，鬼兄鬼弟在那
> 里分家产，分着分着分进寨来。

这些均可看出贝玛在驱鬼、祭祀和治病上的作用，没有贝玛的哈尼寨子只会是众鬼云集作乱，孩子头上要生毒疮，女人肚痛难伸腰，苦不堪言。古歌的"直枯琶枯爵枯"部分讲述了贝玛被哈尼人求情说好话劝回来的情景：

> 回来吧，哈尼的贝玛！办理高等的羊葬（原文注：杀羊送葬，
> 下述牛葬鸡葬相同），送你一只羊腿，还有那牵羊的脖圈，也拿来
> 送给你；办理中等的牛葬，送给你九根肋巴骨，肉厚的一只牛大
> 腿，也拿来送给你；办理低等的鸡葬，送你一只鸡大腿，还有一只
> 鸡翅膀，也拿来送给你。给你谷子的时候，不再给瘦田里的瘪谷，
> 肥田的谷子撮出来，再叫媳妇簸九道。办理最上等的葬礼，更不会
> 亏待你，一斗谷子的上面，再加一尖升的米。回来吧，哈尼的
> 贝玛！

从这些语句中实际上也可看出哈尼人对贝玛的期待和急切的心情，愿意把生活中最好的礼物付给贝玛，而从筛米的细节动作中更见对贝玛的真心真意的报答。这也反映今天现实生活中，对贝玛举行不同级别仪式时的报酬和待遇，比如有羊腿、牛大腿、肋巴骨、鸡翅膀、饱满的谷物，这对我们研究贝玛的生活、地位、祭品的逻辑以及各种仪式大有帮助。

古歌里形容头人、贝玛、工匠三种能人时，一般冠以不同的称谓，如正直权威的头人（发出了太阳一样的金光）、聪明智慧的贝玛（发出了月亮一样的银光）、勤劳高能手艺高超的工匠（发出了水明星一样的亮光）。在生活特点上则是高贵的头人爱睡懒觉、贝玛是爱起早的人、工匠是睡得晚的人。

从以上民间传说古歌中所进行的关于贝玛的梳理，经过田野调查研究发现，大多数与现今贝玛的情形几近雷同，是一个活脱脱现实的翻版。

二　现实生活中的贝玛

哈尼族中莫批有不同等级，各自职能不同，地位相异，扮演的社会角色亦各有区分。大贝玛是莫批当中等级最高的，是一般莫批的师傅，有时也可用于对老莫批的尊称如"老贝玛"。通常都是莫批中最有威望的人，他们可以主持最高等级的葬礼，可以进行杀牛祭祀等大型的全村公祭活动，他们大都师徒相承，更多的乃是世代父子相传。贝玛了解本族的迁徙史诗，熟悉各种祭词，掌握本族重要的文化知识，因而倍受人们的尊敬。

次于贝玛的祭司称为"沙批"，各地叫法不尽相同，有的地方又称"批则"或"翁批"。这种莫批没有资格杀牛，亦不能主持大型公祭活动，但可以做一些一般的祭祀活动，例如：求神驱邪，制服鬼怪，招魂献祭等，也往往为村人疗病治伤。

再有一种祭司成为"擦批"，也有地方称为"沟批"。他们可以神灵附体，求神向仙，来往于神和人之间，把人的愿望送到祖先那里去，他们的活动常常被认为是巫术的一部分。

成为莫批一般有两种方法，较多的情形是家族世袭传承，父亲传给儿子，儿子传给下一代，于是出现了不少的莫批世家。也有的是通过学习培训的非家传的，但无论哪一种，都要经过刻苦的学习，通过大量的祭词咒语的背诵，并且在实际操作中得到检验。不少莫批自小开始学习，记忆力十分惊人。

三　莫批的生活

为了更加直观立体地理解莫批的角色与社会地位，以下通过个案描述，尤其包括其日常生活的叙述，零距离地走近这一神秘的宗教职业者。

个案1：老莫批李明依

李明依是红河县乐育乡的一位远近闻名的老莫批，2011年的一天他向笔者讲述了自己的经历。

> 我是1952年8月31出生，今年60岁，属龙，做贝玛一般要属龙属虎等命硬的比较好。后来腿突然就不太好了，因此刻苦地学习，我是从父子连名开始学起，背熟了，再学叫魂的。22岁时正式学成，先后向我的大爹和甲寅的一个老师父学习过，由于自己学的老师多，因此自己的大爹已经基本上超过了。在向甲寅的师傅拜师的时候给了200元，那大概是70年代末80年代初的时候，算是很多钱了。后来学会了以后，我师傅叫我再教他的儿子，就没有另外要我的学费了。
>
> 我自己的儿子也都教会了但他们不愿意做这个，我也不让他们做，我现在有4个徒弟，其中一个学会了，其他三个多多少少会一些，出师的时候我要送给徒弟打卦的鸡骨和竹签。生哪样病了，只要打个卦就知道了，就像医院里面检验一样，再根据打的卦相应地看病，是叫魂还是退鬼。人有12个魂，其中4个是主要的，人没了魂就要生病，少得多了就发疯，或者就死掉。老天的神一共有99个，天神莫咪是他们的阿爸，经常从天上下来的有77个，22个从来不下来，鬼叫"尼哈"，阿龙是管地下鬼的①。

---

① 红河县乐育乡田野调查笔记，2011年11月2日。

很明显，可以发现，莫批都是需要向师傅学习的，不像师娘莫那样可以神选，也不似咪谷那样由村民选举的。在之后的调查中，笔者又多次拜见李明依，在他家吃饭聊天随他去做仪式，由于李明依就住在乐育乡上，所以访谈比较方便，对他也就有了更为清晰的了解。

2012年3月20日下午两点半，笔者和日本首都大学人类学系的阿部一起到李明依家，阿部买了枇杷、带了日本筷子。笔者上次看到李明依的腿不好，一瘸一拐的，就另外买了中国劲酒，他很喜欢，特意问是不是治疗风湿病很好，是不是每个晚上喝一小口。聊天中得知李明依老婆在哈普村老家，离乡上步行大约一个钟头，她家里还要喂猪养鸡，每个周末赶集会来一下乡里。李明依有两个孩子，老大是1980年出生的，现在元江，小儿子在浙江打工。他们留下三个孙女、一个孙子跟着他在乡上上学，吃饭花费儿子们都不管，经济上主要靠做仪式。另外李明依平时在家里编竹背篓、竹筐、竹箩卖，不忙的话一天可以编两个。他花了5万元在街上又买了一个地给儿子，比较凑巧的是哈普的门牌号是6，现在住的这个门牌号是56，买的那个是196。李认为三个6很难得，十分在乎此事。由于李腿脚不好，大多数情况下都是顾客请摩托车来乡上接。他要出门前会把饭放进电饭锅，孙子们放学回来会自己整吃。

几天的闲谈中，他说了一些自己个人的事情。

我年轻时腿都是好好的，还去红星水库干过活，大概十九岁时突然腿就不方便了。我以前老家是在坝美村，但那里山高并不好在，年轻时到哈普村来做仪式的时候。有一户人家就想把女儿嫁给我，虽然我的脚瘸了，但他们认为"你活计倒是样样不会做，但你会用嘴巴做活计，用嘴挖田，那要不就搬下来吧"。于是我就下来了，现在哈普村里人提到我时依然习惯用"那个坝美来的"代称，我是上门的女婿。

我9岁开始学莫批，16岁时会独立的做了，但"文革"时国家政策严得很，不让做仪式，否则要被敲打和罚做义务工，但实际上我大概从1974年开始可以允许做了。到现在做了38年仪式了，我每次去"背"①，得到的米吃都吃不完，是附近有名气的大莫批，有的莫批不会做驱赶"沙尸"仪式，但我都会的②。

从这段自述中，不仅可以了解莫批的人生史，还隐约看到国家力量的作用。2012年3月22日是周四，马日，是大新寨赶集的日子，笔者随李莫批去赶集。特此摘录笔者的日记，姑且命名为"老莫批李明依的一天"，可以帮助了解其生活影像。

2012年3月22日，晴天，周四，马日，老莫批李明依的一天

早上李明依给我打电话说要去大新寨"背"去，我和阿部当即决定同往，他带着5个编好的竹筐顺便去卖。我们坐在一辆农用货车后边，车是从建水拉鸡来赶集的，当时觉得挺有意思，但没有料到正是这次坐车，我的脚放在鸡笼上。结果晚上才发现被鸡身上的跳蚤狠狠地咬了许多密密麻麻的红点，数了一下有30多个，可能也有在集市上被咬的。

在车上，李告诉我乡政府曾经有人问他我们是什么人，他说是州民族研究所的，具体的不知可以问杨六金老师。他们又问是不是日本特务？李说不是的，说我们是来向他学习的小贝玛。

农用货车5块钱一个人，大约半个小时到大新寨后，发现这是一个很大的彝族村寨，李明依熟练地找到一处广场平地，放下竹背篓坐了下来。原来今天是有好几个人打电话来请他上大新寨来"背"，他顺便就卖竹筐，否则来回车费都要十块，岂不是不划算？

上午十点多，来赶集的渐渐多了起来，原来村民来赶集的同时也顺便请贝玛看病。对于李来说，如同卖他的竹筐一样，他多卖了一种东西就是他的技艺。由此我也深深地体会到莫批是各行各业的师傅中的一种，不是那般神圣不食人间烟火之人。很快他的顾客就来了，是一个老头，由于需要安静地方才能念诵祭词。我们便离开集市走了大概二十分钟，穿过牛市来到一处偏僻靠近小河处，他开

---

① "背"是哈尼人对念经、背诵经文的俗称。
② 红河县乐育乡田野调查笔记，2012年3月20—30日。

始摆上一塑料袋糯米、一个塑料袋装着一只小鸡、一塑料袋红米（大概2斤，米中夹有10块钱）。开始"背"了，"背"的时候李明依把小鸡敲死并丢掉。二十二分钟后"背"完，李明依把糯米撒在地上，拿走红米，结束。这次较短的叫魂是给顾客全家"背"的，属于保佑全家平安，让他们身体好在，并且走到哪里也不怕，预防不生病作用的仪式，并非叫魂（叫魂须在自己家里进行）。

从河边回来的路上，我们遇到第二个顾客，是一个中年妇女，家在米哈村，该村是去哈普半路上的一个村寨。来请李瞧鸡骨卦，鸡卦卜叫"哈帮卡"或"哈波卡"，鸡骨由客人自己带来。11：12，李先用自己的匕首划掉骨头上的灰，裸露出骨眼，一边插进竹签（李明依的竹签随身携带放在一个子弹壳里），一边念诵口诀，再观察竹签形状，若竹签直立和竹签之间的形状规整为最好，若形状混乱则不好。先瞧一根鸡骨后看两根鸡骨，此次看定的结果是家中的祖先鬼害了小孩，李形容为现在这是检查诊断阶段，类似于 X 光，双方约定晚上去她家里"背"去，这大概就是治疗阶段了。11：20，中年妇女匆匆离去，按照李的要求，回去置办进行仪式所需之物品，过了十来分钟又折返询问李明依细节，然后满意地离去。

第三个顾客是在广场上一角李明依卖竹筐处，12 点整，来者是一个中年妇女，带来鸡骨请李明依看卦，结果鸡骨上竹签直立，说明问题不大但需要贝玛去"背"。

第四个顾客是一个老年男子，那人先是把李拉到一旁蹲在地上耳语说了老半天，过了一会，那人手上从外面带来一把稻草，然后两人坐在石阶上。李一边念口诀一边把稻草折成几叠，最后看剩余的长短，这就是稻草卜（哈尼语"俄玉粗"）一般用来诊断比较多。李明依后来告诉我原来这个神神秘秘老倌的媳妇几年前死了，现在重新又找了一个，可是这个女人只是晚上来家里过夜而白天就离开了，不愿意待下来，好像她的心还是没有定下来。因此，老倌迷惑不解，特意来问一问李明依是不是二人出了什么问题。李明依经过占卜发现是其中有鬼作祟，说要用一个鸡蛋一个鸭蛋献饭退鬼，如此一来阻碍两个人关系的枷锁解了以后，二人关系自然就会好。今天同样只是检查，至于治疗，只需找他自家村里的贝玛就可以，但那个贝玛不太会瞧这方面。

实际上，一般涉及两个人关系的问题（比如夫妻矛盾，邻居纠纷）都是用两样祭品，比如鸡蛋鸭蛋合用或者公鸡母鸡合用。有意思的是离开的时候，那个老倌拍拍屁股就走了，工钱倒是一分没有给，李苦笑说"即使是朋友，一般也应给一两块的"。但莫批之间有一个不成文的规则，随便顾客给多少以及给什么，不能强行向顾客索要。

也就是说，贝玛是"被动"的，有人叫打来电话就必须得去，有的时候半夜有小孩子哭病都得去"背"去，至于工钱也是"被动"的，人家愿意给多少给多少，不能强求。

下午5点钟，李觉得该回去了，他编的5个竹筐在我和阿部的卖力吆喝帮忙下卖掉了4个，价格是25元一个。李比较满意说这已经可以了，有的时候一天一个也卖不出去，有的时候带来的又不够买。我们三人吃了红米线，赶车从大新寨回来，他又被摩托车接去米哈村"背"去，我和阿部继续待在乐育。

这一天特别有意思，李明依赶集的时候一边卖他的竹背篓一边卖他的"仪式"，笔者才第一次知道原来赶集还可以赶"仪式"，前者属于手艺，后者属于口艺。通过这一天，笔者也深刻认识到仪式并非那么神圣不可触及，对于李明依来说，他"背"的经文与他的背篓本质上毫无二异。对于赶集的村民来说，李明依莫批和剃头匠、打铁匠、江湖郎中一样都属于"师傅"，只是各自所做的工作不一样，本质上也没有不同。

总体看来，一般的程序是先诊断决定要不要去"背"（通常的结果是绝大部分情况下都要请贝玛去"背"），然后确定怎么"背"以及"背"什么、请谁"背"等。李说生病的来瞧，不生病的也来瞧，上面第二例子是生病的，第一例是预防性的，第三例是没有生病。至于"背"的日子则依据属相不同，今天马日可以"背"，逢龙蛇日可以，明天羊日不能"背"，后天猴日到坝美去"背"。

与李明依聊到属相日子，他就顺便给我们看一看，查询了老皇历，我是丁酉日出生，阿部是 1979 年新历 6 月 11 日农历五月十七日生，乙未年庚午月巳酉日。他自己是 1952 年新历 8 月 31 日（农历七月十二日），是壬辰年戊申月巳酉日。他介绍说自己的命是不错的，他八字是龙，骨头是兔（每天都有吃的，衣食不缺），魂是鸡，命是长江（可能是水命），水要经长江入海，所以人遇到事情要来找他帮忙。李明依很高兴地说我们三个人的命正好是三只公鸡，能够合在一处聊天，这种情况遇都遇不上！

个案 2：普姓莫批世家

普勒仰是红河县浪堤乡娘普村一位大莫批，他是村民小组长，自己另外开了一个石料场采石。有两个儿子，大儿子在昆明搞演唱会会务，小儿子开车给石料场拉货，但都也学会了贝玛的仪式。

普家是五世同堂，祖母 93 岁，膝下有 200 多个人了。2012 年春季 3 月的一天，笔者受邀请去参加他的大儿子的婚礼，顺便进行访谈。他们可以主持葬礼、婚礼、看病等仪式，因此一家在当地很有声望。所以这次普家的婚礼来了很多人，吃了一百多桌，杀了三头猪、一头牛、一百多只鸡、几十条鱼，花了三四万块，是全村最热闹的婚礼。

他的弟弟普者和告诉我们：

> 我们家是世代家传的莫批，已经有八代人了，只传自家人不对外传。据说以前是从元江那边一家学来的，所以当时老祖就留下了规矩，什么外人都不能传。但这家人要是想学的话，可以传。目前，我的爸爸、大哥（1963 年出生，属兔）、二哥（普勒仰，1966 年出生，属马）、我（1978 年出生，属马）都会背（注，"背"就是指莫批背诵祭词，生活中，莫批说"去背"的云南话"科背克"就是泛称做仪式）。二哥普勒仰 16 岁就和父亲、大哥一起去参加仪式。
>
> 莫批学习的方法是父亲先在家中简单大概地教一遍，然后带着去仪式的现场观摩，当父亲念诵祭词时会在关键处略微停顿，稍加提醒，要注意一下这个地方这个阶段要如此如此，怎么搞怎么弄……晚上回家后要温习一遍，父亲再纠正。我这个人记性很好，一般教一遍我就能记得百分之九十了，大体不差了。比如说今天见

到你了，我很长时间都会记得你，不会忘记。①

从上述所讲来看，普家是典型的家传的莫批，只传家人，但也不忘记师傅恩惠，可以传给元江祖师那一家。从中我们也大体上知道了家传莫批授业之道，总结莫批学习方法就是"代代传、相互教、实践学"。

普勒仰的另一个弟弟在昆阳搞数字电视工程，他是这样介绍自己家族的。

> 1949 年前，乐育乡有个土司官，他和普家关系很好，土司专任我的爷爷为这一方的莫批。土司的管辖范围到哪里，我爷爷的行事范围就到哪里，别人不得插手，所以周围一带都是我爷爷去背。爷爷那时佩戴一只左轮手枪，有四个保镖，都带着盒子枪。但我爷爷为人厚道，不欺负穷人家。做贝玛的一般规矩是人家给多少就收多少，爷爷做仪式看家庭情况收取报酬，如果富人家就会照收，穷人家就退回去一些，或者就不收了。有一个穷人家死了人，爷爷不但分文不取，还自己从家里带祭祀用的米和鸡等样具去。因此，我爷爷在这一方很受人尊敬，一般做仪式都是马接马送。"文革"时，爷爷被抓起来了，死在牢里面，那时候我爸爸大概只有 7 岁，奶奶还正怀着一个孩子。"文革"时什么都不给做了，我们家也比较困难，奶奶还为此被吊起来打过的②。

这段介绍很详细地讲述了代表政治权利的土司官与民间宗教人员之间的互助关系，莫批基本上与土司管辖范围一致，最后呈现为土司的管辖范围与莫批的行事范围重合的局面。并且莫批与普通百姓的关系也是如同鱼水之情，我们还发现莫批在"文革"中被批斗禁止的历史，这其实影响了一个家族的兴衰。

可是，古老的莫批也正在发生着变化，已经成为老板的"莫批"普者和就说：

---

① 红河县浪堤乡田野调查笔记，2012 年 3 月 4—10 日。
② 同上。

我现年 34 岁，世代家传，从小学习莫批，现在元江县城搞建筑工程承包，也就是包工头。由于聪明能干加上莫批的威信较高，我手下有了二三十号人跟着干活，已经成了远近闻名的小老板。由于离红河的家要三四个小时的路程，不能经常回家，我便把家里的 3 亩田都无偿租给别人了，一分钱不收。而这样的事情在过去是不可想象的，过去的地主至少要收七三开的分租。我觉得每一次从元江回来都要花掉一些时间和车费，而辛辛苦苦种田所得还不够支付这些开支，自己宁愿赚钱买米都不愿隔三岔五地回来种田。但空闲之时，也常常去元江那边的哈尼村寨帮助人做仪式①。

这是一位走出哈尼村寨的莫批，也是脱离了梯田耕作的老板，不能说是农民了，被村里人认为是成功的典范。普本人是在修公路的工地上承包工程，但元江这边都还是有很多人经常找他去背。他祖上也是从元江这边学过去的，所以元江这边请他的比较多，而且人们比较相信他们家族，认为是贝玛的好几代传人了，信得过。而他遇见有人请一般都还是要去的，他自己也觉得活计明天还可以再干，但有人病了不能等到明天，他认为自己有一定的责任。他自己也为自己的家族世传而自豪，认为贝玛里有好、有次、有真、有假，就像大学有名牌的也有一般的一样，有的贝玛声称可以背其实是伪装的，而他们家的贝玛是可以主持葬礼的那种，所以是贝玛里最高等级的。

普本人是小学毕业，那个年代没有办法，所以他自己很重视自己孩子的读书。儿子初中毕业考的分数不错，但他不想读县城的红河一中，于是普就想弄到蒙自一中来，可是离这里的分数又差了一点，要交很多钱。孩子自己比较懂事不愿意给家里添加负担，最后在蒙自的云师大附中办的分校借读。普说只要孩子愿意读，大学、研究生、博士都愿意供，自己苦一点都没有关系。

普者和的大哥也是一位莫批，笔者和他聊到仪式治疗时，曾经说道：

---

① 红河县浪堤乡田野调查笔记，2012 年 3 月 4—10 日。

我 18 岁开始学习贝玛，今年我 50 岁了，随身带的是一把匕首，做仪式时候杀鸡杀鸭，可以驱鬼，带了七八年了吧。一般请我去看病的都是老人和小孩，他们体质弱，但被刀划伤了或者跌倒了就会去卫生所，这些我也整不了。但有人病老是好不了也会请我去，附近浪堤的也有，乐育的也有，但比较多的是我做丧事。我的孩子一个在广东佛山陶瓷厂打工，好两年没回来了请不到假，小孩子就我们两个老人在家带，我也教了我的孩子一点，他不想学做莫批，觉得没意思，我也没有勉强他了①。

可见莫批对于疾病还是有一个清晰的范围的，什么样的病该做仪式，什么样的病有效果，他们知道得较清楚。另外，不少莫批的后代并不愿意继承家业，这是时代变迁的结果。

最后一天，普勒仰的二儿子用摩托车送我去赶班车，车穿梭于山腰，走在山脊上而且是陡峭的山坡。天刚下雨，不少泥泞，好几次我只好下来步行，也有好几次车轮走在路边沿，下面是层层山谷和万亩梯田，如果滚下去就会一直滚到几里远的河里。起先他认为笔者是日本人，笔者告诉他是蒙自的老师，他便和笔者说起话了，笔者一边骑一边聊，他说了自己的经历。

我以前在昆明一个餐馆打工端菜，后来我爸爸开了一个石料场，叫我回来，我学会了开货车运货，但钱还是外面挣得多，机会多好挣些。我不太想学莫批，虽然爸爸教了我一些。在我们这，感冒和刀伤一般不会请莫批，但如果你老是感冒不得好的话可能就要请贝玛看看了，可能是被鬼缠着了。老百姓对于什么病要请什么病不用请，还是知道得很清楚的，总体上小孩子请的多，鬼喜欢找，就不太好养。

村子里像我家这样世代传下来的莫批有几个，其他的都是现行拜师傅的。贝玛做丧事一般就是二三十斤米、100 多块钱，三四个人分，要做两天，还是挺辛苦的。但在外凶死的人举行葬礼就不太

① 红河县浪堤乡田野调查笔记，2012 年 3 月 4—10 日。

一样了，很多贝玛不愿意做这种事，而且这种的事做法比较复杂。不过价格高一些，有的三四百元外加一个牛后腿。有一些贝玛自称可以做实际上并不会，我爸爸就真的会，现在路过的这几个村就是专门请我爸爸来做，不请别的贝玛①。

所以，哈尼人对于什么病要请什么病不用请，还是知道得很清楚的。但年轻的一代很少愿意再继续做莫批的工作，也许是因为改革开放和市场经济之下，村民有了更多的社会流动和选择工作的机会。但反过来可以想见，在古时候，做莫批的工作应该是比较不错，至少不像农民那般劳力辛苦的工作。

个案3：旅游村里的莫批

元阳县箐口村是有名的民俗文化旅游村，2000 年以后开始发展旅游，云南大学民族研究院在这里设有工作站。李自然是一位大莫批，他家是五代的莫批世家，因此对本族传统文化比较了解，自从村寨游客越来越多，学者调查和电视台采访也越来越多，他就经常被采访到。比如中央电视台一台二台都有，一次会给他 200—300 元，国外学者一次也会给他 300 元。

有时候被县里领导叫去讲述民间文化，一次有几十块报酬。他家里贴了很多和外来学者的合影，也准备了好多图片介绍哈尼文化，还会拿出许多哈尼研究方面的书籍，不少就是学者在箐口调查的成果。有时候，熟悉的学者干脆提前打电话给他，让他提前准备一餐几百元的饭菜，以便来客访谈，一起付给工钱，一边吃饭一边访谈，一举两得。

第二节　咪谷

"咪谷"，意为"大地的需要者"，哈尼语"咪"意为"地"，"谷"意为"经脉"，可引申为"为村寨祭祀之人"或"为献祭大地的主祭人"②。

---

① 红河县浪堤乡田野调查笔记，2012 年 3 月 4—10 日。
② 王清华：《梯田文化论》，云南大学出版社 1999 年版，第 66 页。

学术界一般认为，在哈尼先民社会中，曾经存在"鬼主"制度，即部落首领和原始宗教祭司合二为一的氏族部落制。从宋代大理国开始尤其元朝至明清时期，中央王朝在哈尼族居住地区逐渐推行土司制度。土司领主取得统治地位，政教合一的鬼主制度由此受到冲击，不得不从政治权利中分离出来。今天的"咪谷"一词依然保留头人的意味，但其政治权利一面已经荡然无存，而其宗教的功能依然保留。正如有学者所分析的："在被迫同权利分离后，鬼主分化为较纯粹的神职人员巫师和祭司。从而宣告了莫批——咪谷宗教组织的开始。所以，莫批——咪谷宗教组织是在特定历史条件下，以及外来力量的挤压中妥协和调适的结果。正是外部力量的逼迫，使莫批与咪谷的政治经济功能逐渐消失，并不断向宗教功能压缩。这最终导致了咪谷享有很高的地位，但其整合社会的手段只是象征性权威。"① 应该说咪谷更多的乃是一种象征性人间楷模，其所依赖的并非莫批那样特殊的个人技能。

被选定为咪谷通常需要以下条件：一是为人正直，没有偷盗做坏事等行为；二是直系亲属中有人做过咪谷；三是只有一次婚姻，并且儿孙满堂；四是男性。

咪谷声望颇高，在重大节日如"昂玛突""苦扎扎""祭龙树"时中担当仪式主祭，代表全寨向神林献祭祈福。因此有的地方称为龙头，咪谷主持宗教活动时还有助手即若干小咪谷。祭龙时，全村男人都去，女人不能去，在龙树所在之地献饭。担任咪谷一般三年，这期间，每当村寨无灾无难，平平安安，六畜兴旺，风调雨顺，居民安康，则说明咪谷的献神有效，就可以继续连任。但是如果发生村寨集体性瘟疫，牲畜病死，自然灾害不断，则归于咪谷品性不端或对神不敬，就需要改选咪谷。

2012年夏，笔者在甲寅乡参加六月年磨秋节，仪式全程基本上是由咪谷们负责进行，咪谷一共有九个人，留待另章介绍仪式时再进行详细描述。

---

① 郑宇：《哈尼族宗教权威与双重性社会结构》，《民族研究》2007年第4期。

第三节　师娘莫

本书所述的"师娘莫"是哈尼族巫师的一种，并不是像哈尼族祭司"莫批"那样需要长时间向师傅学习，而一般自称是天生的拜老天所赐的本事，又或者突然得病之后就拥有的能力。具体而言，他们可以通过附体状态探知病情的来源，告诉病者发病的原因，他们常常进行叫魂活动但不会背诵父子连名谱系，也不能杀牛和主持葬礼。有部分学者就认为，从广义上说他们属于莫批中"沟批"或"擦批"。

　"沟批"可分为两种情况，一种称为"尼玛"，以中年女性居多。她们主要是看蛋卦、米卦等，为人治病。这种人只管看卦解疑，不能进行具体的祭祀活动。另一种称为"擦批"或"尤批"，以中年男性居多。传说这种人能通神。他们问病决疑，一定要晚上在病人的家中，在堂屋里临时搭建一张床，睡在床上演唱决疑，通宵达旦。"擦批"睡下之前，床边要摆一张桌子，桌上放一斗大米，米上方一生鸡蛋、一只银饰、一米白土布等。并要指定一个人做"擦批"的助手，事先他同"擦批"一起洗手脚。"擦批"进行法事的过程中，有这个助手能和他通话。据说，"擦批"能及一个或两个"艳莫阿玛"的神灵。他睡下之后，这个"艳莫阿玛"就指引提示他能够找到被丢失灵魂，传达死者亲人的意愿。他能来往于人和鬼神之间，也能把人的愿望传达给死去的亲人。尼玛和擦批都不是师承的。而是经过一场大病或突然发疯，病愈之后，他们变成"与众不同"的能通各种神灵的人。这种人一般不搞驱鬼等祭祀活动。但他们能给患者指明需要做什么样的祭祀活动，能达到驱鬼求神之目的。这类神职人员在元阳等地哈尼族不把他们列入莫批组织的行列，他们属于哈尼族宗教中典型的巫师，在凡人面前常以神秘的面目出现①。

---

①　黄绍文、王晏、满丽萍：《哈尼族自然宗教的神职人员——莫批》，《宗教学研究》2010 年第 1 期，第 123—124 页。

再有另一些研究表明：

> 沟批为哈尼族摩批中最低级的一种，沟批不能进行杀牲祭祀和驱鬼求神活动，分为尼玛和尤批。尼玛以中年女性居多，她们主要是通过看相、蛋卦、米卦等方式，为人问病决疑，她们只给人们说明生病的原因和解救的办法，但不做具体的祭祀活动。尤批也称"叟批"。这种人以中青年男性居多，有些人懂一点魔术、气功等，在凡人面前以神秘的面目出现[1]。

以上介绍都很明确地概括出了"擦批"或"沟批"的特征，有助于我们对这一神秘群体做大致的瞭望。调查资料可能源于不同哈尼族地区，在称谓上可能有所不同，各地称呼不一。例如与红河接壤的西双版纳自治州称呼为病人驱鬼的巫师为"尼爬"，男女皆可担任。有的"尼爬"可以通过拜师学艺而当上，有的是大病一场，病中被神灵选中的，也有的是尼帕鬼附身的，不当巫师病不会好。而金平县则称为"阿斯帕"，有学者记载："为病人医病由巫师阿斯帕负责。阿斯帕又称尼帕。阿斯帕分男女、女性称阿斯玛，又称尼玛。阿斯帕堂屋供米，在堂屋置一张米桌（巴枯），桌上放置一斗稻谷，稻谷上放一升米，在米上又放一碗米，米上放一个鸡蛋"[2]。但从其宗教形态和特征来看，都比较相似，其宗教性质和状态与中国北方诸民族的萨满也颇为相似。由于笔者所调查的区域主要是红河县，当地哈尼人叫作"师娘莫"，因此也就以此相称，并认为这是与莫批是很不同的一种宗教职业者。

笔者在红河县大龙村主要的田野报道人李志红就是一位师娘莫，他是附近村寨唯一的一位，又兼任该村村民小组长，掌握了很多的仪式程序和人际关系脉络，对笔者的研究提供了很大的帮助。在大龙村调查期间，笔者寄宿于他家，每日与其家人朝夕相处，可以自如地观察一切日常活动。笔者还参加砍猪草、栽菜、打扫猪圈等农活，并在其夫妇出门

---

① 张金文、李克忠：《摩批——哈尼族文化传承者》，《今日民族》2006 年第 12 期，第 14 页。

② 《民族问题五种丛书》云南省编辑委员会：《哈尼族社会历史调查》，民族出版社 1982 年版，第 60 页。

时帮助照顾年仅五岁的小儿子，担当起保姆的角色。限于时间的不足，笔者实际接触到的师娘莫仅此一位，但也曾听说过不少其他村寨的师娘莫的事情，但本书相关所述就以李志红为主。哈尼族村寨中的师娘莫一般是中年女性，李志红的男性角色还是比较少见的，因此也很值得研究。

一　师娘莫的家庭

李志红 12 月 6 日出生（兔年马日），今年 52 岁。他的老家其实并不是大龙本地，其父从阿扎河乡搬迁而来，他的父亲是落孔土司的副官，"文革"中 1970 年左右被打死，当时仅仅杀了一只鸡作为葬礼就匆匆抬出去了（哈尼人对葬礼比较讲究，一般要杀好几头牛）。因此小时候他日子很苦，其父死时他才 7 岁。李志红兄弟四人，他排行老三，现在均已各自分家立户。老大李升参是 1953 年出生，属蛇的，会草医。老二吴鲁斗 1964 年出生，在建水大铁山铁矿上干活，有两儿两女，大儿子在打工，二儿子在迤萨读初三（2012 年已经在昆明读建筑学校中专，每年学费要 6000 元）。老二以前是俄滴人，李志红的亲生二哥李升贵生病死了，他来继承所以不姓李。1993 年来的时候，前夫已经有两个儿女，一个 7 岁一个 5 岁。虽然比李志红小一岁，但是李志红还叫他二哥。李家四兄弟现在下面一共有三十来个人口了。

大约十年前，李志红与前妻离异，前妻是甲寅人，他与前妻生有一儿一女。女儿李世妹 1991 年 6 月 12 日出生（羊年鼠日），已经嫁人，在昆明打工。儿子李世文 1986 年 11 月 8 日（虎年属马日）出生，现在蒙自大理石厂做活，他不想做师娘莫也不愿意留在村里。现在已经有两个女孩，大姑娘李院 2009 年 5 月 10 日牛年兔日出生，二姑娘李春丽 2011 年 11 月 2 日兔年鸡日出生。李世文没有生儿子这让李志红很是恼火，也因此李志红不喜欢儿媳。在她刚刚生完孩子不到一个月，李就不让在家待了，让她跟着李世文去打工。哈尼人有一个说法，家里没有男孩，男人吃饭都不能坐上席，李世文在家中也因此没有地位。他和李志红也就经常闹得不愉快，李志红也曾经向笔者抱怨从来没有吃到过儿子的一分钱。

李志红现在的夫人周红英是阿扎河人，户口簿显示 1982 年 6 月 7

日出生（李志红解释户口簿错了，她是鼠年鼠日生，应该是1984年），二人年龄相差甚大。

2012年10月，笔者来到村里。周红英去西南林业大学食堂打工切菜了，是经过她的女伴介绍去的，包吃包住每月1400元。几天前打电话告诉李，要去昆明螺蛳湾买衣服，那里好看的衣服多得很，工资就不拿回来了，李说可以的，还顺便告诉笔者他从来就没有得到过她的一分钱用（李经常在笔者目前倾诉没有得到钱之类的话）。后来与李闲聊，得知大嫂去了两个月了，是趁着李在个旧叫魂时瞒着他去的。没有了主妇，家里现在比较混乱，连喝的水也没有，李外出叫魂没有空的时候，两个孩子就在四弟家吃饭。所以，李认为她去打工很不对，丢下两个孩子不管。有一次直接叫她不要回来了，自己在家已经找了小姑娘了。其实，李脾气不太好，经常骂人，笔者亲见他大声咒骂家人，与前妻离异就是一个例证。这次，周红英想出去待一阵，估计是生气而走，也让李一个人在家里体会体会没有女人照顾家的滋味吧。

二　师娘莫的个人经历

李志红是初中生，1983年初中毕业去了歌舞团当兵三年，回来不久就做师娘莫。一边还当了会计3年，计划生育干事8年，然后当村主任。有一天晚上，吃完饭之后，喝了一些酒，意犹未尽之时，李志红向笔者讲述了他成为师娘莫的往事。

个案：那一年，我成为师娘莫

我家以前是地主，我爸爸以前是土司官的副官警卫员，也就是狗腿子，身上都是带着枪的。"文化大革命"的时候就被整了，先是被打伤后死了，死的时候48岁。那时我才7岁，所以我小时候很苦，经常吃山茅野菜，油都没有吃的。我的爸爸从阿扎河过来，我出生在大龙，我的大伯现在美国，有堂兄和堂弟也都在美国，我爸爸排行第二，三叔现在阿扎河。现在的妻子1984年12月出生，我自己是1963年12月出生，她比我小很多，妻子家是阿扎河那边的，有五个姐姐一个弟弟，是我在阿扎河叫魂的时候认识的。家里庄稼一般请人来种，平时栽秧打谷子也要去帮忙，我的工作不是种田而是叫魂，到处都有来请的。

　　我小的时候就怕一个人走夜路，14 岁就可以看见鬼了，现在都可以经常看见鬼，村里水井边就经常有两个鬼。14 岁那年，我大病了一场，大概四十天吧，饭也吃不下，水也喝不了，说话也不行，家里人都议论说我不行了。就这样不吃不喝的，可慢慢地我又好了，骨头干了，骨头炼成了，就会瞧命了。我那时就已经成了，只是那时我不愿意向大家说出来。后来进了部队文工团，一直都在歌舞团唱唱跳跳，有一天晚上吃了死的鱼和坏的干巴。你知道我们哈尼族是不能吃死鱼和黄鳝的，结果晚上就突然不舒服，就上身了，整天疯疯癫癫的。歌舞团的领导就说"这孩子看样子唱不了了"，然后我就被开除了，不在歌舞团工作了，23 岁那年我从文工团回来了。从文工团回来以后，我做计划生育干部和会计，一开始不敢给人瞧命，怕影响不好，怕别人说我。但不给人瞧我就要生病了，没办法只得做，我真正的第一次给人瞧是 25 岁。

　　35 岁时，当时正好发生了李洪志"法轮功"的事情，县里统战部和宣传部就组织贝玛去县里和省里开毕摩交流会，会上，领导发言说少数民族地区依然承认民族宗教信仰自由。但强调一要相信政策，二要相信科学，贝玛做事跟"法轮功"是不一样的，是相信拥护党的政策的，属于民族民间文化，我们是一个科学专家，跟基督教也不一样。开会后领导请我们参观开远的化肥厂，才知道原来化肥是这样从机子里生产出来的，又到蒙自军分区参观飞机。当时有一个领导说这些飞机有从抗美援朝退役下来的，当时我年轻胆子大，觉得要实事求是，就举手说抗美援朝的飞机不可能在这里，要是的话肯定早就生锈了。领导当时就愣了，就问我，你是从哪个部队下来的？我就假装回答说，我是从昆明 194 部队回来的，领导说"恩，那你很不错啊"①。

考察李志红，他本人其实与村寨内同时代的哈尼人有不同的人生经历，那就是读过初中当过兵，见过世面，这应该是当时村里有文化知识

---

① 红河县大龙村田野调查笔记，2011 年 10 月 31 日。

的人了。而参观军分区飞机时向领导质疑则反映出他是一个性格比较直接的人，多少有点对领导不太尊重的意味。事实上，在他当上了村主任之后，依然可以看到一些痕迹。比如县里州上领导干部来村里检查，他有时候会表现得比较消极。有一次领导说村里卫生条件还有待加强，他就表现出愤愤不平的样子，说村寨又不是领导住，管得还真多。

随着调查和接触的时间变长，笔者还渐渐发现师娘莫其实是在激烈的斗争中出来的。笔者有一次去乡上赶街，回来的路上，遇见李志红的大哥李升参，和他聊天得知原来他以前是会背的、瞧米叫魂的贝玛，也懂草药。李志红的一些方法还是他教的，但他说李"后来也不知道去到外面哪里回来之后，就会背了，像唱山歌一样，突然就发起来。现在来找我的人就很少了，做贝玛的日日得吃了，国家干部有的给一千块，有的给五百呢。"从这段话似乎听起来，李的大哥流露出一些失望和不满，但李志红似乎也对大哥有意见，估计以前双方发生过不愉快，毕竟这是争夺资源和客源的事情。果然，正当笔者和李升参一起走着聊着，路上迎面李志红骑摩托来了。看到笔者和大哥一起聊天，他居然连招呼都没和大哥打一下，只是随便和笔者说去街上办一下事就径直开走了。实际上，本来说好李志红是骑摩托先送完小雄小财回头再来接笔者的，可见他对我们在一起说话不太高兴。

笔者突然想起李志红在一次清明节给祖先上坟时的举动。李升参的儿子（也就是李志红的侄子）率领孩子们带来了糖果水果都献在坟前，小孩子跪着，把钱撕成碎片，将冥币和香纸点燃烧掉。李志红本在另一边杀鸡，看到了这一幕，立即走过来大声呵斥，阻止了侄子在山神前烧纸钱，认为这样烧纸非常容易着火起火灾。又拼命用脚狠狠地踩灭坟墓前的香纸，用水泼灭并一直大声呵斥：如果起火了不得了！而当时笔者的感想仅仅是：在笔者老家安徽农村上坟的时候，一般不能扑灭香纸特别是用脚踩踏，这被认为是极为不尊重祖先的表现。笔者当时甚至想到了在世俗和法律、规矩前，仪式也要让步，一脚之间，神圣性荡然无存。可是现在联想到李志红和其大哥在成为师娘莫一事上的矛盾，就更加明白了李志红为什么要那么狠狠踩踏侄子的香纸钱了，这正是当着很多人的面（甚至是在死去的双亲目前）侮辱其大哥的机会。试想一下，如果当时烧纸的不是李升参家的人而恰恰是小财或小雄，李志红绝对不会因为烧纸钱会引起森林大火为理由而粗鲁地踩踏烧给祖先的纸钱的。

李志红的脾气比较霸道、古怪、不讲情面，不能容许别人，连我去别人家串门也要过问。有一次，在向别人介绍笔者时就说，"大龙107户，我是头，他们记者来这里就是专门找我采访的"。所以对于田野工作，找到李是一种幸运，因为李知道不少别人不知晓的东西。但由于他的性格，想扩大调查范围似乎不容易，如果笔者住到别人家，他一定会不高兴的，这在某种程度上又是一种不幸。

陈金发就曾经有一次偷偷地对笔者说李脾气老实怪，讨过两个老婆，大老婆是被他赶走的。李的儿媳也埋怨过公公怪脾气，结果被李知道了，刚刚生完小孩子不足一个月，李就命令她和儿子出去外面打工，不让他们在家待了。

分析李本人，他是一个会说话又在那个年代念过初中并且当过兵，在外面见过世面的人，尤其是在部队歌舞团当过兵。所以编一些叫魂词唱一些"山歌"是不成问题的，而且他的叫魂词也是编得较为动听（对于叫魂词的词语分析另外再讨论）。有一次给一位生病的患者叫魂时他就教我唱"山歌"："大龙是个好地方……"，说这个是可以慢慢地学会的，当时笔者非常惊讶，因为笔者之前对于巫师叫魂抱有一种神圣的意味和态度，没有想到实际上可以随便编造。此外，李的语言能力也很不错，他在酒席上喝酒一般都会发表一段针对性的言论，比如有一次其弟弟家安装太阳能，他就从太阳能的好处、国家政策说到新农村建设，说得安装的师傅和村民都很高兴。

他活计不会干，挖田不会，音乐乐器不会，生意也不会，只会做仪式。李本人虽不是"好吃懒做"之徒，但可称是"好逸恶劳"之人，他全凭借着嘴上的本领。但事情的有意思之处在于，李做仪式时间一长，连他自己都相信了，正应了那句网络流行词"不管你信不信，反正我是信了"，而哈尼人在文化土壤中也早已经传统地养成了对巫师的信赖。平心而论，李所说的"鬼""神"客观上是不存在但主观上又是存在的，它们不存在于实际生活中但存在于哈尼人观念之中。所以，正是有了文化的土壤，才有李这样的巫师存在着。从笔者与李的长期接触以及村民对他的反应，我深深地觉得，一个哈尼族村寨中，像李志红这样的人是哈尼族村寨里不能缺少的一个人物。设想李不干了或者不在村里了，当地村民一定会找不到人来叫魂、瞧米、驱鬼，哈尼人一定也生活在对鬼神、疾病、未知事物等的恐惧与不安之中。

三　师娘莫的仪式

接下来我们以李志红为例总结师娘莫的通灵途径、仪式种类、仪式时间等要素。

（1）师娘莫的通灵途径。从上面这段叙述中，我们可以很明显地看到李志红成为师娘莫的背景和过程，是天生而成的或者说是"神选"的，并没有拜师学艺的过程。就"成巫通灵"而言，他小时候就有一些与别人不同的感觉，可以看见鬼。14岁那年的大病，水米不进结果导致他骨头干了，骨头炼成了，就会瞧命了，这就是典型的"巫病"，与中国北方、印第安人的萨满成巫途径十分类似。成为神媒后都有不少的禁忌，师娘莫不能吃的东西是不经过刀杀死的动物肉，比如黄鳝泥鳅和死牛烂马，不然会吐而且要得病。而误吃死的鱼和坏的干巴则直接导致他疯疯癫癫，最终被军队歌舞团开除，25岁第一次给人瞧命，他最终成了师娘莫。

前面提到师娘莫中的男性在有的地方称为"尤批"，但不少哈尼人都认为师娘莫中女性其实往往较多，有的地方称为"尼玛"，以中年女性居多。由于笔者所集中调查的大龙村并无女性巫师"尼玛"，所以缺少这方面的资料。经过查找，发现有学者介绍了尼玛的成巫经历如下。

做"尼玛"的女性决非他人推选，也不是自我充当，而是由地神、水神、石岩神和森林神派出一个称作"念摩阿达"的神灵，到人间寻找适合做"尼玛"的女性。某一女性一旦被"念摩阿达"选定，便交给神师培训。经培训后该女性就具备了"尼玛里"的特殊本领，走阴招魂。神师培训"尼玛"的时间少则半年，多则一年。从开始受训那天起，这一女性的一生要严格禁食狗、马、鳝、鹅、水牛肉和其他一切没有过刀的肉类。此外，送丧期间宰杀的鸡、鸭、猪、牛都不能吃。经过受训的"尼玛"如果吃了禁食的肉类，就会遭到"念摩阿达"的惩罚而不得好死。"尼玛"受训期间的灵魂时时处在"念摩阿达"的监视之下，有时将她的灵魂带到阴间地府去。据说，有少数"尼玛"连人体随魂一起被"念摩阿达"带走，几天几夜不归家。

"尼玛"在尚未出村走阴之前，其姑姑或姐姐要缝制一个特殊的布包赠送给她。哈尼语称这布包为"批笔"，表示"尼玛"可以正式外出走阴了①。

通过上述这个介绍，不难看出，尼玛的成巫方法与男性师娘莫接近，即被神灵选中然后接受神师培训。但从介绍中可看出费时不少，有的竟然要数年之久，过程也较为曲折，对于各种不洁净的食物也要有所禁忌。

（2）师娘莫举行仪式的种类。李志红主持的主要仪式包括叫魂（哈尼音：所拉枯）、瞧米算命（哈尼音：侧罗发）、驱鬼（哈尼音：刹黑扑）。此外，村人凡遇到牲畜不旺、老母猪不生、庄稼不好、女人不能生孩子等，也会去请师娘莫算一算，但李志红自言不能主持葬礼。

（3）师娘莫举行仪式的时间。叫魂是李志红最主要举行的一种仪式，至于叫魂的时间，清明节前都可以叫，栽完秧后就少了，清明节后的那个月一般就不叫了。单数月如3、5、7、9、11月不能叫，双数月叫魂多，每逢2、6、8月叫魂最多，其中正月可以叫，5月叫不回来魂，6月傣族鬼较多也不去那边叫魂。每一个月17日以前都可以叫，17日以后都不太可以叫，尤其17、27、29日不兴叫，李志红在自己的生日即属马日不出门叫魂。

瞧米看病是李志红做得最多的仪式，因为不像叫魂那么费时间和复杂，较方便地就可进行。每逢属马、鸡、鼠、猴、兔、蛇、猪、虎的日子来家里瞧米看病的多一些，属羊的日子是老天的日子不能瞧，属牛的日子是祭龙的日子不能瞧，属龙的日子很少瞧，属狗的日子比较少做仪式。

除了叫魂和瞧米之外的其他仪式如刹黑扑一般不受时间限制，随时都有。但李志红认为通常虎日龙日做仪式较好，尤其是刹黑扑等退鬼仪

① 勒黑：《哈尼族的"尼玛"和"尼玛里"》，《世界宗教文化》1998年第1期，第49页。

式，威力猛效果好。

从这些日子的禁忌，可见哈尼族很看重每一天属相的日子来决定举行什么样仪式，以及农事活动。当然也可能与哈尼人一年当中各种仪式举不胜举，不可能具体到年，所以肯定更加强调日子的重要性有关。

（4）师娘莫举行仪式的地点。李是大龙村唯一的师娘莫，也是附近最有名气的，他经常被邀请到邻近村寨做仪式，也曾经去迤萨县城、元江县、个旧市。有洛恩方向来的求问者，虽然洛恩也有师娘莫，但是村民却基于两点考虑，一是李远近闻名，二是按照当地的说法，越是隔得远的师娘莫往往越灵验。

瞧米看病大多数是病人来李志红家里，以附近甲寅、佐夫、嘎他、安庆等村寨为多。一次笔者遇见两个人从洛恩乡来瞧米，摩托车差不多就要两个小时。有的时候李志红也去县城给当官的瞧米，但叫魂一定要去病人家才叫得回来，驱鬼当然也得去病人家。至于来请师娘莫的人，不单大龙这个村，附近的村子如甲寅、阿扎河、远一点的乐育、迤萨、元江、个旧都有人来请去做仪式，李志红也认为师娘莫到自己不熟悉的地方往往还要灵验一些。

（5）师娘莫举行仪式的收入。由于大龙只有一个师娘莫并且没有莫批，所以李志红的"生意"非常好。在他的仪式中，叫魂和瞧米收入较多，据李志红估计，一年大概要叫魂100多次，有的月天天叫魂，过年的时候还要少一点，因此每一年收的米都有近一千斤。而瞧米虽然一次只有几块、十几块收入外加一两斤米，但是由于时间短（笔者见过最短的瞧米只有几分钟），因此效率相对比较高。据说，高峰的时候，一天可有十几个瞧米仪式。李志红告诉我2012年10月一个月他有3千块钱左右的收入，家里米是每星期一个塑料桶就会装满的。具体来说，瞧米现在一般8元，叫魂驱鬼等要上门去别人家做仪式的工钱以前是10、20元，现在随着物价上涨，工钱也涨到50、100元，个旧或县城的老板则是200、300、500元不等。但是，李志红特别强调了一点，任何贝玛都是不能和人家讨价还价的，别人给多少都可以，是随别人的心意的。

第四节　莫批、咪谷与师娘莫的比较

通过以上介绍，可知莫批、咪谷与师娘莫是哈尼族社会中三种有着不同角色及功能的宗教职业者，从疾病实践与治疗的角度来看，他们亦属三种不同的仪式治疗"专家"。与莫批、师娘莫相比，咪谷更多的是一种象征性的存在，咪谷所依赖的并非特殊的个人技能，其宗教成分要淡薄不少，实际上可谓是村寨做人的楷模和精英人物之代表。

从宗教职能上，莫批、咪谷与师娘莫是不同的，其中差别可初步归纳如下。

从属性上来说，莫批主要从事的是求神驱鬼、主持丧礼、驱邪叫魂等属性为"阴性"事务。而咪谷主持村寨献祭和大型典礼，充当全寨代言人为村寨祈福等，多为属性"阳性"之事务。师娘莫则同时进行瞧病等属于"阳性"和占卜、叫魂等"阴性"的事务。

从社会纽带之关系上，莫批的角色是建立在血缘基础上的，往往一个家族都拥有属于自己家族的莫批，而莫批也通常多为本族人服务。更重要者，莫批是本族"父子连名制"谱系的唯一掌握者，每当氏族内成员去世了，莫批将在丧葬仪式上念诵本族父子连名谱系，从始祖开始一直念诵到死者，再从死者倒念诵至始祖。经过这样一个过程，哈尼人认为死者才正式加入本家族的父子连名谱系，也就得以回到祖先序列中，成为列祖列宗。因此，莫批的主要社会角色往往建立在血缘性基础之上，只要是同一氏族，可不受村寨地域范围之限制。而咪谷作为全寨楷模和象征，其社会角色是建立在以村寨为单位的地缘基础之上的，从哈尼语"咪"意为"地"就可看出明显的地缘性意味。每一个村寨都有属于本村寨的咪谷，咪谷在全寨性节日和仪式上带领村民周期性的祭祀，为村寨祈福。本村寨内不同的宗族也都依赖于咪谷，所以咪谷是不受血缘和家族之限制，但其角色一般不可以跨越本村寨之范围。师娘莫的社会纽带则不受血缘和地缘的限制，他可以在村寨内进行仪式也可以到其他地方。并且他的仪式与家族没有关系，但是不能主持葬礼，也不能像咪谷那样担当公祭人为村寨祈福。

从与神沟通方式看，莫批与咪谷都是人神之间的媒介，但是咪谷主要是作为全寨的代言人使用牺牲向天神等祭祀，把村民的意愿如求雨、避祸等传达给神灵，却无法及时知晓神灵的善恶喜厌态度，唯一知道自己合不合神意是看担任期间村寨有没有发生人和牲畜突然死亡、老树倒掉等不吉利事件。而莫批所进行的驱鬼招魂打卦等仪式既可以将村民意愿告知神灵又可以反馈神灵的意思，比如在治疗疾病时，莫批既要将病情告诉神灵又须将神灵治疗的手段转达与村民。师娘莫又被称作莫批中的"沟批"，在神灵附体之后可成功地自如来往于神界和人界。因此可以说，莫批、师娘莫与神的交流是双向的，而咪谷仅仅是单向的。

从技能本领上来说，莫批拥有主持葬礼、招魂驱鬼、占卜问卦等技能。而咪谷应当更多的归于一种象征性的楷模，代表人间的品德规范，不需要掌握特殊技能。师娘莫则多进行叫魂与瞧病的仪式。

再者，从公私及经济收入层面来看，莫批、师娘莫较多从事私人性活动，仪式之后直接收取报酬，一般是谷物和现金，至于应该收取多少则由求问者自愿给予。长期的生活实践中，村民大致上已经形成一个标准，每一户人家清楚某一种类型的仪式该给多少为适宜，也会随着物价上涨而相应地发生变化。但莫批和师娘莫通常不会也不能主动提出要收取多少钱，此外，还收取一部分祭献时所用的谷子、糯米等，莫批在葬礼中也往往得到牛腿羊腿等。而咪谷只主持公共仪式，不直接收取报酬，只是接受每一年约定俗成的仪式期间敬献的谷物、烟酒等。从医学人类学的角度来说，如果说莫批、师娘莫是私人出诊医生，那么咪谷在昂玛突时的祭献就是给全村集体打疫苗和预防针，以防止全寨性的疾病、灾难。

至于仪式时间上，莫批可随时举行为村民消灾、祈福、驱鬼等各种仪式，主持频率亦较繁复，基本上随叫随到且贯穿整年。师娘莫的仪式时间前文已有详细介绍，受制于月份和日子的属性，一些月份不能进行任何仪式而另一些月份则集中进行某一类型的仪式，一些日子人满为患而另一些日子又门可罗雀。咪谷所举行的仪式往往是指向村寨整体的，大多集中在全寨性节日如"昂玛突""苦扎扎""祭寨神"和"祭水神"等。在哈尼人中有这样的说法："一年三百六十五日，最能干的是莫批，昂玛突三天中最大的咪谷。"由此可以看出两者在时间上的差别，也可得知宗教事务中能力强者属莫批，但特殊时间之内村寨地位较高者又是咪谷。

综合以上分析，我们初步列出下面表格，以反映这三种仪式人员的异同。

表6　　　　　　　　　　莫批、咪谷与师娘莫的比较

类　别	莫批	咪谷	师娘莫
宗教属性	阴　性	阳　性	双性
取得方式	向师傅学习	村民推选/莫批占卜	神选
社会纽带	基于血缘	基于地缘	无限制
与神交流	双　向	单　向	双　向
活动类型	私人性	公众性	私人性
报酬获取	收　取	不直接收取	收　取
仪式时间	不定期举行	周期性节日举行	不定期举行

在以上就莫批与咪谷职能比较之基础上，我们便可总结出莫批、师娘莫与咪谷在仪式治疗上的差别。首先，由于莫批的社会纽带立足于氏族内部，故而莫批的仪式治疗范围多限于本族之内，同时也才会有更佳的治疗效果！但可以在不越过氏族范围之内而跨越村寨。而咪谷的社会纽带立足于地缘性的村寨内部，其仪式范围也就只限于本村（同时也才会发生更大作用），但可以在不越过村寨范围之内而跨越氏族，师娘莫则没有这些限制。其次，莫批、师娘莫作为与神双向交流的使者，更像巫师，其行为模式颇相类似于挂牌行医之私人医师。而咪谷的仪式治疗作用往往关涉村寨范围内所有人的福祉和需要，比如当全村发生集体性瘟疫之时，咪谷作为村寨代言人的作用就凸现出来了。他主持村寨献祭仪式，率领村民为村寨祈福，其角色类似于一位公共医生或慈善医生，治疗作用当然也非常重要。一般的讨论中都会关注到诸如莫批、师娘莫这样的私人性巫医，而像哈尼族咪谷这样集体性的公共医疗者"村医"，往往却极易被忽视。

值得一提的是，虽然莫批和咪谷在哈尼社会中扮演不同角色，但在民间，常常呈现一种杂糅状态。仪式的实践中，莫批和咪谷有时候也往

往混在一起，比如当进行大型公祭仪式之时，莫批要听从咪谷的指挥，在与神交流方面咪谷也会需要莫批打卦等帮助。而在日常生活中，莫批、师娘莫可能会为咪谷举行叫魂瞧病等家庭仪式。莫批与咪谷一个立足于血缘关系一个立足于地缘关系，有学者将之归纳为哈尼族独有的双重性社会结构。

这种杂糅还明显地体现在地方管理上也是如此，在一个哈尼村寨中，我们看到，具有重要影响力的精英人物，既有政府层面上的地方行政长官即村主任及其他村干部，又有村寨仪式象征意义层面上的宗教祭司即咪谷，还有民俗层面的事务专家即巫师莫批、师娘莫，他们在哈尼人的社会中各自扮演不同角色。在具体的事务处理中，往往是村干部处理的行政事务主要与国家的政治行政有关，莫批、师娘莫与咪谷处理的事务往往与文化民俗有关。而再细分之，莫批、师娘莫主持较多的家庭性祭祀活动而咪谷主持的多是公共性祭祀活动。因此，基于以上看法，在村寨治理上，我们又可以进一步将之归纳为哈尼族独有的多重性社会结构。

值得引人关注的在于，代表国家层面的村干部在处理诸如税收、土地、旅游开发等纠纷时，每当力有不逮之时，常常需要依赖民俗宗教专家们的声望，借助他们的社会宗教和文化的影响力，请莫批、师娘莫和咪谷出面帮助调停，结果往往较为顺利处理问题。而在元阳县箐口民俗文化村，莫批、咪谷凭借自身的传统影响力，在同现代政权（箐口村村民小组与管理旅游的管委会）的博弈中，特别是在旅游开发中，初步形成了村干部们负责行政事务，摩匹和咪谷负责传统文化事务，遇到大事都会相互咨询、商量的良好合作关系。摩匹咪谷宗教组织在急剧改变的当地社会中，逐渐找到了适合他们的新的土壤①。

更有说服力的事情是有的哈尼村寨更是莫批、咪谷重合一处，甚至与国家任命的村主任组长重叠，有的身兼数职。比如笔者所熟知的一个哈尼族朋友是师娘莫，他可以神灵附体，求神向仙，来往于神和人之间，广义上属于莫批中"沟批"。但他的社会身份又是村民小组长，实际上也就是该自然村的村主任，能够当上四五百号人的头，无疑与他的

---

① 郑宇：《哈尼族宗教权威与双重性社会结构》，《民族研究》2007年第4期。

独特"本事"有一定关系，至少说明村民对他比较喜欢、比较尊敬也或许比较害怕。而绿春县平河乡爬别村莫批李三贵就是当今哈尼族村社中集政教合一的典型案例，李三贵于1926年出生在哈尼族祖传莫批世家，1956年爬别村刚解放不久就被推选为首位村主任，在此之前已任该村的咪谷。1962年他（36岁）举行了传统的哈尼族莫批承职仪式。他履职政教合一的村务管理一干就是40年，直到1996年因年迈体弱才从村主任的职位上退下来，但咪谷一职仍然兼任①。由此种种，均可见传统的宗教力量在哈尼人社会中的重要地位。

前文的历史分析已经说明了哈尼族村寨本来的治理模式上有着浓厚的政教合一成分，通俗地说，哈尼村寨历史上本来是莫批咪谷等民间专家的天下，只是后来历史演变中一步步式微了。但是，凭借着传统宗教的影响力，他们仍然有着十分强大的生命力，虽然在"文革"的时候，他们曾经被当作"封建迷信"的代表和"扫四旧"的对象而严令禁止。但是改革开放之后，他们很快"死灰复燃"，尤其是新世纪后民俗村寨旅游开发的兴起和国家对于非物质文化遗产的大力重视，莫批、师娘莫与咪谷掌握着本民族大量的神话传说、宗教祭礼、谱牒、节庆庆典和人生礼俗的文化知识，重新引起了世人的极大关注，也再次证明了其所拥有的传统的巨大力量②。

就哈尼族宗教人员的现实意义而言，已有学者指出，哈尼族咪谷的清正廉洁、为人正派、公而忘私、诚实守信的精神在当今构建和谐的社会和廉政建设具有重要的价值和现实意义③。总之，考虑到哈尼族独特的历史与文化背景，笔者认为，在边疆少数民族村寨治理上，必须在尊

① 黄绍文：《哈尼族村社祭司——咪谷》，《宗教学研究》2006年第3期。
② 关于迷信的话语，笔者田野中遇到数次有意思的经历。一次参加一位哈尼族莫批儿子的婚礼，饭桌上一位当地小学校长听说笔者是大学老师专门来调查研究哈尼族巫师，很是惊讶，就说他们这些巫师是搞迷信的。当时，笔者就严肃地纠正他，"现在不能再戴封建迷信的帽子了，民间巫师是属于少数民族非物质文化遗产传承人呢！"说完，巫师一家都很高兴地和笔者喝酒，认为城里的大学老师给他撑了腰，而该校长则显得十分尴尬。事实上，在民族地区，恰恰一些小学老师、医生等知识分子头脑里往往还受"文革扫四旧"的影响，这可能是因为他们这个群体更多地受到"革命话语意识形态"的影响。另外，在一次国际哈尼阿卡研讨会上，一位西双版纳县里哈尼族研究会会长听完笔者关于巫师治疗的发言，高兴地说："你讲的这些求神问鬼以前我们都不敢搞研究，现在终于知道不是迷信是民族文化遗产，我们就放宽心了。"
③ 黄绍文：《哈尼族村社祭司——咪谷》，《宗教学研究》2006年第3期。

重其固有的传统基础上，统筹所有的有影响力的社会精英力量，共同发挥他们各自的智慧和能力。让这些不同的社会力量在互相调适中共同生存，多重管理，并行不悖，成为边疆哈尼族村寨和谐社会建设进程中有着重要影响力的力量。

第七章

与宗教仪式治疗并存的
多种治疗实践

　　世界上的大部分地方都呈现为医学人类学家所称的"多元医疗体系"而非一元的单一系统，一个社会往往有几种不同的医疗模式同时存在着①，这其中可能包括一个生化医疗系统和一个本土医疗系统。中国的医疗体系大致上可以分为专业生化医疗（西医②）、中国传统医疗（中医）和民族民间医学。在哈尼族地区，大体上也是按照这一框架来划分，但其中各个组成部分所扮演的角色和所发挥的作用却有很大不同，通常是民族医学系统较为发达，而西方生化医疗系统较不发达。从西方医学的角度出发，生化医疗往往被认为是"专业的""科学的"，就中国文化背景而言，在民众日常生活中，尤其在哈尼族的民间乡村社会，民俗医疗的方式却有着很深的社会土壤和强大的生命力。由于文化的背景不同，不同医疗体系在不同社会中所起的主导性作用也不尽相同，对其进行探讨是一个颇有意义的论题。

　　本书重点是考察哈尼族的宗教仪式治疗，但笔者在调查中却发现，从治疗这个关键词入手，免不了要对与仪式治疗相关的其他治疗方式进行阐述分析。国家体系的现代化医疗已经进入哈尼族村寨，哈尼人在经常去卫生院、卫生所打针开药的同时，也还是要常常来找师娘莫卜问。也就是说代表国家层面的西医的介入其实并没有让师娘莫等民间仪式治

---

　　① ［美］福斯特、安德森：《医学人类学》，陈华、黄新美译，台湾：桂冠图书有限公司1992 年版。

　　② 关于"西医"（western medicine），是个很广泛、很模糊的词。美国伊利诺大学人类学系刘小幸指出：它的实际意义是"西方的医学"，包括西方的信仰疗法、巫术疗法、对抗疗法、顺势疗法等，当代分子生物医学只是其中一种，用"生化医疗"（biomedicine）代替"西医"较为恰当，但是，"西医"这个词在中国不仅使用广泛，而且很明确地特指生化医学，在使用过程中并无歧义之嫌，因此，又可用"西医"来指当代生化医疗。

疗活动消失。有的时候，它们之间的关系是互为补充的，因而联系是非常密切的，有的时候又似乎是互相排斥的，因而是水火不容的。那么到底各种治疗体系之间呈现为什么样的一幅图景呢？又该如何宏观上把握这其中的关系呢？

台湾"中研院"杨淑媛在其布农人的民族志研究中探讨了外来宗教尤其是基督教、天主教与其原有疾病观念之间的冲突与调适[①]，为笔者的研究分析提供了很好的借鉴视角。事实上，通过哈尼族村寨的田野调查发现了与台湾布农人相似的情形：哈尼人在面对现代医疗时并非空穴来风，其实恰恰是建立在对其原有疾病观念认知的基础上认识的，哈尼人千百年来所形成的关于疾病与治疗的原有文化观念，提供了他们理解和经验现代生化医疗的一种重要方式。换言之，这些有着原生纽带意义的疾病观念正是其认识新生事物的起点。透过原有的对于疾病与治疗的文化观念来理解外来医疗方式，哈尼人并不认为本民族传统的宗教仪式治疗与去卫生院（也即西医）是互斥的，二者之间反而还有一些相通的地方。这方面，比如巫师李明依就告诉笔者，做仪式第一个步骤是用鸡骨打卦，用以诊断病情，而这就是相当于到医院看病要先照 X 光或 CT 来确诊一样。

同时，我们也应该庆幸的是，正因为哈尼人透过原有对疾病与治疗的文化观念来理解外来医疗方式，这使得他们仍然保留着许多的固有疾病与治疗的传统观念。总之，不同医疗方式有着错综复杂的关系，以下笔者将简要考察哈尼族地区主要的几种医疗方式[②]。

第一节　西医生化医疗

生化医疗在哈尼族地区表现为历史性的缺失，大部分哈尼族地区以前处于缺医少药的境地。云南自古是蛮荒之地、瘴气之地，不少哈尼族地区以前是有名的"瘴疠之区"，有民谣说："要到车佛南，先买棺材

---

① 参见杨淑媛《人观、治疗仪式与社会变迁：以布农人为例的研究》，《台湾人类学刊》2006 年第 4 期，第 75—111 页。

② 本章部分内容参见拙文《哈尼族乡村多元医疗体系的医学人类学探究》，《青海民族研究》2012 年第 3 期。

板，要到普藤坝，先把老婆嫁。"形象地表达了对疟疾瘴气的恐惧，有的全村难以幸免。

据研究，现代医学技术进入哈尼山乡，大约始于 20 世纪 20 年代。西方传教士将基督教带入哈尼族聚居区，也将现代医学技术同时带入，当时墨江县及元江县即有法国人及美国医生办的小诊所①。但这仅限于少数地区，广大哈尼族的深山老林和穷乡僻壤基本上没有专业层面的医务人员，实际上只有大众及民间这两个层面的医疗系统。

新中国成立后，国家积极发展少数民族卫生事业，据哈尼族简史记载：

> 1951 年，中共云南省委派第九、第十医疗队深入红河南岸元阳、红河、屏边等县帮助当地开展医疗工作。1953 年，省委决定将这两个医疗队留在当地，并建立了红河、元阳、绿春、金平、河口、屏边 6 个县人民医院。红河北岸地区也先后建立起人民医院，同期，有的县还建立了妇幼保健站。1958 年，红河州实现区区有卫生所，县乡有医院和防疫站。同年，在蒙自创办红河州卫生学校，专门培养各民族的医务人员。②。

可见，新中国成立后，国家投入了一定的物力、人力建立卫生体系，这对于改善民族地区的医疗功不可没。目前红河哈尼族彝族自治州约有各种医疗机构 200 个，哈尼族聚居的几个县已经有民族医院等现代医院、妇幼保健站和防疫站，乡乡有卫生所，大部分村寨有卫生室。还有一批哈尼族医生和护士。霍乱、天花、血吸虫、脊髓灰质炎、疟疾已经得到有效的控制。

自从我国实行新型农村合作医疗，乡村医疗条件进一步得以大大改善。例如根据调查显示，到 2010 年年底，大龙村的 106 户 440 人中，参加合作医疗人有 397 人，参合率 89.5%。哈普村 25 户 138 人有 80 人参加（名单见附录），参合率 58%。登云村 134 户 655 人中参加农村合

---

① 顾明志、李健芬：《哈尼族民间医疗行为管窥》，《中国民族民间医药》2003 年第 6 期。

② 哈尼族简史编写组：《哈尼族简史》，民族出版社 2008 年版，第 220 页。

作医疗 586 人，参合率 89%。

就民族地区乡村医疗专门队伍建设而言，新中国成立前几乎处于空白，在民间主要是民间巫师发挥作用。新中国成立后，国家设立县—乡—村三级卫生体系，此后乡村赤脚医生的出现，尤其在不少农村设立村卫生所，培养了一批懂哈尼语的本民族医疗人员，并多次举办民族地区医疗培训班和讲座，应该说这大大改进了哈尼族农村医疗现状。

　　个案一：

　　调查中，一位哈尼族巫师告诉我，他的小孙女出生十三天发烧，就是请小诊所打针治好的，而他的小儿子昨晚突发高烧 40 度，送到乡医院打针，现已退烧，当问及什么时候可以叫魂，他说只有那些不能动的不能吃的，不小心掉在水里没被淹死的惊吓到的叫魂才有效，并认为"我们不懂医学，还是要相信科学"①。

笔者的一位莫批朋友普者和的爸爸 70 多岁得了脑血栓，只能喝水不能吃饭，也认不出人了，眼睛泛白，要死的样子了。他的大哥等都说老人不行了，不要治了。可是他坚持要去医院，说即使治不好也要知道是什么病，家人非常担心的是老人没有死在家中而是死在外面，那就是野鬼了。但他说根据自己的预测，爸爸不是那种死在医院的命，是死也要死在家里的命。就这样，爸爸被送到个旧市三院，经过检查说要做脑手术，他问医生能不能治好？有多大把握？医生说还是有百分之八十把握，但任何手术都是有风险的，于是他就下了决心手术单上签了字。手术比较成功，有意思的是有一个医生还劝他既然你们是从农村来又是少数民族，也不妨请贝玛做做迷信什么的。于是他也就经常在病房给爸爸背②。

　　术后住院二十来天差不多就好了，出院回到村里的时候，最后一小段车开不过去，于是爸爸就自己走着回来。一个村里的人都出来看，纷纷赞叹，说他爸爸离开村子的时候像死的一样，世上只有神医术才把死

---

①　本处为笔者 2011 年 10 月在红河县大龙村访谈所得。

②　云南方言里，"背"是念经的意思。

人又变活了。又说要不是有普某这样的有见识的年轻人，他爸爸肯定不行了①。

对于哈尼人而言，对生化医疗并不绝对排斥，上述案例显示即使巫师有时候也送孩子到医院接受现代治疗，同时，他们对于宗教和科学之间有着自己的明确的分界线。

此外，不少哈尼人家庭即备有常见的药品和注射器，遇到小毛病也自行处理，去现代医院时用于最多的往往是肌肉注射和静脉输液。需要指出来的是，在医疗之具体选择上，有众多的影响因素。如在治疗状态上，西医生化医疗较为严肃科学化，而家庭疗法仪式治疗等传统医疗则较为随意生活化。在患者与医生的互动关系上，生化医疗更多地体现为病者单向性"谨遵医嘱"式服从，而仪式治疗等传统医疗有更多的双向性互动和参与，显然后者更容易被哈尼人所接受。

当然，语言交流环境与经济费用也是一个重要影响因素，在几种医疗体系中，只有西医人员（不少是正规医学院校毕业的汉族或外地医生）较少使用本民族语言与病者进行询问沟通。其他几种如大众疗法、家庭疗法、草药及宗教仪式治疗等传统医疗方法绝大多数都是本民族人士掌握使用，这就使得哈尼人于诉说病情时较少表达障碍而更加顺畅。当然，现代医院相对昂贵的医疗费用也使人望而止步。因此，总体来说，哈尼人遇着比较紧急的疾病时会选择去就近的医院。除非十分严重的疾病需要大的手术，且经济承受能力不错、交通也方便的话，哈尼人一般习惯上不去大的现代化医院，而是更倾向于采用大众疗法、家庭疗法、草药及宗教仪式治疗等传统医疗方法。

第二节　大众家庭治疗

1. 饮食保健与医疗

关于饮食的文化研究可称为"饮食人类学""营养人类学"，因此，我们也可将其纳入广义的"医疗人类学"（medical anthropology）范畴之

---

① 就在笔者紧张的博士论文撰写期间，2012 年 12 月 1 日，普者和突然打来电话，说他的爸爸已于 11 月 27 日去世。

中加以探究。一般而言，从饮食也可看出其医疗的理念和文化，故此也有人类学家把饮食法则看作是医疗健康观念系统的一个次系统，以期获得对饮食文化研究的更广阔研究视角。

我们传统中医以阴阳学说、五行学说、精气学说等辨证论治为其哲学基础，"四诊八纲、四气五味、脉象经络"为其特色，所讲究的乃是阴阳调和的观念。常见的中医对疾病的起因归于"阴阳失调"，诊治上面也就相应地需要让身体恢复一定的平衡。可以说，传统中医的核心，一直都在追求我们个人身体里边冷热与经络的均衡，比如在什么状况下要吃什么东西，都含有这种均衡的观念①。可能是受中医悠久文化之浸染影响，大龙哈尼人亦掌握不少日常的医疗健康知识，较为常见的就是广泛的采用各种"接万物之灵气，受天地之精华"的植物动物入药，甚至将日常食物也放入其中，认为"食补"胜于"药补"。他们对于"阴阳失调"灵活运用，如在什么状况下要吃什么东西，不同的季节怎么进食以均衡身体，每一种食物"阴/阳""热/凉""温/平"的性质，都知道得比较清楚②。

大部分哈尼人常住高山，身体比较惧寒，身体底子属于寒性，不怕上火但怕着凉，因此有可能的话，他们便喜欢食用热性食物如牛肉、羊肉、糯米、烈酒等。而在夏天也会较多食用偏寒性之物如鸭子、芹菜等，不少哈尼人还认为小孩子身体比较热所以要多喝水，才能清洁身体不会得病。这些饮食习惯便含有了这种阴阳均衡的观念。

（1）日常饮食文化结构与保健

哈尼人饮食由食物与饮料组成，以主食加菜构成饭，配酒成宴，并有主食与副食之别。主食包括稻米、玉米、荞麦、小麦等种类，其中以稻米为最重要，这也与其著名的哈尼梯田有关，因气候原因一般只种一季。玉米也即苞谷，哈尼人常常做成苞谷酒，小麦栽种不太普遍。荞麦因其对环境的要求不高，成熟期也早于大米，是一种青黄不接之时的最好的救济粮食，现在除食用还用来酿酒。

---

　　① 参见李亦园《生态环境、文化理念与人类永续发展》，《广西民族学院学报》（哲学社会科学版）2004 年第 4 期，第 11 页。

　　② 参见拙文《医学的文化视角：基于医学人类学的理念》，《南京医科大学学报》（社会科学版）2012 年第 1 期。

　　副食部分包括蔬菜和肉，所食用的蔬菜绝大部分是自己种植，绿色无污染的，大龙人一般就地种植青菜萝卜等常见的蔬菜，其他较有特色的有魔芋、荁菜、薄荷、佛手瓜等。更有特色的是，大龙人还直接在山上采集大量的山茅野菜，如，百合、蕨菜、鱼腥草、甜竹笋、芨芨菜和牛肝菌、木耳、树花、鸡枞菌等菌类①。而一些上级领导来村子里视察工作，往往点名要吃土鸡、土鸭和野菜。村寨的水果不少，橘子、黄梨、核桃、樱桃、李子、柿子较为常见，也常常去山上采讨羊屎果、刺泡果等野果。

　　肉的摄取一为家养的猪、狗、牛、羊、鸡、鸭，较有特色的是他们在梯田中养殖鱼、黄鳝、螺蛳和江鳅，不喂饲料，味道极鲜，与水稻种植一举两得。二为狩猎所获，如麂子、马鹿、破脸狗、野鸡。三为野外采摄的昆虫如蜂蛹、蚂蚱、竹蛆，蜂蛹往往和蜂子一起摘下，蚂蚱则主要从梯田捕获，竹蛆是生在竹子里一种蛆，以吸食竹液而生。因而，有经验的大龙人就根据竹子枯黄等特征寻找，这些昆虫一般用油炸，吃起来别有风味，所含有的蛋白质特别高。

　　在哈尼人饮食结构中，菜肴煮食占大多数，少有炒菜，总体特点是油不重，哈尼人很少为肥胖而发愁。日常饮食食素菜较多，节庆以荤菜为主。此外，家中来了客人，饭菜会比较丰盛，哈尼人童谣唱道："客人不来菜不好"，哈尼人热情好客，往往要杀鸡杀鸭招待②。既然哈尼人平时以素菜为主，这会不会导致营养摄入不足呢？我们不要忘记的一点是节庆仪式却比较多③。而哈尼族的传统是每有仪式便要宰杀鸡鸭，大者杀猪宰牛，且祭献完毕一般要共同分吃。可以说，哈尼人利用节日和宗教仪式在客观上有效地补充了大量的蛋白质和营养，再加上摄食野

①　哈尼族饮食文化部分，参见拙文《独特的哈尼族饮食文化》，《百科知识》2012年第7期。

②　笔者有一次去村寨调查，突逢雨季，乘车又兼步行，到达时已经傍晚七八点钟，早已饥肠辘辘。而主人家刚刚已经吃过饭，即使我们表示随意吃一点就可以，主人一再坚持便又重新杀鸭招待，而且还是两只，盛情之下只得如此，最后我们晚上十点多才开始吃饭，加上喝酒敬酒，结束时已是零点之后了。

③　每一个季节每一个月份都有不同的祭礼和农业礼仪，一个典型的哈尼村寨一年中，主要有"苦扎扎""昂玛突（祭寨神）""开秧门""祭鬼""里玛主""喝新谷酒""献新米""祭火神""十月年"等仪式，据初步估计，一年之中，大龙人在宗教仪式中度过约三分之一的时间。

生昆虫，有力地保障了营养获取。

哈尼族的饮料主要是酒和茶，酒包括哈尼闷锅酒、苞谷酒、荞子酒以及各种泡酒。大龙人种茶历史悠久，有的学者认为哈尼人是最先种茶的民族之一，茶的种类较多，村中常见的就有煨酽茶、土锅茶、松林茶、香条茶。

有意思的是，很多饮品也被哈尼人利用，作为药用。比如哈尼人喜欢喝泡酒，泡酒的原料有蜂子、葛根、枣、杨梅、蛇以及动物内脏，对于风湿很有好处。陈金发家中桌上矿泉水瓶里面装着大烟罂粟的籽和叶子泡酒，可以治疗咳嗽，他家里各种泡酒不少，还有治疗咳嗽拉肚子的。

莫批李明依的腿脚不好，所以注意日常保健，经常自己备制药酒，喝的一种酒里泡了好多东西，哈尼语是"酒达达尼""尼害你""司垮娃""哈达阿港""干火"。可以治疗腰杆痛、肩膀痛，白天喝一点晚上就好在了。

在日常生活中，哈尼人常常把茶作为便捷的医疗保健药品。比如他们认为茶叶可以消炎消毒止痛，轻微的伤口涂上一点浓茶便可以很好地杀毒并促进伤口愈合，而哈尼人所处的地区常常有各种虫子蚊子叮咬，这时候茶水就是最好的外用药。遇有眼疾发痒，便用茶水直接滴眼，或者用茶水的热气熏眼，痛感就会减轻，止痒疗效明显。茶更有止渴生津、祛暑降温之功，是酷夏最好的防暑佳品，还可治疗热痱子等，哈尼人一天不离的煨酽茶可以消食化瘀并帮助解除疲劳恢复精神。

哈尼人还有不少药茶山茶，他们往往掌握丰富的药用知识，大量采摘山茅野草等，于房前屋后庭院种植，随时可供采摘，当作"临时药""看家药"预防和治疗各种常见病、多发病。如采自山上的香条茶山茅茶可以去火消暑，香条茶水泡饭独特的香气非常适合病弱不思饮食者，而被医界认可的具抗癌功效的绞股蓝可以直接泡茶，用于治疗喉咙痛或者治疗轻微的感冒发烧，由此形成各具特色的药茶①。

（2）特殊时期的饮食保健：坐月子

笔者在哈尼族村寨进行调查的时候，正好是妻子怀孕之时，因此笔

---

① 关于哈尼人茶与保健部分，参见拙文《灵物、祭祀与治疗：红河哈尼族茶文化习俗初探》，《农业考古》2012 年第 2 期。

者对哈尼人的孕期保健特别感兴趣，因此收集到一些有意思的说法，主要是饮食上的各种禁忌。

女人怀孕中，什么都可以吃，猪肉、鸡肉、青菜、辣子都没有关系，但牛肉不能吃，否则会背（怀的意思）小娃十二月，其中老水牛最厉害。孕妇吃鹅蛋可以排胎毒，怀胎七八个月时一般都要吃几个。孕妇在临产前，切忌不要吃酱油、生姜、鸭子和鹅，认为喝了酱油，会生黑脸的娃（大概是根据酱油颜色来定的），吃了生姜会生六指的娃（大概是根据生姜形状来定的），而吃了鸭子和鹅之后，会生摇头的孩子（大概是根据动物的动作来定的）。

总体上，生完小孩子禁忌会比较多。女人生小孩后，首要得要多吃鸡，日日吃鸡都可以，一餐一只都不怕，一般刚刚生孩子家里就要马上杀下蛋鸡了。但白鸡不能吃，吃了奶水不会出来，鸡皮子不能吃小孩子会长麻子。在鸡的选择上最好是本地的母鸡，不要买的肉鸡，公鸡不能吃。女人若吃了公鸡又正好生男孩，那么男孩小鸡鸡会经常站起来，未开叫的公鸡几个月之后可以吃一点。吃本地蛋和鱼都可以发奶水。辣子不能吃，大人倒是没有问题但小孩眼睛会痛。各种青菜前两个月不能吃或少吃，一个月内吃青菜小孩会拉肚子拉黑便，40天以后，萝卜第一个先吃下去以后就可以再吃别的青菜了。佛手瓜七个月之后才可以吃，否则痒且容易风湿。牛肉不能吃。红米是女人生产之后要多吃的，不吃白米（红米卖2块2，白米1块5）。猪板油多吃不怕但要炼好的，香油不能吃。但猪脚可以发奶，多吃可以。

生小娃之后，芋头、洋芋、魔芋吃了孩子会痒，鸭蛋太凉，会拉稀。一个月之后才吃胡萝卜不然会堵塞肚脐。两个月开始可以吃牛肉，七八个月吃羊肉。猪肉尽量少吃，若吃的话也要炖着吃，并且先要用米汤泡过。前两个月吃猪肉小孩子会肾结石，母亲没有问题。

一个月之后吃黑米可以治疗小孩身上骨头乱活动。两三个月之后再吃豆芽，不然小孩耳朵会出脓。男人离生小孩的孕妇太近时抽烟喝酒都不行，孩子会咳嗽，因为小家伙肉嫩会身子损坏。特别要说的是，一些地方哈尼女人生孩子前后期间，必须要吃一点黄色的观音土，她们认为这会让自己生殖力加强，让孩子身体强壮不易得病。

小孩子生下来若奶水一日两日不来，要食用一只鸽子，但不能用刀杀，要用冷水一碗，把鸽子淹进水里溺死，然后用刀砍成小碎块，放入盐巴和水，吃进去之后奶水会多多地出来。若三四日还不出奶水，用米一点、鸡蛋一个，水放进碗，不能煮而是放火塘边随便烤一下就喝下去。此外，女人刚生孩子一般用鸡蛋冲红糖水吃，红糖吃了女人不干净的东西就会流出来，白糖比红糖补。孕期女人早上天亮了吃两个红糖鸡蛋，中午再两个，下午两个，晚上两个，一天可吃十个。李明依告诉笔者，他的小娃生下来的时候，鸡蛋比较难买到，正好李到处背所以就顺便到处买鸡蛋。

2. 民间家庭疗法

据老人介绍，民间疗法的种类包括水扎法、灯火炙烤法、灶灰汤、抽背寒、提头发等。哈尼人在日常生活中常常使用的民间疗法有刮痧疗法、针刺疗法、热烘疗法等，这些方法可能是从临近的汉族、傣族那里学习得来，经过历史的总结，而形成了一些固定的疗法，比较受中医的影响，但却是哈尼人拈手即用之法。其所对付的也就往往是生活中常见的小毛病小感冒等，因价格低廉简单易行而颇受欢迎，广为所用。

刮痧疗法一般是用铜钱、竹片或木片沾上水或酒，在病人的背部腿部来回用力刮擦，一般可见长长的红色刮痕，用来对付晕眩、中暑和感冒最有效。笔者 2012 年 10 月在大龙一个小卖部公共聊天处，就目睹陈金发的老婆（1945 年生，67 岁）让小卖部女人（烤酒师傅家媳妇）给她刮痧，当时是当着不少人的面，撩起上面衣服就开始刮，整个过程大概十分钟，所用的是一把剪子般的东西。据小卖部女人介绍，凡是头痛、头晕、呕吐、发烧、感冒都可以刮痧治疗，刮时并不痛。任何人都可以刮但她比较熟练，刮的技术比较好。

针刺疗法有一种是用烧红的针刺在一定的穴位上，可治疗腹痛。另一种是用针刺在腿部、指尖、人中等部位放出一定量的血，可有效地治疗风湿、损伤等疾病，可算是放血疗法。较为特别的是他们所使用的工具，在金平县沙依坡，不少哈尼人用竹子削成竹针，刺激头皮和手指脚趾，用于治疗中风等症。据说针刺的阈值强度不亚于金属针的效果，但有时候也与金属针配合使用。还有一种较特别疗法见于哈尼族一个支系哈备人，据介绍其大致方法如下：到市场买一种叫干墨水的药物，用针蘸其液体后刺在手或脚疼痛的地方，据说很有效。但刺过的地方会留下黑色的痕迹，村中老人们身上可见留下一些类似文身的东西，并非文身而是针刺之迹，为一种较为古老疗法，现在已少人用此种针刺治疗①。

热烘疗法比较特别，有学者介绍其法是用脚底板踩烧红的犁铧，再踩揉患者肚子，以治疗肚痛和肠胃炎，或用烧红的锯镰、烧红的木炭蘸水服用治疗各种炎症等②。还有的用草药烧成火烟灰对患者进行烘焙，治疗风湿病，拔火罐（竹筒制成）也在部分哈尼族地区使用。

第三节　民间草药

哈尼人身居大山之中，海拔高度多为800米—2500米，气候上属于温暖湿润的亚热带地区，因此比较适于动植物的生长繁殖，各种药材种类也较多。哈尼人自古便掌握不少动植物的医疗知识，其最早起源在古老的传说里就有一些记载，如《人鬼分家》：远古的时候，人和鬼同住在一个窝棚里，同一个母亲"汤帕阿妈"有很多孩子，一天，有一个孩子着凉生病了，就烧了几颗葫芦籽喂他，孩子的病就好了③。虽为传说，由此可见哈尼族先民对草药就有一定程度的认识。

哈尼人受原始宗教思维影响，认为万物皆有灵性，动植物均具有药性，其古老宗教祭词《寻找起死回生药》中便提到不少珍奇药物：黄连根、狐狸肠、画眉胆、猫头鹰胆、小黄鼠胆、黄猴胆等"百药"，极其丰富。据初步估计，哈尼族采用植物药约500余种，动物药50种，也有学者认为远远超过这个数量，其中植物占据主导地位。有学者做出统计发现："《中国哈尼族医药》收集药物387种，其中植物药349种，占所收集药物总数的90.2%；《西双版纳哈尼族医药》收集药物200种，其中植物药192种，占所收集药物总数的99%。而在另外一本哈尼族药物书《元江哈尼族药》收录的100种药物全是植物药。"④ 由此足见哈尼人于草药的使用十分重视，这种情况当然也与哈尼人独特的地

---

① 何绍明：《中国金平县者米哈尼族哈备人文化实录》，云南人民出版社2011年版，第179页。

② 云南省民族事务委员会：《哈尼族文化大观》，云南民族出版社1999年版，第534页。

③ 里二、李学兰：《西双版纳哈尼族医药概述》，《中国民族民间医药》1996年第3期。

④ 杨久云等：《哈尼族药物特点初探》，《云南中医学院学报》2011年第1期，第15页。

理环境气候有关，与极其丰富的植物种类有关。比较独特的草药主要有龙胆草、奶浆草、生藤、三桠苦、车前草、蛇退草、绞股蓝、大草乌、土三七。同时哈尼人也往往动植物药二者兼用以保证疗效，例如有穿山甲、熊胆、蛇胆、象骨、虎骨等动物药。

有学者专门介绍了哈尼族独特的气候、光照、水质、土壤、生物分布等生态环境所造就的本民族特有的药物。如发汗药"妮哝"（汉名：大发汗），清热药"罕拉吧吧"（汉名：裂果金花），祛风湿药"明甲阿布"（汉名：血满草），收敛药"树嘟嘟然"（汉名：野火绳），消食健胃药"叵玛查杀"（汉名：金钱暗消），止咳平喘药"红背背然"（汉名：狗响铃）等①。以下仅列举哈尼人使用草药中的几个例子。

由于哈尼族身居大山，竹子是其生活中十分常见的植物，也被广泛用于治疗疾病。

哈尼人善于就地取材，合理利用当地特有盛产的植物，例如他们用生藤（萝藦科须药藤属）、三桠苦（芸香科吴茱萸属）等有清热解毒作用者治疗感冒、发热、痢疾等症；金鸡纳（茜草科金鸡纳属）、排钱草（蝶形花科排钱草属）可治疟疾高热，灯台树（夹竹桃科鸡骨常山属），瓦草参（石竹科女娄菜属）可治气管炎咳嗽痰等症②。在笔者调查中，也经常遇见各种当地草药。一天，李志红说要去采点草药，因为他嘴角痛，笔者说那带笔者去村边看看，结果采的是一种叫"霍霍特豆"的山草，揉碎敷在嘴角就可以治疗嘴角疼。还有一种是解放草，哈尼话是"莫咪咪爬"，莫咪是老天的意思，也即是说这个草是老天撒的，新中国成立后才出现的所以叫解放草。可以治疗拉肚子肚子疼的，还可以止血，腿上伤了出血了什么都可以治疗。

村寨中有一种叫鸡脚菜（哈尼语：哈色）的，以前是在山上现在人工栽种在地边，可以炒肉吃也可以用折耳根凉拌着吃。清凉下火治疗喉咙疼最有效果，直接煮水喝疗效更好，春天以后一直到十月年都可以吃得到，摘掉了又可以再发。还有一种野菜叫苦蓬蓬，李志红一次讨猪食时摔着腿了，肿得好高请草医看了，用苦蓬蓬敷了，就好了。不少的家

① 杨国才：《哈尼族代表药20味简介》，《中国民族民间医药》1999年38卷，第154—155页。

② 顾明志、李健芬：《哈尼族民间医疗行为管窥》，《中国民康医学》2003年第6期。

庭也掌握一些基本的常用草药及保健知识，往往于房前屋后庭院种植"临时药"，随时可供采摘，广为所用，当作"看家药"预防和治疗各种常见病、多发病，如有部分可以泡茶，用于治疗喉咙痛和风寒感冒。

我们可以发现，哈尼人草药使用过程中，一个极为特别的是单一药物直接用药的情况比较多见，而不像传统中医中的复方，有时候多则几十种。这些单方具有就地取材、使用方便、疗效快捷的特点。例如他们用"虎掌草"治疗腰腿痛、胃痛，用"苦楝子"治疗内外痔、湿疹、烧伤、皮肤溃疡等，用"五眼果"治疗各种眼疾等①。这些单方验方说明哈尼人是基于长期传统实践而流传下来的，体现着朴素的医药观念，而并没有像中医那样复杂的配药提炼等程序，更没有上升到理论总结。可以说，哈尼人对于当地动植物草药所具有的丰富知识，深刻的洞察理解和熟练的掌握使用，正是其民族传统医疗地方性民族性的最佳写照。

在过去，草药一般是由巫师掌握使用，与其惯常的驱鬼叫魂手法混合一起，可谓是"神药双解""神医合一"，也有一些村寨有专门的草药郎中。

由于哈尼人历史上没有文字系统只有口头语言，文化的传承只能通过巫师以口耳相传的方式流传于世，大多是父子相传和师徒相传，往往传男不传女。因此，有不少的秘方和绝技内容严格保密，其关于草药的知识和医疗经验就失去了有力的载体，从而大大影响了传承和交流。再加上交通闭塞缺乏交流等原因，也就遗憾地没有出现一些兄弟民族所撰写的本民族医药专著②。如傣医经典《嘎牙山哈雅》《档哈雅拢》，藏医经典《月王药诊》《四部医典》《晶体本草》，蒙医经典《观者之喜》，维吾尔医经典《金钥匙》《益方精要》③ 以及汉族《本草纲目》等草医经典，至今也未能形成完整的医学理论体系。

---

① 付开聪等：《哈尼族传统医药理论探研》，《云南中医中药杂志》2011 年第 6 期，第 33 页。

② 红河州卫生局编印出版了以哈尼族草医单方为主要内容的《红河州中草药》上下集，1999 年出版了《西双版纳哈尼族医药》一书。参见哈尼族简史编写组《哈尼族简史》，民族出版社 2008 年版，第 221 页。

③ 赵永刚、陈祖琨、郑进：《哈尼医药未成体系原因刍议》，《中医学报》2010 年第 1 期。

第四节　多种医疗方法的重叠与结合

　　医学人类学基本观点认为每一种世界观都会衍生出一套病因学观念，并导致相应的治疗方法，基于病因解释之不同而呈现不同的医疗理念与方式，在致病的原因上，自然因素和超自然因素往往是两个不同的考虑起点。有的文化从自然性因素考虑，比如着凉或上火，而有的文化归因于超自然力量（如触犯神灵祖先、巫术等有感觉的媒介）起作用的结果。现实生活中，哈尼人把不少疾病之因认为是后者，而这也就直接使哈尼人选择了不同的医疗方式。令笔者惊奇的是，哈尼人对于生了什么病去找什么人解决（医生、巫师还是草医等）是有着比较清晰的认识的。比如，有一次，笔者在红河县浪堤参加完婚礼，一位贝玛的儿子骑摩托送笔者去赶车时就说了："在我们这，感冒和刀伤一般不会请莫批，但如果你老是感冒不得好的话可能就要请贝玛看看了，可能是被鬼缠着了。老百姓对于什么病要请什么病不用请，还是知道得很清楚的。总体上，小孩子不太好养，老人以及身体弱的不好在，他们请贝玛的时候多，这些人鬼喜欢找上来。"①

　　还有一次，在大龙村，笔者与84岁的李合发老人聊天，他的脚痒快一年了还没有好，尤其是晚上老是痒，请草医草药敷了不管用，去乡卫生院打针也不管用。于是笔者试探性地问他，脚痒可不可以请贝玛背？他十分肯定地说不会请贝玛背，这种病是肯定背不好的。他认为"这个事情了嘛是有两份呐，一份是科学医学，一份是贝玛，有的病医生无论如何也治不好但贝玛可以背好，尤其是小孩失魂老人久病就要找贝玛了。有的病贝玛却又治不好，要分开来看，二者是不一样的"②。所以由此可以发现，哈尼人是很自然地把二者进行了区分，并归于不同种类，而不是像决然对立的那样。

　　总体上，哈尼人比较清楚什么样的病应该找什么样的"医生"，认为一些病大夫可以治得好，但一些病非得找巫师不可。一些哈尼人认为

---

① 本处为笔者 2012 年 3 月 6 日在红河县浪堤乡访谈所得。
② 本处为笔者 2012 年 10 月在红河县大龙村访谈所得，讲述人：李合发，84 岁。

医院的大夫可以治疗感冒发烧这些"看得见"的病症，但巫师可以治疗"看不见"的问题，也在回答为什么生病这个问题比较有"说服力"。

哈佛大学著名医学人类学家凯博文（Arthur Kleinman）教授曾提出，世界上一个特定的医疗体系中可大致包括三个医疗部分和方式：其一是专业的方式（professional sector），其二是民俗的方式（folk sector），最后是常人的方式（popular sector）。凯博文先生所言的专业的部分，一般是指那些从正规医药院校毕业的医师及护理人员等，他们往往拥有医师护士执业资质和执照，也常借助于一些现代化的仪器设备或诊治手段。而其所言的民俗的部分则包括世俗的与神圣的两部分，前者包括草药郎中、正骨师等，后者包括道士巫师等。至于常人的部分是指以家庭社区为主的大众医疗。在世界上不同的文化群体中，这三个部分所起的作用大大不同，但实践中多呈现相互交叉并存，总之也就是混合复式的多元医疗系统（medical pluralism）。

哈尼族也不例外，以生育中的医疗选择和行为，亦可以看出医疗多面性和互相重叠。一般孕妇在家中生产（但忌讳在娘家生产，若无法避免也要另外搭盖一个简易窝棚作为产房），交通方便的则在乡级医院生产。哈尼族妇女在孩子临产之前，还往往要请巫师做预测以便知道是否可以顺产，以至于这成了巫师的一个重要职能。若是难产，就要在祖先神龛面前来磕头，默念请祖先保佑，以求得顺利生产。有时候一两天还生不出来，就要请莫批或尼玛来做仪式驱走难产鬼了，并让孕妇喝下念诵祭词后的水。有时候莫批做了一半仪式，孩子要生了，莫批就退出产房。如果莫批也解决不了，交通也方便的话，就一般还是送医院。李志红的大儿子就告诉笔者他老婆生小孩之前，肚子开始痛了，赶紧用一只螃蟹烤干碾成粉末，放在水里。但苦得很，若实在苦得喝不下可以加一个鸡蛋，敬完祖先之后让孕妇喝下去可以比较顺利地生产小孩。

莫批也经常去医院。一次李明依告诉笔者冷鸡肉吃多了会得蛔虫病，国民党的时候就有好多小孩得蛔虫病死掉。李的小孩因为日日吃他从外面做仪式拿回来的冷鸡腿所以肚子疼，请师娘莫看请贝玛背，都背不好，小孩还是日日肚子疼。最后去医院拿了打虫药宝塔丸，晚上吃了第二天拉出来54条蛔虫，孩子病好了。而就在不久前，李明依自己肚子经常痛，请了别的莫批瞧，没有结果。只好去了迤萨县医院，那里的医生怀疑是肾结石但不能确诊建议他去个旧市医院检查。拍过 CT、B 超等之后，证实没有什么问题，李明依才放宽心了。

另外一次，身为师娘莫的李志红的脚扭伤了，用了笔者的红花油已经好些了。当时他还请了别村的贝玛来叫魂退鬼，花了 200 多块也去医院打了吊针，还请草医用干针扎刺，拿草药敷。但他认为敷的草药不合，现在脚已经肿起来了。

由此可见哈尼人综合性地考虑了各方面的医疗方法，或"神治为主，医治为辅"或有时"医治为主，神治为辅"。

个案二：

在我们的调查中，笔者曾经与一位哈尼朋友访谈。其父精通医术，他介绍自己爸爸时说：

"我的父亲是个老医生，1941 年生，属蛇，孩子们在外工作，平常两个老人在家。有器具的话可以给人做手术，给女人接生，骨折了也可以接起来了，现在年纪大了，不怎么做了，但有时候病人的病已经不行了，再怎么磕头也不会去。一只鸡能生几只小鸡，我的爸爸也能看出来，主要是看鸡脚的形状，有的可以生很多，就换一只杀吃。他还是老贝玛（巫师）和地师（风水师），会帮助人看坟，可以看到人的影子在老塘里（山泉水）里洗澡，那个人就必定要死了。在他的熏陶下，现在他的三个儿子现在都会看草医和扎针。

我们村附近有个瑶族寨子，贩毒的非常多，20 岁以上的人几乎家家都干，在外当干部老师的都回来贩毒，偷偷地栽鸦片，还自制手枪和冲锋枪。县里为此专门修了一条路上去好方便抓人，还派了一个警察持枪在村子里值班。他们只嫁瑶族人不嫁哈尼族，少部分的哈尼人也参与贩毒，生人去了寨子也不给水喝不给饭吃，但我的爸爸去那个寨子，家家户户却要杀鸡给他吃，村子里人照样尊敬他，谁都不敢得罪他。

我的姑姑在迤萨卖草药，歌也唱得不错，咪田离乡里距离不远，步行约 15 分钟，寨子里有两三个草医用的都是本地草药。村寨有两个贝玛，一个是女的，是老天给的（走阴），不能走路，但做事较好、较公道。另外一个是男的，专做坏事，如果只给20块，钱少了就会做法害人，他是学来的莫批，村子里人不太喜欢他。"①

　　这段个人自述透露了很多哈尼族的医疗信息和理念。首先，哈尼族对医生是十分尊敬的，在过去缺医少药的情况下，可想而知乡村郎中具有巫师一样的崇高地位。一个有趣的例子即是在人人贩毒持枪的瑶寨，生人去了寨子也不给水喝、不给饭吃，却要杀鸡款待医生，其情可见。其次，这位乡村医生往往神药双解，双管齐下，兼用多种方法，既懂得一定的"专业"医疗知识，又懂得草药知识，还掌握巫术等手段，是巫师和风水师。因此，可以说是凯博文所说的专业、民俗和大众三种医疗方法的集大成者。再次，一个村寨里一般都有巫师，承担着仪式治疗的角色与职能。最后，村民对各种医疗的选择和态度往往取决于病种、行为习惯和经济承受能力多种因素，但在村民眼中，各种医疗手段互相并不冲突，而是形成了某种"合力"。医疗多元也是人类文化普遍性与多样性的表现之一，每一种医疗体系的病因学理论、治疗实践和文化背景都不尽相同，但又从不同层次满足了病人的多重需求。哈尼族的多元医疗并存，同时也是云南文化多样性在医疗行为上的具体体现。

　　这里所粗略展示的哈尼族乡土医疗文化，虽然远远达不到对其整体文化的了解，但作为典型性的农业社会，哈尼族的医疗体系既有其独特性，也是我国特别是少数民族地区乡村医疗体系的一个缩影。通过对其探究，可以有助于我们更好地了解乡土社会多元医疗体系的特点。同时，也可看出哈尼人的医疗选择受到多方面的因素影响，既有民族性格方面的，也有自然环境方面的，更有惯常的千百年来早已深入其骨髓的各种传统仪式行为。虽然哈尼族的部分医疗行为与我们熟知的可能大相径庭，也可能显得多少有点"蒙昧"，但是我们并不必妄加菲薄乃至绝对批判，否则，我们便又陷于狭隘的文化中心主义之中。也许，持一个较为客观的态度和价值多元的立场来加以审视，我们便能更多地走近他们，理解他们。

　　更重要者，我们必须认识到的是，疾病往往是一个文化意义上的社

---

① 本处为笔者2011年10月在红河县大龙村访谈所得。

会构建，在民族地区基层医疗实践中往往发现一些少数民族所坚信的医疗观念可能对另外一个少数民族毫无意义。尤其是我们一直可能忽略了医疗的"受众"，即民众的感受，少数民族在多大程度上愿意接受西医的治疗往往取决于其对于传统医疗的依赖与认识程度。事实上，生化医疗目前在全世界处于绝对优势主导地位，然而，其形成之背后与近代西方殖民运动、文化扩张和政治影响密不可分，绝非各种医疗体系之间互相对话相互博弈自然形成的结果。

于哈尼人等少数民族民众而言，生化医疗始终是一种"陌生的"外来力量，而各种仪式治疗行为早已深深融入其日常生活之中，成为应对自身各种不幸境遇的有效手段，以及认识所处世界的文化透镜。他们在仪式里出生，在仪式里成长，在仪式里离开人世间，各种仪礼伴随着一生，千百年来，他们就是在这样的文化环境中生存生活下来。毫无疑问，这些仪式对于他们心理和精神的慰藉都起到不可替代的作用。于他们而言，如果说西方生化医疗是一种医药知识（medical knowledge）的话，那么仪式治疗等传统医疗便被视作是一种生命信仰（life belief）。故此，那种将传统民族医疗，特别是仪式治疗等民俗医疗与西方生化医疗对立起来，非此即彼，从而强迫当地少数民族抛弃他们长期信仰的熟悉的传统民俗医疗，而以外来的西方生化医疗取而代之的简单做法实际上将会起到适得其反的作用，亦是对于少数民族医药历史文化遗产的一种不尊重态度。

因此，作为医学体系中占有主流地位的西方生化医疗与民间民俗医疗的结合便是一个十分值得探讨的实践问题。一些人类学家在非洲研究发现不同医疗系统成功合作的实例，在一些诊所里，西医大夫、护士、草药郎中和萨满巫师将他们的生化医疗知识与草药、仪式治疗知识有效地融合在一个完整的诊断治疗过程之中。生化医疗、草医和民间民俗医疗的通力合作使得诊治的成功率有所提高，取得很好的医疗效果。从而，多元医疗体系的共存，使人们为寻求健康提供了多样选择的可能性。因此，尊重多种医疗知识系统，协调不同医疗体系，让不同的医学体系融会为民众服务。尤其重视对于草医和仪式治疗等民俗医疗的研究，合理加以利用，探讨合乎当地民众的多元化医疗体系与模式，这也许是我国今后乡村多元医疗体系构建的目标和方向。为此，我们也将拭目以待。

第八章

社会变迁中的宗教仪式与治疗实践

在田野调查期间，随着经历越来越多的仪式治疗活动，笔者逐渐意识到哈尼族村寨中出现了一些与社会变迁有关的现象。之后陆陆续续与一些在相邻地区进行研究的学者相互交流，大家都一致认为近些年，在哈尼族、彝族、苗族等少数民族村寨，有一个新的趋势就是，寻求巫师等神职人员举行驱邪叫魂之类的仪式治疗似乎越来越普遍，其势头有增无减。而值得深思的是，与此同时却是我国卫生医疗体系的建设越来越完善且一步步向农村延伸，国家新农村建设扶持力度也越来越大，农民的收入与生活水平显然也在逐步提高。虽然如此，但疑问尚存，那就是，为什么在经济发展了的同时村民寻求超自然力量的势头却越来越猛烈了呢？其背后是不是还有其他的社会文化因素在起作用？笔者带着这个问题思考了一段时间，还是无法找到悖论的症结。

直到 2012 年春季，正值哈尼族寨子里栽秧期间的一天，我在师娘莫李志红家喝酒时听到了他的一次数落与告白：

现在农村不好过啊，什么都要钱，就拿这次插田请工来说吧，今天家里请工耙田，连人带牛 120 一天，去年还只要 70，连抛秧的女工都涨到 50 了，还要加两餐好伙食，有酒有肉才行。每个月车油费、手机费、电视费……孩子读书还要钱，农村里生活苦啊，赚不到钱，算了算家里每周加上猪食大概要 300 块……上次有一个德国小姑娘在家里住了一个星期，给了 100 块一天，但她的身子太长，床睡不了，我后来不让住了①。

---

① 红河县大龙田野调查笔记，2012 年 3 月 2 日。

听到这些，当时笔者有一点吃惊，联想到之前也在笔者面前老是强调经济困难，笔者立即猜想他的叫苦可能意在索取钱财，因为笔者在他家住一直坚持主动买很多东西，包括礼物、药品、食用油、肉、零食、水果、自行车等。笔者之所以刻意的并没有付给他现金，是因为笔者不想让笔者们的关系变得那么"货币化"，而且笔者还认为他是巫师，收入是不错的，不缺钱。现在看来，情况并非如此，那天晚上，笔者陷入了深思。

之后的另一天，笔者在村寨里无意听见一位老人哀叹说："我的孩子们都在外面打工，没有挣多少钱，我自己在村里带两个孙子读书，现在饭算是够吃了，但是没有钞票啊，孙子每天找我要零花钱买吃的，可是在农村，哪里去搞钱呢？没钱寸步难行。"另一位老人则说："现在这个社会啊，钱不值价，这两年物价涨了很多，还是你们公家人好，国家按时给你们发工资，物价涨了你们的工资也会涨的，我们老百姓可就倒霉了，没办法，没办法啊。"

听到这里，笔者才发现，不知从什么时候开始，哈尼人口头出现了那么多的"钱"字、"苦"字和"忧"字？

可以说，田野经历大大修正了笔者之前对哈尼族的种种主观想象，由于哈尼族是生活在大山之中的古老族群，一直示与世人的印象是勤劳、淳朴、传统、安逸等。事实上，笔者也正是怀着这样一种略带罗曼蒂克的心态走进田野的，伴随着对大都市生活的某种厌倦而把哈尼村寨当作一处人间乐土。作为人类学者的笔者就像列维－斯特劳斯那样，视田野工作作为对标准化的都市现代生活的浪漫逃逸。所以笔者一直认为哈尼人生活得与世无争、自给自足，因而十分安逸，并没有想到李志红等人有那么多的忧虑和叫苦。笔者突然意识到哈尼村寨只是一个"想象的异邦"而已，其实它越来越与我们身处的城市趋同了。现在看来，其实广大的农村乃至民族村寨已经不再是之前封闭的角落了，村寨不再是"无历史""无时间"（timeless）的静止社会，而是与外界乃至商品经济、市场经济紧密相连了。

第一节　变迁中的哈尼村寨

简言之，农村已经发生了极大的社会变迁，那么，哈尼族村寨大致上发生了哪些变化呢？笔者粗略地描述如下。

（一）哈尼族村寨由单纯的农耕社会逐渐转向商品社会，小农经济走向市场经济、商品经济。身处边疆少数民族村寨的哈尼人已经或多或少的卷入市场之中，对由市场经济带来的影响，有学者曾经十分忧虑地指出：

在前资本主义农耕社会的生存经济中，农民耕种自己的小块土地，尽管过着与城市人不尽相同的生活，但这丝毫不影响他们呈现出一派生机勃勃的景象：日出而作、日落而息，忙时种地、闲时娱乐，家庭和睦、合家团圆，生活缓慢而怡然自得。他们之所以有这份闲情逸致，首先是因为他们的生存、生活大权基本掌握在自己手中。在小规模的有限市场内，价格和产量二者往往可以相互补偿：当地的收获量越少，单位收获物的价格越高，反之亦然，因为供求是由收获量本身决定的。正因为如此，不论农民的收成是好是坏，他们的购买力仍然大致可以支付生活资料与生产资料，并维持他们生活的动态平衡状态。然而，在全球化、市场化与商品化的控制下，这样的情形不复存在。一方面，粮食帝国的形成，致使地方供需与价格的平衡关系被打破。在美国，粮食帝国通过对外援助、农产品自由贸易、单一食品体系的扩展、中心外围型食品贸易体系形成等方式，将粮食作为武器，兵不血刃地控制诸多发展中国家的政治、经济和社会发展。这意味着，对于地方农民来说，收成的多少与单位价格之间稳固的必然关系解体，变化无常的市场行情可能使农民生产的商品丧失一切价值。另一方面，农民的生活资料，包括其自身与全家的吃穿住行与其他需求，以及农民的生产资料，如肥料、牲畜、农具等，都同时在种类上增多、在价格上飙高。面对商品化农业社会在获取上的压缩与在需求上的刺激，农民的境况日益严峻①。

---

① 叶敬忠：《一分耕耘未必有一分收获》，《中国农业大学学报》（社会科学版）2012年第1期，第7页。

也就是说，当土地卷入商品化之潮流时，当它不是被当作一种生产资料而是被看作获取资本财富的一种手段时，农民对待土地就丧失了原初的朴实情感而开始计较它的产出收成与价格了。而农业产品一方面受控于中国特有的城乡二元的剪刀差，另一方面受制于粮食跨国集团和国家体系，农民再也无法自己控制自己的产品了。因为"在实物经济时代，他们有一分耕耘就有一分收获，而在货币经济时代，他们有一分耕耘未必就有一分收获"①。换言之，对于农民来说，衣食住行和生活生产资料全部都靠市场交换来获得，于是就"被市场化""被商品化"了，就再也不像小农经济时代那样有着较高的自主性并可以充分掌控自己的生活了，这种情形在边疆少数民族地区，因其抵抗外界能力有限就显得更加突出。

我们知道，市场经济最大的特征就是货币化、商品化，就是不稳定，就是风险加大（比如农作物种植与价格风险）。而市场的强制力又发生得是那样的隐蔽，哈尼人根本无法认识到其本质源头，因之，农民不知不觉地就被卷入到一个充满陌生感和不确定性的社会环境中，农民的生活中也充满着越来越多的不确定性。有学者研究发现，市场风险已经危及哈尼人的生计，近几年普洱茶市场的巨大波动就充分让包括哈尼族阿卡人在内的茶农感受到了市场的残酷性和高风险性②。在村寨经济和日常生活中的风险性和不确定性明显加大的同时，村民心态日益焦虑。

（二）村庄共同体逐渐走向瓦解，村民个体性诉求日益增强。20世纪90年代之后，随着市场经济和商品经济向村庄的渗透力度不断加大，以及越来越多的哈尼族农民工外出务工，昔日安静的乡土生活逐渐与外界发生更多接触，哈尼村寨的边界逐渐延伸，超稳定社会结构正在发生转向。费孝通先生就认为："知足、安分、守己这一套价值观念是和传统的匮乏经济相配合的，共同维持着这个技术停顿、社会静止的局

---

① 叶敬忠：《一分耕耘未必有一分收获》，《中国农业大学学报》（社会科学版）2012年第1期，第9页。

② 颜宁：《茶叶经济的兴衰与传统文化的调适——西双版纳南糯山僾尼人的个案》，《民族研究》2009年第2期。

面"①。经济基础一旦发生改变，社会观念和社会结构不免要相应地变化。

如今，村寨作为一个共同体的角色走向瓦解，如学者所言：村庄之所以成为一个共同体，与脆弱的小农经济基础上形成的生产合作、治安防卫、生活互助、祭祀信仰、共同规范、婚丧嫁娶等方面的整体协作和生命协同有关②。在与商品化渗透乡村的同时，每个家庭不再像以前那样需要依赖村寨而却可以通过交换和货币完成物品往来、劳动力交换，从而得以独立生存。也即"村庄内部的经济分化越来越大，村民之间'守望相助、疾病相扶'的乡里情谊逐渐淡化，农民的私人生活和公共生活开始从村庄脱嵌，变得越来越私密化和外向化，村庄不再作为村民灵魂安放和情感寄托的价值皈依，村庄共同体瓦解，村庄内生规范失效"③。也就是说，每个家庭日益朝着个体化、原子化发展，村民个体性诉求日益增强，对公共集体事务表现得不再那样关心。村民的世俗、功利、算计也逐渐替代淳朴、传统、安逸等社会性格。

（三）在经济方式上，打工经济已经成为哈尼村寨收入的主要支柱方式④。

1. "节日性候鸟迁徙"现象

哈尼族村寨有一个十分有意思的现象是，每当十月年、六月节以及栽秧等节庆农忙时节，哈尼族村寨都较为热闹。可其他的时间再去村寨，则仿佛换了一个模样，只剩下很少的人，大多是老人和小孩，真是人迹罕至，几闻犬吠之声。笔者将这种哈尼族规律性的人口流动初步概括为"节日性候鸟迁徙"现象，而这是云南其他一些汉族村寨所难以看到的景象。为了更为形象地展示这种流动，以下选取几个笔者调查的个案事例。

---

① 费孝通：《乡土中国》，上海人民出版社 2006 年版，第 119 页。

② 刘锐：《中农治村的发生机理》，《西南石油大学学报》（社会科学版）2012 年第 3 期，第 21 页。

③ 同上书，第 22 页。

④ 该部分内容参见拙文《商品化、家园感与人口流动》，《西南石油大学学报》（社会科学版）2013 年第 2 期。

个案一：寂寞的老人

　　李三 1943 年出生，属羊，今年 70 岁，他的老伴已经去世好几年了。自己有一个儿子一个女儿，女儿已经出嫁，儿子 34 岁，现在和儿媳妇一起在玉溪市元江县打工，主要是收购废品，过年时才会回来。大孙子读六年级，两个孙女分别读三年级、二年级，都留在村寨跟着老人在家读书，学期初要交什么费用了，儿子就把钱打回来，平时生活费用儿子并不管。老人每天自己准备饭菜，给孩子们洗衣服，让孙子们上学，自己还去挖田、砍柴以及为别人家帮工，唯一的经济来源是家里种的棕榈树，两块钱一斤，一年可以卖两千块钱。白天，孩子们都上学去了，老人多半时间是待在家里，唯一的娱乐就是听一台显示不出画面的 DVD 里放的哈尼族民歌，另外恐怕就是喝酒了，常常说自己比较孤单。不久前，儿子和儿媳妇回来了，父子却发生激烈争吵，原因大概是老人自己把谷子背出去卖了，或者家里人多吃掉了，但这次媳妇回来老人却怀疑是她偷着背走卖钱了。儿子便与他大吵，可能也喝了一些酒，竟然扬言要敲死他，老人很伤心。很快儿子和儿媳妇就离开去元江了，媳妇说再也不想回来了。

　　个案一中是典型的农村留守老人的景况，他们具有经济能力差、生活单一、精神空虚、亲人长期分居、家庭关系紧张等这样一些共同特征。经过分析可以发现，老人带着年幼孩子在村寨上学，儿子儿媳常年在外，老人比较寂寞，精神空虚，而父子平时沟通较少，一旦有误会极易发生争吵，难以和解。而老人也无法管教孙辈，更无法进行有效的学习辅导。

个案二：哈尼寨子里现代化的婚礼

　　2012 年 3 月，笔者应邀参加了一个哈尼族年轻人婚礼，普某今年 25 岁，在昆明一个演唱会公司做演出杂务工作，在昆明认识了他的汉族妻子。由于他喜欢音乐，他做莫批（哈尼族祭司的别称）的爸爸给他投资了一套价值两万多块的音响设备，这次结婚，就完全按照现代流行的方式来操办。婚礼前一天，新郎新娘和娘家人坐车回到村寨，一同带回来音响设备，在一处空地搭起类似于演唱会的铁架子，布置了气球和大幅照片。新婚之夜，众人唱起卡拉OK，然后跳迪斯科和街舞，放礼花，按照现代的模式玩各种闹洞房游戏，如两人合吃一个苹果、钓鱼等现代游戏。这从未有过的现代婚礼吸引了村寨的很多人来围观，大部分在这边看热闹，而另外一边是其爸爸还是按照老习惯请了红河电影公司来放几场电影。但很显然，卡拉OK飙歌的声音太大以至于完全把场面压倒了，看电影的人根本就听不见电影台词，只有一些老人和小孩在看，而另外一些人索性就在外打起麻将来。婚礼的第三天，新郎新娘结完婚就回到昆明，家里再次只剩下老人留守。

个案二中是在外务工的哈尼年轻人的典型状况，哈尼族年轻一代已经逐渐疏离民族传统文化而热衷现代流行文化，对于卡拉OK、跳迪斯科和街舞已经十分熟悉。以至于不再愿意按照哈尼族传统仪式举行婚礼，普的爸爸也认同了子女的选择但还是习惯性按老传统请了电影公司来放几场电影。在随后的一次交谈中，普的大哥表示这样的婚礼并不太好，认为现在过年婚礼等活动时很多人只是打麻将赌博，学的都是汉族的这些个"坏东西"，反倒不热心自己的民族传统文化，表达了对于本民族文化延续的忧虑。最后，我们看到，婚礼的第三天，新郎新娘结完婚就回到昆明，不再是新娘与未来婆婆公公居住在一起，这种短暂的回乡结婚也许可称为"婚礼候鸟迁徙"现象。

个案三：成为老板的"莫批"

现年34岁的普者和是一位莫批（哈尼族祭司的别称），世代家传，从小学习。现在元江县城搞建筑工程承包，由于聪明能干加上莫批的威信较高，他手下有了二三十号人跟着他干活，已经成了远近闻名的小老板。由于离红河的家要三四个小时的路程，不能经常回家，他便把家里的3亩田都无偿租给别人了，一分钱不收，而这样的事情在过去是不可想象的，过去的地主至少要收七三开的分租。普认为每一次从元江回来都要花掉一些时间和车费，而辛辛苦苦种田所得还不够支付这些开支，自己宁愿赚钱买米都不愿隔三岔五地回来种田。

个案三中是一位走出哈尼村寨的莫批，也是脱离了梯田耕作的老板，不能说是农民了，被众人认为是成功的典范。"莫批"是哈尼族祭司的别称，可以在神与人之间互相沟通，被认为是具有智慧之人，熟练地掌握着丰富的本民族创世神话、迁徙史诗、习惯法则、民风民俗。也可以说，莫批是哈尼社会中民族文化的传承者和集大成者，是村寨之精英人物，但如今的莫批为谋生活却走向了陌生的城市。从个案三中，我们也可以看到年轻一代很少愿意挖田种田，现在种田的都是一些四十岁以上的人，当笔者问到那要是二十年后等四十岁的人老了，干不动农活了怎么办呢？谁来种田呢？他们表示二十年之后，无法想象会是一种什么样子。

2. 打工人口流动的社会原因

上面这些现象都显示哈尼族村寨出现了大量的劳动力流动，使得本是耕作主力军的年轻人离开了祖辈辛勤开垦的哈尼梯田。而这些人恰恰受过一定文化教育、具有聪明才智也年富力强，堪称村寨的精英群体，也是国家新农村建设最需要的骨干。

就其中原因而言，首先是经济上的因素，在当今的哈尼族山寨，除了梯田种植之外，无法找到赚钱之道，现在的哈尼族村寨赚不到现金，而商品化社会又处处需要的恰恰是现金，于是只好外出谋生。而农业收入本身又入不敷出，大多哈尼人的看法是认为梯田所得扣除农药化肥等费用，收入已几近微薄。也就是说，并非农民愿意离开熟悉的村寨而是为生活所迫，不得不去。而这背后又是与市场经济的商品化有极大的关联，有学者指出："在前资本主义农耕社会的生存经济中，农民生计方式多种多样，且具有较高的自主性。在经历了商品化过程之后，农民的生计大多需要农业生产和外出务工的双重支持。"[1]

其次是观念上的原因。年轻人生活方式和思想观念的改变。现代媒介

---

① 叶敬忠：《一分耕耘未必有一分收获》，《中国农业大学学报》（社会科学版）2012 年第 1 期。

引领时代潮流和生活观、消费观，年轻人生活方式发生了较大的改变，他们不再留恋农耕文明的乡村，向往没有黑夜的都市，再加上公共文化设施缺乏，难以满足年轻一代的精神需求。他们宁愿在都市从事各种苦力工作，如搬运工、餐厅服务生、杀鸡工人、建筑工人，或者在深圳广州等工厂从事并无多少技术含量的工作。与之同时，老年人不愿离开家乡，不习惯快节奏城市生活，所以最后形成老人和小孩留守村寨的现象。

3. 带来的社会影响

以上所选取的三个事例，分别代表着哈尼族村寨几种人口流动现象，与之相伴随的是民族传统文化式微、口头文化遗产面临濒危失传、隐性的农村留守老人和留守儿童问题，这些已经成为农业遗产的哈尼族梯田逐渐无人耕作，很多传统的手工艺技能、稻作技能濒临灭绝的主要原因。哈尼族农民工的大量流动，给曾经安宁的哈尼族村寨带来了一些前所未有的社会影响，归纳起来，大致有如下一些方面：

（1）留守老人生活得不到有效保障。据我们的调查，留在村寨的老人大多五十岁以上，有的不乏七十岁、八十岁的高龄老人，他们中一些体力尚存，还自己上山砍柴下地干农活，以维持日常基本生活之需。但已经没有赚钱的能力，主要靠在外务工子女汇款和接济，但数量寥寥。一些老人独自在家，一些与幼龄的孙辈为伴，遇到突发疾病和人身安全威胁之时，抵御风险的能力十分脆弱，在部分村庄，就发生了老人猝死多日无人发现的痛心事例。与儿子女儿长期分居，相隔两地，一些老人情绪低落，生活无聊，遂产生"活着没有意思"等厌世轻生的想法，导致一些严重的心理精神问题。

（2）留守儿童的教育存在问题。由于在外务工种种不方便，哈尼人大多数把年幼的子女留在村寨，由老人带养，有的孩子只有一岁就与爸爸妈妈分开，而有的到初中仍然与爷爷奶奶生活在一起，也就出现老人自顾不暇自身尚且难保，对孩子的教育自然就疏于管教的情况，一些村寨发生了十几岁少年偷窃抢劫的事例。不少的教育专家提醒，长期的隔代教育，尤其与父母长期分离会对孩子成长造成不少负面影响，对孩子人格形成产生众多未知的隐患。对于孩子的学业学习，老人由于自身受教育有限，自然也无力给予有效的辅导与指引。

（3）村寨公共事务与基层政治受到影响。大量的青壮年人口流动还将影响基层村民选举与村民政治，当大多数年轻人长期离开村寨，一些村寨由于只剩下老弱病残，平时的村民参政议政也就形同虚设，已经无法开展。年轻人即便偶尔回来，时间较短，对村寨公共事务也并不关心。人类学家费孝通先生笔下的乡土士绅群体再也看不到了，同时，他所描写的含情脉脉的乡土中国景象也不复存在。

（4）作为农业文化遗产的哈尼梯田面临不少发展危机和保护的紧迫性。大量劳动力流动使哈尼族农业受到极大的影响，有的甚至无人耕作而废弃。红河哈尼梯田历史悠久，据史书记载已有1300多年的历史，2006年，红河哈尼梯田入选中国申报世界文化遗产预备名单，目前已确定为2013年正式申报世界文化遗产，2007年11月经国家林业局批准，红河哈尼梯田成为云南省唯一的国家湿地公园，2010年6月14日被列为联合国粮农组织全球重要农业文化遗产（GIAHS）。如今，哈尼族年轻人大量进城，本是梯田耕作主力军的他们成为了繁华都市的打工仔，也就意味着精壮劳动力的流失和梯田的荒弃。年轻一代的哈尼人已经遗忘了祖祖辈辈传承下来的很多传统的手工艺技能，稻作技能与农业遗产濒临灭绝。

4. 一点思考与建议

大多数在外务工的哈尼人并没有接受高等教育，好多哈尼族年轻人认为自己没有知识，别的什么技能都没有，只剩有力气，因此多数从事的是在餐厅、工厂打工等简单的体力劳动，并不受尊重。经济上，接受着仅可养家糊口的微薄收入，除去高昂的城市消费之外，并不宽裕。由于不会说流利的汉话，由于语言的障碍，他们在城里还常常受到歧视和不公正的对待。更重要的是，正如学者所描述的那样："（农民）家园感变得不可捉摸、暧昧不清，一切都面目全非了。传统农耕的方式和乡村空间的消失解放了农民的身体吗？其实他们在哪里都感到不适。在乡村，他们向往城市街道和厂房，试图为自己找到一个新的能量消耗的方式。在城市漂泊生涯中，他们留恋乡村，咀嚼着青草的滋味，家园的感觉成了一个甜蜜的梦幻。"① 他们游离于城乡之间，享受着所谓的双重

---

① 张柠：《土地的黄昏：中国乡村经验的微观权力分析》，上海东方出版社2005年版，第65页。

身份，但其实却找不到人生的归宿，迷失了自我。

其实，身为哈尼人，天生拥有最佳的文化资本，拥有十分丰富的传统文化，而这是汉族缺少的文化资源，现在的局面是哈尼人反而用自己的短处去比别人的长处，反而把自己的长处丢掉。比如有一些哈尼族景区是外来汉人来经营，如哈尼梯田旅游，由于汉人不熟悉传统文化而只是采用公司化的经营模式，其结果是不伦不类，让人十分惋惜。

笔者认为，一些哈尼族年轻人只是盲目地随大流式的外出打工，追随着现代化的脚步，或者是波动地卷入了现代化城市化的浪潮。殊不知，国外发达国家经济发展经验告诉我们，乡村往往是最具魅力和最吸引人的佳处，英文里的 "countryside" 听上去便是一个让人浮想联翩和心心向往的字眼。国内大城市也已经出现交通拥堵、住房紧张、环境恶化、食品安全等城市病，更有不少城市贫民窟，不少的高级白领由于厌倦都市而向往乡村的宁静。试想一下，一个城市下岗职工既没有田地也没有房子和稳定的生活来源，仅靠救济金生活，与一个农村无固定收入农民相比，前者生存境况要凄惨得多。

在调查中，经常听到哈尼人对自己食用绿色食品的自豪感，发展绿色有机生态梯田农业就是一条可行的路线，哈尼梯田特有的红米、紫米、糯米等一批特色传统的无公害农产品都具有广阔的市场空间。其次，可考虑开发村民参与的民族文化旅游与梯田农业观光，在观光中农民得到经济受益，也同时保护了梯田农业文化遗产①。有眼光和远见的哈尼族年轻人应该权衡自身的优缺点，利用好自己的资源，笔者相信，哈尼村寨，广阔天地，大有作为。

第二节　社会变迁与宗教仪式治疗趋势

在现代化的浪潮之下，即使是昔日偏僻封闭的哈尼村寨亦并非静止的而是动态的，与外界发生紧密的联系。所以，对于身处其中的仪式治疗，我们首先应该持一个动态的视角来加以观察。而以上所描述的社会

---

① 详见拙文《农业文化遗产红河哈尼梯田保护与开发刍议》，《农业考古》2013 年第1 期。

变迁图景构成了本节所讨论的主题——仪式治疗发生变化的文化背景与社会基础。可以说,变迁给仪式治疗无论是形式还是内容上都带来一些影响,具体而言,仪式治疗的变化在社会变迁中比较明显地表现在几个方面。

其一,哈尼族村寨中仪式治疗的频率越来越高,进行各种祈福、消灾的人越来越多。随着社会经济的发展和教育的普及,宗教信仰等本应越来越少,但结果却是相反。这就是笔者在一开头提到的寻求神职人员举行驱邪叫魂之类的仪式治疗越来越普遍,其势头有增无减的现象。这其中的原因与不确定性的现代社会有很大关系。可以说,进入商品社会,伴随着更多的风险与忧虑,哈尼人也在为生计疲于奔命。

目前,中国正在经历着最大规模的社会转型,也造成了很多的社会不适,其中重要一点就是忧虑心态。比如据台湾《联合报》报道,台湾2012年度代表字大选结果,"忧"字以8094票居冠,成为这一年全民心灵与社会乱象的写照。第2—10名依序为:涨、转、感、惨、郁、苦、怨、穷、烂。前10名中,仅第3名的"转"字为正面字,"忧"字反映整体社会心情,第2名的"涨"字则反映民众的忧虑所在:"万物皆涨,薪水没涨"①。现代社会中充满着无所不在的现代性,与广州、上海等大城市出现的现代社会的焦虑症、社会不满情绪一样,身处市场经济中的哈尼人又岂能幸免?他们也普遍存在某种忧虑心态,只是程度和焦虑的对象有所不同而已。如今,我们甚至可以设想,假如你去哈尼村寨按照中央电视台新闻联播某期节目那样直接询问"你幸福吗?",恐怕没有多少哈尼人会肯定地回答。

无独有偶,根据社会学者关于社会变迁的调查研究,从1985年后的十年间,台湾民众在民俗医疗、巫术行为等方面都呈现为递增的趋势。这与急剧的社会变迁尤其是商业化过程中民众生活的不确定性有一定关系,具体指标变化可从下表反映出来②。

---

① 参见中国网络电视台新闻,http://news.cntv.cn/china/20121208/102192.shtml。
② 该表引用自瞿海源:《宗教术数与社会变迁(一)》,台湾:桂冠出版社2006年版,第269页。

表7

	1985 年	1990 年	1995 年
算命	27.5	31.7	37.5
抽签	34.1	27.6	31.3
看风水	11.9	13.0	13.1
找乩童医病	4.0	3.3	6.0
收惊	23.6	22.6	32.7
安胎神	3.9	4.4	5.1
牵亡	1.8	2.0	2.2
安太岁	21.3	35.0	51.4
进香	30.9	26.6	31.7
改运	10.5	12.1	15.5
样本数	4199	2531	2081

注：此表系引用，无表题。

从这个表中可以很明显地看出，找乩童医病是典型的仪式治疗行为，虽然 1990 年比 1985 年略有减少，但 1995 年又有较大增加。此外，收惊、安胎神等各种属于广义上的仪式治疗方法基本上也都是呈现为增加的趋向。表中还显示，抽签、算命、收惊、进香占据了较大的比例，而这些都与未卜的社会很有关系。

再回到哈尼族仪式治疗上来，哈尼族阿卡学者张雨龙在西双版纳阿卡人村寨中的研究表明："风险社会的到来，使得村民们的神经比以往任何时候都要紧张，村寨及村民身上的各种不确定性也更加凸显，而人们为了消除这种焦虑、紧张以及其他精神上的问题，常常邀请尼爬举行各种驱邪仪式，并且为此支付的资金越来越多。"① 据他的调查，"最近几年内，国防村和坝枯村的村民们几乎所有家庭都因为各种原因邀请尼爬举行过驱邪治病仪式，仅 2009 年一年，国防村和坝枯村分别有 12 户人家和 17 户人家邀请尼爬前来办法事，每次仪式费用都比较高"②。因为"进入风险社会后，人们的日常生活的不确定性越来越强，并且需要

---

① 张雨龙：《橡胶种植与社会文化变迁》，云南大学硕士学位论文，2011 年。
② 同上。

借助尼爬等人的'驱邪'仪式来驱除恶魔、病魔、阴魂等，人们不惜也有能力为此付出更多的钱财。"① 由于张雨龙调查的地点也是哈尼族，但与红河州不同的是阿卡人是以种植橡胶为主的社会，自然比较容易地就被卷入国内甚至国际橡胶的贸易经济体系中。风险的确比较大且表现得更加显性，但其他地方的哈尼族村寨其实也一样。只不过是风险的高与低在程度上有所不同，抑或是表现得隐蔽或明显的程度不同。

村民日益焦虑的心态导致了他们在遇到生活的挫折、身体的苦难时更多地寄希望于巫师等神职人员，以度过社会转型带来的种种心理危机，求得精神慰藉。于是，我们也就可以理解，为什么在求助李志红的顾客中，最经常光顾、最舍得出钱的恰恰是村寨中先富起来的少数人。此外还有逦萨城里的官员、个旧市锡矿的矿老板以及生意商人，相比之下，这个群体当然也是面临着更多的不确定性和社会焦虑的。因此，我们可以断定，在高风险和不确定性的社会中，人们更加愿意、寄托于仪式寻求巫师的慰藉。

除了学者所概括的村寨进入风险社会之外，还有一个重要原因就是一位巫师告诉我，现在不比以前了，一些奇奇怪怪的病多起来了，什么样的怪病都有，例如暴死、斗殴、梅毒、交通事故、传染病、癌症等。而这些以往很少见到的疾病，对于哈尼人来说，并非生化医疗所能全部治愈，更不能从病因上给他们合理的解释。

其二，在具体的仪式属性上，村寨中集体性仪式淡出而个人性仪式凸显，集体仪式越来越少，私人仪式越来越多。由于村寨中分化越来越明显，关系越来越疏远，村民个体性诉求增强，每个家庭日益朝着个体化、原子化发展。其中一个例子就是在大龙，哈尼族寨子以前十分隆重的六月年期间"祭水井"（目的是洁净全村，维护健康）仪式现在已经看不到了，原因就是没多少人愿意参加。而冬月的"祭龙树"虽然还继续进行，但参加者主要是老人和小孩，年轻人并不想大老远地从外回来。与之同时，在笔者所调查的大龙，李志红是唯一的师娘莫，每天四面八方而来的求问者却不在少数，有的要跋涉山路两三个钟头。

同样的道理，哈尼族村寨里出现的这一现象并非偶然，而是有着一

① 张雨龙：《橡胶种植与社会文化变迁》，云南大学硕士学位论文，2011年。

定社会原因的，从而具有某种普遍性。记得笔者在台湾访问时，与"中研院"林美容教授聊到台湾神媒时，她就告诉我，希望我注意一个新的社会现象，那就是如今越来越多的私人性神媒出现，以前，乩童很多服务于公庙而现在私坛越来越多。李亦园先生也已经指出这一趋势，并将之命名为功利主义趋势："显示台湾民间宗教功利主义趋势的重要现象之一，是宗教的社群意义较为减弱，而满足个人种种现实需要的意义则相对增强"[①]，并且"这种功利主义的趋势，可以从神媒童乩的广为流行、星相术数观念的普遍、风水地理的盛行，以及若干崇拜神灵的相对增减上看得很清楚"[②]。具体表现在"私人崇拜的庙宇发展极为快速，其数目经常已超过公众崇拜的庙宇，其二是即使在公众崇拜的庙宇中，个人仪式也逐渐超过群体仪式的地位"[③]。

　　在仪式治疗方面，李亦园发现台湾乩童早期的仪式范围都以公共仪式为主导地位，比如为全村落举行犒军仪式。但近些年来，乩童通过仪式为人治病越来越流行，最后干脆在自己家中重新开设祭坛像医生门诊收费那样为村民服务了。李亦园还指出这种民间信仰的趋势背后的社会文化因素，也即"在功利主义的趋势下，社群功能的民间信仰为何被个人现实功能所取代，这不仅是在现代社会变迁中民间宗教改变的趋向，应该也是传统民间信仰的特性之一，那就是道德伦理成分衰微之时，超自然的信仰就极易于沦为个人物欲需求的满足工具"。[④]

　　当然，李亦园认为"宗教满足个人的需求逐渐取代其对社群的功能，这种转变不但大大满足在现代工商社会个人心理与物质的忧虑与不安，而且反映出在复杂的现代社会中个人企图往上冲刺、努力竞争的驱力与心态。其次从神明体系的无限扩大态度中，我们也可看到那种只要有利就可包容之心态的反映，而这种心态所透露的很可能即是多种选

---

　　① 李亦园：《台湾民间宗教的现代趋势——对彼得柏格教授东亚发展文化因素论的回应》，张光直编《考古、历史与文化论集》，台湾：正中书局1991年版，第26页。
　　② 李亦园：《台湾民间信仰发展的趋势》，《民间信仰与社会研讨会论文集》，东海大学，1982年，第91—94页。
　　③ 李亦园：《台湾民间宗教的现代趋势——对彼得柏格教授东亚发展文化因素论的回应》，张光直编《考古、历史与文化论集》，台湾：正中书局1991年版，第26页。
　　④ 同上书，第28页。

择、多方试行以及多角经营等实用行为的根源"。①

如今，哈尼族正处在一个急剧变化的社会环境，师娘莫等个人性的仪式治疗行为的日益兴盛也正好反映了处于这一社会变迁过程中哈尼人的不安心态。而哈尼族村寨中公共仪式总体上减少以及村民的消极态度也与台湾民间宗教的情形一样，同样验证了社群意义上的淡薄趋势。

其三，在酬劳方面，从象征性的红包转变到实质性收费。仪式治疗中，用钱直接作为报酬越来越普遍，以前莫批收鸡腿和牛大腿，现在直接收付现金。而咪谷以前更是不能收取钱的，只是收谷子，但据介绍有些地方也开始统一直接付现金。而师娘莫也曾经向笔者多次炫耀在县城某某老板做仪式时，对方给了几百元还有好烟好酒招待。老莫批也有一次轻声埋怨病人一毛不拔地就离开。

如果说村民以前给巫师肉、谷子等礼物作为酬劳，还含有某种仪式性人情和对其感激之意，有一定的乡土之间的情感交流。现在直接付现金就体现了情意上那种感谢与亏欠已经减少了，货币化的交易让村民和巫师之间两不相欠，也不必讲究客套，也不必相互尊重，仪式之中的交流也简化为赤裸裸的货币关系。

这个过程中，巫者的责任感也在淡化。哈尼族巫师传统上都不讨价还价，有着六代的莫批世家普者和告诉我，他们祖上留下的规矩，绝不与顾客论价，直到现在还这样坚持着。但有些莫批就不是这样了，甚至出现有些师娘莫遇到如果村民给的少了，就要在仪式上动手脚。师娘莫一次做"刹黑扑"，按照退这种鬼的规定，当天下午做一次再于晚上夜深人静之时须做一次"收尾补充"仪式。但师娘莫嫌太晚只想睡觉就不想做了，那家人果然在子夜时分前来相请，最后当然吃了个闭门羹。此外，笔者也亲见有一些老年人瞧米时还是按照过去的老传统"象征性的"带点米和钱，师娘莫瞧病的仪式时间也就相应的缩短了，颇有匆匆打发应付之嫌。这些例子皆说明巫者的使命感与对村寨的职责感正在渐渐淡化。而像莫批世家的普氏家族那样，曾经因为穷人家付不起钱而免费做仪式，或者为置办不起牺牲祭品的人家做仪式时自带祭品的时代一

---

① 李亦园：《台湾民间宗教的现代趋势——对彼得柏格教授东亚发展文化因素论的回应》，张光直编《考古、历史与文化论集》，台湾：正中书局1991年版，第33页。

去不复返了。

如果打个不恰当的比喻，对于村民来说，去寻找巫师问病与去农贸市场购买物品在性质上完全一样。对于巫师来说，看病收钱，与私人诊所和商人无异，只是交换的不是物品而是仪式的举行。举行仪式是为了赚更多的钱，巫师的力量被认为比过去有所衰退，其地位呈现为有所下滑的趋势。当然，在这一来一往之中，巫师传统上那种"高贵"气质也尽化在收钱的那一刹间。村民更多的不是像往昔那般尊重巫师而是视之为帮忙做事的"工具"与付出报酬的"民俗咨询师"。这样，其社会地位其实从巫师的高贵已经沦为平等，因为巫师与村民之间更多的是报酬与法事的交换而已。

其四，在仪式的种类上，出现越来越多的为外在打工的亲人"隔空叫魂驱鬼"祈福健康的仪式。由于一些哈尼人常年在外打工不能回来，就改由家里人在村里请神职人员举行仪式，本人不在场，替代品一般就是此人穿过的衣服或经常用的物品。这种"隔空叫魂驱鬼"仪式正是20世纪90年代之后随着打工经济兴起而出现的，如前文所介绍到的吴某的舅子石三家举行的"刹黑扑"仪式，就是为个旧矿山坑道里当老板的哥哥祛除血光之灾的。

与之相仿，在村寨出现打工者"节日性候鸟迁徙"现象同时，仪式治疗出现了很多"节日性治疗"，也就是在哈尼族十月年、六月节以及栽秧等节庆农忙时节，外出打工者纷纷回来，家里人赶紧给他们补偿性举行叫魂、驱鬼等仪式。前文所介绍到在北京打工的何福生叫魂保魂仪式就是如此，再如在元江县帮助别人杀鸡的石姓男孩被警察铐住关进拘留所而受惊吓，回到村里，家人急忙给他举行"约拉枯"叫魂仪式。也有很多哈尼人讲究一年叫一次魂，有些人在外数年才回来的，这时就要把没叫魂的补起来。因此，年节时分，李志红、李明依等就十分忙碌，常常是赶着这家去那家，最多时一天有十来家。

其五，在仪式的时间上，更加灵活，更加快捷。在现代化冲击之下，哈尼人的生活本身已经发生着极大的变化，其中之一就是生活节奏加快，反映在其仪式上，也有一些体现。例如为了腾出更多时间做别的事情，无论是巫师还是村民都倾向于选择更加快捷的治疗仪式，巫师可以多一次仪式（也就多一份工钱报酬），村民则希望做完仪式后还能赶上赶街的贸易时间。

相应的，仪式治疗原本有很多时间禁忌，有的是择定日子，有的是需要等待时间，严格遵守相关禁忌（如祭寨神仪式前原本是应该禁止夫妻同房、从事任何劳作等）。但时间不等人，现在不少仪式已经不能顾及这么多了，采取了更加灵活的方式。因此，仪式时间变短，形式变简化，仪式过程的参与者也在减少。

其六，在仪式治疗者的传承上，社会变迁带来传统民族文化面临濒危，仪式治疗主持者出现后继乏人传承的局面。年轻一代对传统文化的不重视，越来越多的哈尼族年轻精英走向了没有黑夜的都市，哈尼族年轻人长期在外面的大城市务工。习惯性接受汉族和现代文化，哈尼族传统文化逐渐丧失。古老的火塘边唱哈巴被现代流行歌曲代替，传统的哈尼族舞蹈被现代迪斯科、街舞取代，一些古老的民族神话传说、史诗歌谣、宗教祭礼、节庆庆典、人生礼俗等非物质文化系统出现青黄不接后继乏人传承的局面。同时，本来是村寨核心文化人物和传统文化代表的莫批离开村寨外出谋生，一些村寨仪式无法进行。

目前，哈尼地区的巫师年龄大多在 50 岁以上，现在的年轻一代对古老的仪式不感兴趣。尤其是新生代 80 后 90 后对这些传统文化表现出漠不关心的姿态，甚至本文中出现的饭桌上一个年轻人对李志红做仪式发出了质疑的声音。过去这在哈尼族地区是不可想象的，所有这些很是让巫师们不满。当然这有一个大的背景就是，哈尼族村寨正在由人类学家米德（Margaret Mead）所说的"后塑文化"（post-figurative culture）走向"前塑文化"（pre-figurative culture）[①]，也即以前是年轻一代向老人学习，尤其是农耕经验、宗教礼仪知识；而现在随着信息化，知识更新加快，老一代更多的不得不向年轻的一代学习，比如怎么样使用手机、电脑、汽车等。

笔者的田野调查报道人李明依是远近闻名的大莫批，今年 61 岁了，儿子都在浙江打工，李志红的几个孩子也都在蒙自工厂干活。白布度的儿子宁愿在广州屈居他人之下打工也不愿回来村寨做着被别人

---

① Margaret Mead, "Culture and Commitment: the New Relationships between the Generations in the 1970", *Revised and Ubdate Edition*, NEW YORK, 1978.

所求的仪式工作，他们都并不想子承父业，只想外出到没有黑夜的大城市打工。站在文化遗产的角度来说，不少无形的口述遗产后继乏人，面临失传绝灭的危险，哈尼族的传统仪式面临着凋零与消失的危机。当然，所有这一切，同样也与哈尼人在社会文化变迁中被边缘化的时代境遇有关。

第九章

关于信仰与宗教仪式治疗
疗效的讨论

对于仪式治疗进行研究，治疗效力是无法绕开的一个部分，这也是很多读者都好奇并关心的话题。不少朋友知晓笔者的研究主题之后，往往都要抛出的第一个问题就是：这些巫师、仪式真的有作用吗？事实上，从小一直生活在生化医疗体系中的人们对于仪式治疗的看法，主要都体现在效果的争论上。而再细细思索，关于疗效的发问，其实正是从科学主义的角度来发问的，科学本位之下，也暗含着对仪式治疗的不相信。长期生活在非生化医疗的人们，早已经把仪式治疗当作习惯和传统了，很少考虑效果。同样道理，我们若发问医院是否有效果？其回答结果也是不一定，或者是对于一些有效果，而另一些没有效果……总之，有一点可以肯定的是，不管有没有效果，人生病还得往医院就诊。仪式治疗也一样，效果的问题并不能影响到哈尼人对巫师的依赖。

医学人类学家凯博文就认为治疗的效力是复杂的，是以各种不同的方式被建构的，甚至是在经验中被质疑的①。一般认为，人类学家1965年以后开始对巫术疗法感兴趣，而且开始（从严肃意义上）对其效用进行正式的调查和研究②。但是我们把目光稍加回溯即可发现人类学家弗雷泽（Frazer）在其名著《金枝》中已论述巫术治疗的疗效，他把巫术看作科学的近亲，把巫术看作"没有成效的技艺"。他认为巫术与科学在认识客观世界上是相近的，思维若运用合理便可结出科学之果，反之则只能产生科学的假姐妹——巫术。巫术的错误在于把彼此相似之物

---

① Kleinman, A., *Writing at the Margin: Discourse between Anthropology and Medicine*, Berkeley: University of California Press, 1995: 10.

② ［美］沃林斯基著：《健康社会学》，孙牧虹等译，社会科学文献出版社2002年版，第400页。

视为同一物，将相接触过的东西看成为永远不再分离。在他看来，巫术是一种伪科学和没有成效的技艺①。

此外，功能主义大师马林诺夫斯基（Malinnowski）从巫术的功能角度指出：巫医通过仪式、咒语的想象力和象征性的动作把病人内心的情感戏剧化地表达出来，以增强病人战胜疾病的信心，促成病人人格的整合②。

结构主义代表人物人类学家列维－斯特劳斯则研究了巫术治疗的象征效应。他通过对巴拿马库纳印第安人生活中的巫师调查，发现其中用于缓解女性难产的咒歌内容中往往蕴含着"一个病人必将复活"的神话象征，从而有效地增强了妇女分娩时的信心，也减轻了痛苦③。在其大著《结构人类学》中，他做出这样的总结："我们没有理由怀疑某些巫术实践的效应。不过我们同时也看到，巫术的效应须以对它的迷信为其条件。后者有三个互补的方面：第一，巫师相信他的技术的效应。第二，病人或受难者相信巫师的威力。最后，共同体的信念和期望，它们始终像一种引力场那样起着作用，而巫师和受术者的关系便存在于和被规定于其中。"④

总体上，列维－斯特劳斯的研究被认为是体现着浓烈结构主义色彩的结构式解释，比较强调治疗对象的思想行为与其文化的整体宇宙观结构存在着相类似或相对应的关系，因此，巫师便通过象征的操弄从而解决病痛。他的研究极大影响着之后的医学人类学理念，也是医学人类学家凯博文的主要理论渊源。

英国象征人类学大师维克多·特纳（Victor Turner）研究了恩丹布人的治疗仪式，他发现很多当地疾病背后其实是与混乱矛盾的人际社会关系有关。但巫师的仪式召唤吸引来亲友、族人的参与，这无形中缓解了一些紧张的情绪，修复了冲突的破裂社群关系，因此，仪式治疗在社会结构的意义上达到了效果。在此基础上，他提出仪式治疗疗效上"社

① ［英］弗雷泽：《金枝》，新世界出版社 2006 年版，第 53 页。

② ［英］马林诺夫斯基著：《文化论》，费孝通译，华夏出版社 2002 年版，第 53—81 页。

③ ［法］列维－斯特劳斯著：《象征的效应》，于锦绣译，史宗编《20 世纪西方宗教人类学文选》，上海三联书店 1995 年版，第 686 页。

④ ［法］列维－斯特劳斯：《结构人类学》，上海译文出版社 1995 年版，第 178 页。

会支持"的视点（the social support）①。

此外，还有一种是"临床分析"（clinical），在对非洲约鲁巴人（Yoruba）精神病治疗仪式的分析中，学者发现传统治疗师（healer）与医生之间存在着极大类似性，例如都采取一定的治疗步骤②。

通过以上介绍，我们大致了解了人类学家是如何看待仪式治疗的疗效的，而在具体的仪式分析时，又是可以将之综合起来加以解释，它们之间并不绝对排斥。例如有学者发现"在列维－斯特劳斯被引用为结构研究的论文中，我们可以发现他在识别发泄的心理防卫机制过程中调用了临床解释。他认为，病人通过再次体验在仪式展演中唤起的基本的心灵冲突来排除这些障碍"③。同样，这些经典的视角或多或少也适用于哈尼人的治疗实践。

我们在调查中也往往发现，一次仪式治疗之过程往往会吸引很多村民同时到场，众人说说笑笑，或与巫师莫批一起学着念诵咒语，或是对仪式程序步骤品头论足，治疗之地实则成为一个众人聚会之场所。国外不少医学人类学的民族志中都发现，村民（或者家人和亲友）到场体现了对病人的关心和心理支持，分担了痛苦，而这对于一些精神性疾病显然具有心理治疗的优势。换言之，一个仪式治疗实践已经不仅仅是对某一具体疾病施治的简单物化过程，它同时又是一次公开社会表演、一次社交机会、一个调节所有参与者家庭关系矛盾的场合，它有效地促进了家族和亲戚之间团结与合作。也就是说，参与者所寻求和期盼的超过了一个具体病症的痊愈④。而在乡镇等专业层面的医院所接受的通常是"冰冷的"严肃气氛以及"谨遵医嘱"式的命令口吻，与器械化的西方生化医疗相比，仪式治疗的背后往往是团体关怀，显然更容易被哈尼人接受⑤。无论如何，根据村寨中师娘莫和莫批繁忙的工作以及红火的

---

① Victor Turner，"A Ndembu Doctor in Practice"，*Magic，Faith and Healing*，Ari Kiev，ed.，New York：Free Press，pp. 230 - 263.

② 张有春：《人类学视野中的民族医疗效评价》，《中央民族大学学报》（哲学社会科学版）2011 年第 3 期，第 54 页。

③ 同上。

④ 参见刘小辛《彝族医疗保健》，云南人民出版社 2007 年版，第 130 页。

⑤ 参见拙文《哈尼族的原始宗教信仰与仪式治疗》，《宗教学研究》2012 年第 1 期，第 231 页。

"生意"，我们就可以知道仪式治疗在哈尼人中是离不开的。如果没有一点疗效，怎么可能会有那么多人持续的来"求医问诊"呢？

在前文治疗仪式的类型一节里，在关于得了脑梗塞的李某的叫魂仪式案例中，我们发现患者目前的状况已是身患绝症，在已经绝望的情形下，他首先有一个心理预期：那如果做叫魂仪式万一有效呢？其次，在病因的解释上，巫师师娘莫给出了所谓的"病因"是因为"患者在老潭喝水，他的魂丢在那里了，被压在了老潭子底下，而那里有老潭鬼"，病人知道了"病因"，总算理清了长期不痊愈的困惑。再者，由于患者以前贪污以及和别的小姑娘有不好的关系，所以他心里一直不安，巫师的仪式为其以前的不当行为"埋过单"了，社会秩序重新得以定制，情绪得到缓释，而这是生化医疗无论如何也达不到的疗效。

而关于石老呼和普某的治疗案例中，我们已经看到老人的心理和信仰因素起到很大的作用，患者一开始就具有的正面心理预期使得之后的驱鬼仪式更加具有了仪式效力，并且是在卫生院三番五次治疗没有见效的情况下进一步加强了对仪式治疗的依赖。

因之，就仪式治疗的疗效，笔者想总结的几点是：

其一，仪式治疗的疗效并非现代医疗病理学意义上的疗效。仪式治疗的疗效更多的不是由治疗者决定而是由治疗对象来决定的，也就是说，病患的感觉和体验到"疗效"起到相当大的作用。这又回到医学人类学的重要论点了，凯博文对疾病（disease）和病患（illness）进行了区分，疾病（disease）作为一种客观的病理学存在可以被仪器测量出来，而病患（illness）作为一种患者的主观上的文化体验。而事实上，我们不能想象巫术咒语就能止血、退烧或者杀掉细菌，如果说仪式治疗对多数生理性疾病有效果的话，这也是不可能的。在具体病症上，大多数来找巫师寻求仪式治疗的也恰恰多是慢性疾病、精神性疾病，因此，感觉和心理对这类疾病有较大影响作用。

毋庸置疑，就像精神医生一样，仪式治疗可以治愈好一些疾病，但毕竟有限，然而这并不表明这位巫师法力不行。相反，由于人容易选择记住对自己有利的事情而将不愉快的忘掉，可以想象的是，十个病人中有两个治好，经由村民大肆宣扬，就逐渐被放大疗效，而很少有人去追究那八个没有疗效的病例。对于没有起到疗效的患者来说，大多数也并不归咎于巫师，假若患者于仪式之后病情有所好转，或者有一点点的改变那就一定是仪式的效果。假若病没有好转，也只会认命，认为已经是绝症无药可治，处之坦然。或者认为是做仪式时自己的心思不诚，众多的仪式程序中哪一个步骤没有做好。抑或自己没有遵守相关的禁忌（例如禁止同房、禁止劳作、禁食荤腥等），而一般并不会就此怀疑巫师仪式的用处。更何况，退到最后，巫师还有一招可以抵辩的，那就是，有一些疾病可以治得好，但也有一些是无论如何也治不好的，你看那些医院里的医生不也是经常有治不好的时候？

项目研究期间，有一次笔者急性扁桃体发炎去医院，医生开了一些药草草地就打发了。也就在这时，笔者突然联想到李志红给人治病的情景，其实他也知道唱唱"山歌"治不好一些病，但他毕竟还是要来"表演"一番。仪式并不是有用的但重要的是仪式本身，治疗也就成为一种仪式性表达。有一次笔者就问李志红疗效的事，他说："我这样做了给你叫了魂驱了鬼，至于疗效，我认为是好了，鬼被我赶走了魂被我叫回来了。如果不好，那就是其他原因了，也怪不得我。"这也是大多数巫师的想法吧，而哈尼人大致也这么想的，所以巫师与患者的治疗逻辑基本接近。一次一个哈尼人就这样说："李志红来了，不辞劳苦的老远从家里赶来了，他做了好一会儿仪式，也算尽了努力了，我就应该给他工钱并不应该责怪他。病没有好，可能是未知的原因，再说病那么复杂，也许是自己的原因也未必呢？"

很多人很看重的是做没做仪式而并不特别在意怎么做或做的结果，我们也可以理解很多哈尼人因袭"一年全家要叫一次魂"的传统，如果有哪一年没有请巫师来叫，心理就似乎缺了一些什么。

其二，仪式治疗的疗效是在特定文化语境里发生作用的。也就是说，生活在此一文化染缸中的人们，由于从小接受了本文化中关于疾病和治疗的概念或看法，所以自然就容易被"治疗好"。对治疗的研究就必须放置于大的文化背景中来进行，仪式治疗也就属于社会文化治疗（sociocultural therapy），而这也就是文化人类学的核心理念之一。本文中，哈尼人本身就耳濡目染地形成了对鬼的态度、对巫师的信仰，自然也就接受巫师治疗过程。可以设想的是，如果把同样的治疗仪式过程施加于一位受过专业训练的红河州医院的医生，他可能只会觉得仪式不过是无稽之谈，何谈疗效！

这就是通俗来说的"信则灵，不信则不灵"，因此，我们从医疗实践中还发现以下事实：仪式疗法的实际效果往往取决于患者对其信仰的程度，信仰的力量越强，医疗效果越是作用明显，也就是说心理效用必须以对它的信仰为其条件。即使是生化医疗，我们能够接受它也是首先建立对我们对其中的生理、病理、药理等的相信和信仰之上。民族地区往往相信灵魂、神鬼等宗教信仰，认为巫师可以帮助驱除其身体中的病症，所以，心理上自然也就对仪式治疗有较强的认同。仪式治疗已经给哈尼人一种惯性的安慰和依赖，如同都市中的人们对医院或生理医生的依赖一样。

其三，一种治疗方式有没有效力很大程度上还体现在对病因的解释。在病因的解释上，医学人类学家在研究中发现有意思的现象是，巫医在病因解释效力上通常远胜于中医与生化医疗。很多现代化的医院一般都无法无暇也认为无必要向患者解释"为什么得病？"，更重要的是不能像巫医那样向患者解释"为什么是我而不是其他人得病？"。因此，这对那些久病不愈的或者患上奇怪病例的人来说，巫医的解释最有说服力。故而他们一边找巫师需求仪式帮助一边又去医院就诊，不少人都认为医院治疗的是病症，而巫师治疗的是病因，这两个层面上所发生的作用丝毫没有冲突。

其四，仪式治疗的疗效与治疗者的身份权威、社会地位、社会角色有一定的关系。社会心理学的研究表明，信息的有效性与正确性有时候与其发布人有很大关系，也就是说，同样的话语通过不同身份的人（比如一位总统与一位平民）说出来，其效力结果完全不同。哈尼族社会中，长期以来，巫师由于掌握着本民族的历史神话、宗教祭祀等文化知识，成为哈尼族传统文化的集大成者，具有较高的权威性和声望。因此，与基督教、伊斯兰教等宗教领袖一样，哈尼巫师也拥有不少的"信众"，而巫师所说的话往往为普通民众（信众）所笃信不疑，当巫师十分肯定地告诉病者"你身上的恶鬼已经被我赶走了，你的病可以好了，不要怕了"的时候，病者获得的精神力量是巨大的，其对于疾病的恢复作用也是无法想象的。巫师克里斯玛式的权威角色和不容置疑的诊断在治疗过程中起到很大作用。这也正是很多巫师一般都带着沉默、坚毅、不苟言笑的表情，语气也多肯定而坚决的内在原因。

有意思的是，从医疗的实践效果的评价来看，如果仪式治疗有效则求助者往往会归功于祭司的本领高强及仪式的成功，而如果没有见效，只会归因于自己心意不诚或供奉祭品出现问题等，绝不会因此影响到对仪式治疗本身的怀疑①。

更有意思的是，与目前的民族服饰、民族旅游所强调的原生态一样，李志红和李梅娘身上打着哈尼族这一少数民族烙印，意外地获得某种神秘感，这反而为他们在县城迤萨和个旧的汉族群体中赢得不少顾客。李志红经常去迤萨城给领导干部"办事"，个旧老厂锡矿更是合起来请他轮流挨家看病。红河州政协某领导也是专门派专车请李梅娘去他家里。不少人都倾向认为，正是因为少数民族才保留着更好的巫术传统，疗效更好，而这些，都是李志红和李梅娘本人并没有料到的地方。

其五，仪式治疗的疗效是有限度的。它既非一些理想化的人类学家一厢情愿的视之为符合当地文化的"最佳医疗手段"，也非持"生化医疗至上"的论断而视之为迷信、荒谬的。如果说前者过分看重文化相对主义，并且往往伴随着"民族遗产""传统文化"的话语体系的话，那么后者又是科学主义式的文化霸权主义，往往伴随着强烈的偏见与否定。相比较而言，后者的草率论断在当下之中国是比较常见的。因此，如学者强调的那样"民族医学疗效的评价是一个极其复杂的问题。在世界范围内医学体系日趋多元的历史语境中，我们不仅应该跳出科学主义的框框，让各种民族医学在治疗实践中找到自己的生存空间，也许还应该放弃对医学疗效'本质'的探寻，使人们的躯体、精神与社会等方面得到来自不同医学知识与实践的照顾。"②

这种限度还体现在疾病的病理学差异上，对于精神性疾病、慢性病（如抑郁症、精神分裂、恐惧）有一定的效果，而对于外伤类疾病没有效果。也因此，不少研究都把仪式治疗视为民俗精神医术（ethnopsychiatry）。再加上仪式治疗的效果往往并没有那么明显和立竿见影，而一些

---

① 参见拙文《哈尼族的原始宗教信仰与仪式治疗》，《宗教学研究》2012 年第 1 期，第232 页。

② 张有春：《人类学视野中的民族医学疗效评价》，《中央民族大学学报》（哲学社会科学版）2011 年第 3 期，第 55 页。

疾病，尤其是仪式又增强了抗病信心的情况下，恰恰具有随着时间推移自我痊愈的能力，比如感冒发烧、拉肚子、头痛等。因此一些疗效就很容易被归为是仪式起的作用，所以，评价仪式治疗的疗效有一个时间过程。

其六，仪式治疗的具体实践中存在年龄组上的较大差异。从哈尼人的情况来看，老年人和年轻人选择仪式治疗方式的差别很大，尤其是不少年轻人走出村寨到外面打工，对于仪式治疗的依赖较少。在前述李某（六十多岁）的叫魂仪式案例中，我们发现饭桌上就有年轻人质疑师娘莫在搞迷信，足见这种观念上的差异。有学者调查了东乡族民间"都阿"治疗，也发现了年龄上区分。60 岁以上的村民约有 90% 做过"都阿"治疗，30—60 岁的村民做过的比例约有 60%，而 50 位 30 岁以下的村民在调查中只有 1 位做过该仪式①。这种区别也正与当下急剧的社会变迁息息相关。

其七，仪式治疗的效用实际上与很多外在因素有着关联。比如我们可以发现，它往往受制于该群体的自然环境和客观的可选择的医疗条件。在城市发达地区，相比起边远地区，其效用相对就小一些。哈尼族处于边疆少数民族地区，村寨并无现代化高科技的医疗手段，医疗条件相对缺乏。在这样的环境中，仪式治疗往往成为很重要的甚至是唯一可以依赖的治疗选择，其在心理和技术层面上发挥的治疗效用更为明显。

---

① 贾毅、王希隆：《东乡族民间"都阿"治疗及其功用解读》，《中央民族大学学报》（哲学社会科学版）2013 年第 1 期，第 95 页。

第十章

结　语

　　本书从红河哈尼族宗教信仰体系出发，渐及哈尼人生活中的各种治疗仪式的类型与方法，并就疾病观与疾病的认知和仪式治疗者进行探讨，亦兼及与宗教仪式治疗并存的其他治疗体系，就仪式治疗的疗效及社会变迁方面粗略进行了探讨。行文至此，接近尾声，仅做一总结。

　　哈尼族有着古老悠久的仪式传统，时至今日，在哈尼族研究中，对于疾病与仪式治疗的系统研究十分有限，仅零见于哈尼族宗教信仰研究中。这些研究多是将仪式治疗视为孤立的、自成一统的静态体系，比较忽略与之相关的社会文化背景与关系脉络（如经济、生产方式、人际关系）的分析。虽然实现了对仪式过程、要素的研究，但基本上是民俗式记录，侧重现象描述而弱于分析的力度，不能达到研究的需要。此外，较为注重静态的描述而在理论分析上稍欠火候也是这些研究的共同特点。

　　也因此，在研究视角上，本研究试图抛弃那种宏大叙述，试图从哈尼族日常生活脉络和人际关系网络入手，对仪式的要素背景等进行解读。试图将一个个仪式还原于生活之中，置身于复杂敏感的社会网络和人际关系网络之中。本研究以田野调查为主，辅以文献分析，详细介绍了哈尼族社会中的巫术群体以及治疗仪式的各种类型与方法，并从比较微观层面探讨治疗仪式的要素与过程分析。这些分析中亦可看出疾病与社会关系、人际脉络之间千丝万缕的联系。笔者相信也只有在精细的洞察中，才可以发现仪式中叫魂词、法术的意义和功能，以及为什么要选择这样仪式的内在逻辑。

　　遗憾的是，由于笔者能力不足，对仪式与社会关系的探讨还远远不足，亦未能对仪式治疗中仪式细节的要素、结构等做进一步的论述。而由此一研究出发，今后可以继续延伸的研究方向大致还可包括：仪式治疗中语言表演（verbal art）分析、哈尼人身体叙述（boby narration）、巫师的地方知识系统、哈尼族植物认知与分类以及哈尼族医疗史探讨，这些只能留待今后再继续。

以下，本章将对本研究所体现出的主要观点做一简要小结。

第一，疾病的治疗与其背后的文化有很大关系，哈尼人的宗教信仰极大地影响着其疾病观与治疗实践。

本书中，笔者力图展示一个西南古老族群宗教信仰、仪式展演与治疗实践之间相互交错的文化图景。医学人类学家常常相信：一个文化中，总有它比较独特的医疗文化与行为选择，而且由于疾病与人类如影随形、无所不在，因此，关于疾病的文化部分往往也是此一文化中比较核心的内容。也正因于此，透过对某一文化中医疗文化的检视，往往可获得瞭望该文化模式的一个绝佳通道，迈向对于该文化系统的整体理解。

既然疾病的治疗与其背后的文化有很大关系，甚至有一些医疗人类学家认为医疗本身就是一种特殊的文化行为，所以，我们考察哈尼人的治疗实践必须先理解哈尼族文化，而其中，对于信奉者万物有灵的哈尼人来说，最重要的莫过于宗教信仰，尤其是人、神、鬼、灵魂观念。疾病观与其宇宙观、超自然信仰有关，尤其是灵魂、鬼神、祖先等联系密切，因此，只有在了解哈尼人的信仰体系之后，我们才能慢慢了解其关于疾病的种种观念。

第二，大部分情况下，哈尼人的宗教信仰仪式治疗所面对的其实并不是现在生化医疗意义上的"疾病"，而是文化意义和社会范畴的"灾"和"不顺"，比如家庭矛盾、邻里纠纷等人际关系紧张，也有生活挫折、运气不好等人生命运困境。大多数来找巫师寻求仪式治疗的病症都是慢性疾病、精神性疾病。故而本书将仪式治疗视为一个较为广泛含义上的概念来加以处理。

研究发现，巫师所处理的"疾病"与我们生化医疗中有所不同，而是将很多社会中发生的事情都包含在内，与其说巫师是治病之人，不如说是"解决问题"的民间专家。因此，本书将所研究的对象——仪式治疗视为一个较为广泛含义上的概念。除了一般意义上指巫师、祭司等宗教职业者通过举行祭祀、驱除、祈福等仪式作为治疗病痛的手段和方法之外，还把仪式主持者扩展为任何有能力主持仪式之人，比如包括家中长者、主妇、村寨长老等。所治疗的内容也可包括缓解紧张的情绪、消除惊吓恐惧、调解邻里关系纠纷、祈求福气、度过危机等各种精神性、心理性和社会意义上的病痛。广义上的仪式治疗不仅更容易把握哈尼人的形形色色仪式展演，也更符合哈尼人的观念世界。

第三，宗教仪式治疗实践具有一定积极的社会功能如缓释社会矛盾、应付生活挫折。医学人类学家把病因归纳为超自然因素和自然因素。哈尼人生活中有一些疾病被归为是后者所引起，比如着凉、上火、着风，因此他们求助于草医、生化医疗及家庭疗法。而受其传统文化特别是宗教信仰影响，较多的疾病被归于超自然因素所引起的，如灵魂丢失、鬼神作祟或者冲犯了一些神灵，尤其是冲着饿鬼（沙尸）。因此就必须求助于巫师的仪式治疗。正如俗语"解铃还须系铃人"所说的那样，文化意义和社会范畴的"病"，医院的医生怎么能解决呢？这些治疗方法，是千百年来哈尼人于生活中经验的总结，对哈尼人治疗疾病、解除病痛及维护身体康健都起到了重要作用，至今仍然被使用着。

宗教仪式治疗是与西方生化医疗系统迥异的另一种医疗技术体系，不少人往往直接将之纳入封建迷信范畴。可是其中依然有不少合乎科学有益于人的元素，尤其是对于非器质性疾病，如精神病心理疾病等有较好的心理安慰和支持作用及意想不到的治疗效果。它基于本民族，发源于民间大众，经过长期积累而形成，一般拥有强大的民众基础和草根力量。千百年来，仪式治疗已深深融入哈尼人日常生活之中。也因此，本书希望达到对仪式治疗的重新认识和再评价。

任何社会中都存在着一定的社会不稳定因素，正如学者所指出的"在西南各民族传统社会中，主要是一些自然灾难，如气象地质灾害、生老病死、对未知世界的敬畏或恐惧等，导致社会紧张的存在"。① 在我们的调查中，巫师所处理的问题大都是家庭邻里矛盾、疾病、生活中的不顺利等引起的。然而，一个社会正常运转必须有其自身缓解矛盾的方式，因为"缓解社会紧张是所有社会都必须具备的功能，但缓解的方

---

① 李劼：《从"替罪羊"现象看社会紧张的缓释》，《吉首大学学报》（社会科学版）2009 年第 3 期，第 26 页。

式却多种多样。比如说宗教信仰、战争冲突、妥协、对症下药的措施等。即便是现代社会，有的缓解方式还是极大地依赖于社会的非制度化措施"①。此处所言的"非制度化措施"可能就包含不少民间俗信行为，哈尼族社会缓解的方式就是通过民间宗教信仰的方式。因此，正是因为类似师娘莫的民间巫师存在，实际上无形中起到一个维护哈尼族社会正常运行的重要作用。因为，若不通过巫师的仪式进行一番解释与疏导，其心理将一直惶惶不可终日。病者虽然花了一些钱，杀了一些鸡鸭牺牲，但总算获得安慰与解脱。汉人社会中不也有"花钱消灾"的说法吗？这就是为什么哈尼人社会中巫师得以长久存在的原因。因此，巫师仪式治疗具有缓释社会矛盾的积极社会功能。李志红等巫师在哈尼族村寨是不能缺少的人物，设想巫师不在了，哈尼人一定也生活在对鬼神、疾病、未知事物等的恐惧与不安之中。

第四，在疾病的治疗效力上，本研究发现宗教仪式治疗的疗效并非现代医疗病理学意义上的疗效，并且疗效是在特定文化语境里发生作用的。巫医在病因解释效力上通常远胜于中医与生化医疗，疗效也与治疗者的身份权威、社会地位、社会角色有一定的关系。当然，宗教仪式治疗的疗效也是有一定限度的，仪式治疗的效用实际上与很多外在因素有关联，它往往受制于该群体的自然环境和客观的可选择的医疗条件。

很多人尤其是西方学者比较强调仪式治疗中的安慰剂作用②，认为宗教仪式治疗有类似于精神心理医疗的机理，可以增加患者信心，从而促进患者病愈。仔细思考会发现，这种看法背后仍然是以某一种医疗体系作为治疗的"黄金标准"，其他医疗体系在多大程度上接近于此一标准，则成为衡量其是否"科学"的依据，暗含有生化医疗中心主义的色彩。笔者认为这并不能从本质上认识仪式治疗。典型的案例就是本书中出现的为亡者、婴幼儿和在外打工者举行的叫魂驱鬼仪式，西方学者所说的仪式过程中的安慰效果并不存在或并不明显，可见，单纯的安慰

---

① 李劼：《从"替罪羊"现象看社会紧张的缓释》，《吉首大学学报》（社会科学版）2009 年第 3 期，第 26 页。

② 比如生化医疗领域，毕阙博士（Henry K. Beecher）1955 年提出安慰剂效应，也就是患者对药物效力的态度很大程度上影响了最终的疗效。甚至在病人不知情的情况下，让其服用完全没有任何药效的药物，如维生素等，但最终病人却获得了同样的疗效。

剂的解释是行不通的。正确的理解仪式治疗还是应该回到仪式本位上来，也就是从社会文化层面上来透视其行为逻辑。

而且，宗教仪式治疗的对象不仅包括患者还包括与之关系密切的家庭成员和亲属，这在为婴幼儿及亡者叫魂仪式中表现最为明显。例如婴幼儿对于仪式通常毫无感知能力，任凭巫师本事再大，再有名气，祭词念诵得再动听，多半他也无动于衷。与其说巫师叫回的是小家伙尚不稳定的灵魂，还不如说安慰的实际上正是母亲担忧的心思。而一次集体性的村寨仪式修复的是村寨中破裂的成员关系，仪式治疗正是这样达到了人际关系和社会结构上的完整性。因此，仪式治疗有时候更多的成为一种文化的表达行为。对于村民来说，一些仪式治疗本身并不重要，重要的是有否举行过仪式治疗这种行为。从这个意义上来讲，单纯的谈论仪式治疗的效用就远远不够，更多应该关心的是为什么仪式治疗还继续存在的文化逻辑。

第五，哈尼人千百年来所形成的关于疾病与治疗的原有文化观念，提供了他们理解和经验现代生化医疗的一种重要方式。换言之，这些有着原生纽带意义的疾病观念正是其认识新生事物的起点。透过原有的对于疾病与治疗的文化观念来理解外来医疗方式，哈尼人并不认为本民族传统的宗教仪式治疗与去卫生院（也即西医）是互斥的而是并存的。在哈尼人眼中，仪式治疗与其他医疗体系是不同层次上发生作用的治疗方式，之间并不冲突。哈尼人对不同的治疗体系采取兼收并蓄的姿态。而社会变迁中，仪式治疗无论是形式还是内容上都正在发生一些变化。

哈尼人的疾病信仰和仪式治疗实践向我们展示了一个受现代化影响较少的古老民族依然固守着的传统，虽然哈尼村寨正在发生激烈的社会变迁，但强大的信仰力量和生活的惯习使得仪式每天都在村寨中继续上演。仪式治疗与宗教信仰之间有着强大的精神和现实纽带。因此，可以想见的是，一旦哈尼族的传统和信仰力量受到现代化强大的冲击，其仪式治疗的理论和实践也将会随之继续发生变化。二者之间反而还有一些相通的地方。由于它们属于不同的实践层面，加之民众"实用主义"的考虑，力求最大限度地利用各种治疗资源，用以解决和面对自身的疾病、困难与生活挫折，而并不将之视为互相排斥的体系。同样应该庆幸的是，正因为哈尼人透过原有对疾病与治疗的文化观念来理解外来医疗方式，这使得他们仍然保留着许多的固有疾病与治疗的传统观念。

20 世纪九十年代之后，随着市场经济和商品经济向村庄的渗透力度不断加大，以及越来越多的哈尼族农民工外出务工，昔日安静的乡土生活逐渐与外界发生更多接触，哈尼村寨的边界逐渐延伸。在社会变迁的大潮中，我们看到了哈尼人对外来文化和力量是如何理解和回应的。我们也看到了宗教仪式治疗无论是形式还是内容上都正在发生一些变化，例如仪式治疗的频率越来越高、集体性仪式淡出而个人性仪式凸显、仪式的时间更加灵活快捷等。然而，笔者对于这种变迁的趋势并不表示乐观，相反，还有一些连带的忧虑。例如曾经的宁静被躁动替代，一去不返的还有村民的淳朴与平和的心态。商业化渗透进来后仪式逐渐变味，巫者没有了以前的神圣职责，也不排除存在一些欺诈骗财的巫者。

随着越来越多的年轻人走出村寨，走向了没有黑夜的都市，哈尼族传统文化逐渐丧失，巫师的仪式后继乏人，其力量和地位也在下降之中。而哈尼人对疾病与仪式的看法也正反映了现代化、商品化浪潮席卷下哈尼人所深深体会到的那种隐隐失落与无力之感，当然也成为变迁中的哈尼人体验社会脉动和对自己所处之境地加以思索的一种方式。

参考文献

一 中文专著（中国作者按姓氏首字母，外国学者按首字母排序）：

1. 巴莫阿依：《彝人的信仰世界》，广西人民出版社 2004 年版。
2. 陈来：《古代宗教与伦理——儒家思想的根源》，生活·读书·新知三联书店 1996 年版。
3. 陈华：《医学人类学导论》，中山大学出版社 1998 年版。
4. 陈华：《寻找健康：医学人类学调查研究》，人民日报出版社 2006 年版。
5. 陈晓毅：《中国式宗教生态：青岩宗教多样性个案研究》，社会科学文献出版社 2008 年版。
6. 邓启耀：《中国巫蛊考察》，上海文艺出版社 1999 年版。
7. 邓启耀：《中国神话的思维结构》，重庆出版社 1992 年版。
8. 邓启耀：《宗教美术意象》，云南人民出版社 1991 年版。
9. ［日］渡边欣雄：《汉族的民俗宗教——社会人类学的研究》，天津人民出版社 1998 年版。
10. 费孝通：《学术自述与反思》，生活·读书·新知三联书店 1996 年版。
11. 费孝通：《从实求知录》，北京大学出版社 1998 年版。
12. 费孝通：《乡土中国》，上海人民出版社 2006 年版。
13. ［法］菲力普·亚当、克洛迪娜·赫尔兹里奇：《疾病与医学社会学》，王吉会译，天津人民出版社 2005 年版。
14. ［美］福斯特、安德森：《医学人类学》，陈华、黄新美译，台湾：桂冠图书有限公司 1992 年版。

15. 高国藩：《中国民俗探微——敦煌巫术与巫术流变》，河海大学出版社 1993 年版。

16. 高国藩：《中国巫术史》，上海三联书店 1999 年版。

17. ［美］格尔兹：《尼加拉：19 世纪巴厘剧场国家》，上海人民出版社 1999 年版。

18. ［美］格尔兹：《文化的解释》，上海人民出版社 1999 年版。

19. 郭于华主编：《仪式与社会变迁》，社会科学文献出版社 2000 年版。

20. ［美］古德：《医学、理性与经验：一个人类学的视角》，吕文江、余晓燕、余成普译，北京大学出版社 2009 年版。

21. 哈尼族简史编写组：《哈尼族简史》，民族出版社 2008 年版。

22. 何绍明：《中国金平县者米哈尼族哈备人文化实录》，云南人民出版社 2011 年版。

23. 红河哈尼族彝族自治州：《红河州哈尼族彝族自治州哈尼族词典》，云南民族出版社 2006 年版。

24. 红河人民广播电台编：《哈尼族婚俗歌》，云南民族出版社 2002 年版。

25. 黄强、色音：《萨满教图说》，民族出版社 2002 年版。

26. 黄强：《神人之间》，广西民族出版社 1996 年版。

27. 黄绍文：《诺玛阿美到哀牢山——哈尼族地理文化研究》，云南民族出版社 2007 年版。

28. 江绍原：《发须爪：关于它们的迷信》，上海开明书店 1928 年版。

29. 金泽：《宗教人类学导论》，宗教文化出版社 2001 年版。

30. ［美］凯博文：《苦痛与疾病的社会根源》，郭金华译，上海三联书店 2008 年版。

31. ［美］凯博文：《谈病说痛：人类的受苦经验与痊愈之道》，陈新绿译，广州出版社 1998 年版。

32. ［美］凯博文：《道德的重量——在无常和危机前》，方筱丽译，上海译文出版社 2008 年版。

33. 李零：《中国方术考》，东方出版社 2001 年版。

34. 李零：《中国方术续考》，中华书局 2006 年版。

35. 李亦园：《人类的视野》，上海文艺出版社 1996 年版。

36. 李亦园：《文化的图像》，允晨文化实业股份有限公司 1992 年版。

37. 李亦园：《信仰与文化》，台湾：巨流图书公司 1978 年版。

38. 李亦园：《宗教与神话》，广西师范大学出版社 2004 年版。

39. 李期博：《哈尼族文化新论》，云南民族出版社 2009 年版。

40. 李期博等编：《哈尼族习俗歌》，云南民族出版社 2006 年版

41. 李建民：《方术·医学·历史》，台湾：南天书局 2000 年版。

42. 李瑶：《巫蛊方术之祸》，广西民族出版社 1995 年版。

43. 黎国雄：《灵魂附体与精神疗法——深度追踪心理世界的全貌》，台湾：希代出版股份有限公司 1994 年版。

44. 梁景之：《清代民间宗教与乡土社会》，社会科学文献出版社 2004 年版。

45. 梁钊韬：《中国古代巫术——宗教的起源和发展》，中山大学出版社 1999 年版。

46. ［法］列维 – 斯特劳斯：《象征的效应》，史宗编《20 世纪西方宗教人类学文选》，于锦绣译，上海三联书店 1995 年版。

47. ［法］列维 – 斯特劳斯：《结构人类学》，上海译文出版社 1995 年版。

48. 林惠祥：《文化人类学》，商务印书馆 1934 年版。

49. 林富士：《汉代的巫者》，稻乡出版社 1988 年版。

50. 林富士：《孤魂与鬼雄的世界——北台湾的厉鬼信仰》，台湾：台北县立文化中心 1995 年版。

51. 林富士：《疾病终结者——中国早期的道教医学》，台湾：三民书局 2001 年版。

52. 林富士：《中国中古时期的宗教与医疗》，台湾：联经出版事业公司 2007 年版。

53. 林安梧：《中国宗教与意义治疗》，台湾：明文书局 1996 年版。

54. 刘昭瑞：《考古发现与早期道教研究》，文物出版社 2007 年版。

55. 刘小幸：《彝族医疗保健》，云南人民出版社 2007 年版。

56. 刘黎明：《宋代民间巫术研究》，巴蜀书社 2004 年版。

57. 刘枝万：《台湾民间信仰论集》，台湾：联经出版社 1983 年版。

58. 陆群：《湘西巫蛊》，民族出版社 2006 年版。

59. 卢朝贵等：《阿妈去世歌》，云南民族出版社 2004 年版。

60. 麻国庆：《走进他者的世界》，学苑出版社 2001 年版。

61. 麻国庆：《家与中国社会结构》，学苑出版社 1999 年版。

62. ［英］马林诺夫斯基：《文化论》，中国民间文艺出版社 1987 年版。

63. ［英］马林诺夫斯基：《巫术、宗教、科学与神话》，中国民间文艺出版社 1986 年版。

64. 《民族问题五种丛书》云南省编辑委员会：《哈尼族社会历史调查》，民族出版社 1982 年版。

65. ［美］彼得·格鲁克曼、马克·汉森：《错位：为什么我们的身体不再适应这个世界》，李静、马晶主译，上海科学技术文献出版社 2009 年版。

66. 彭兆荣：《人类学仪式的理论与实践》，民族出版社 2007 年版。

67. ［美］乔治·福斯特、安德森：《医学人类学》，陈华、黄新美译，台湾：桂冠图书股份有限公司 1992 年版。

68. 任继愈主编：《宗教大辞典》，上海辞书出版社 1998 年版。

69. ［美］桑塔格：《疾病的隐喻》，程巍译，上海译文出版社 2003 年版。

70. 色音：《东北亚的萨满教》，中国社会科学出版社 1998 年版。

71. 宋兆麟：《巫与巫术》，四川民族出版社 1989 年版。

72. 宋兆麟：《巫觋——人与鬼神之间》，学苑出版社 2001 年版。

73. 史军超主编：《哈尼族文化大观》，云南民族出版社 1999 年版。

74. ［英］泰勒：《原始文化》，上海文艺出版社 1992 年版。

75. ［英］图姆斯：《病患的意义》，邱鸿钟、李剑等译，青岛出版社 2000 年版。

76. ［法］涂尔干：《宗教生活的基本形式》，渠东、汲吉译，上海人民出版社 1999 年版。

77. ［英］维克多·特纳：《仪式过程：结构与反结构》，中国人民大学出版社 2006 年版。

78. ［英］维克多·特纳：《象征之林——恩登布人仪式散论》，商务印书馆 2008 年版。

79. ［英］维克多·特纳：《戏剧、场景及隐喻：人类社会的象征性行为》，民族出版社 2007 年版。

80. 为则：《哈尼族自然宗教形态研究》，云南民族出版社 1995 年版。

81. 王建新、刘昭瑞编：《地域社会与信仰习俗——立足田野的人类学研究》，中山大学出版社 2007 年版。

82. 王铭铭：《社会人类学与中国研究》，生活·读书·新知三联书店 1997 年版。

83. 王清华：《梯田文化论》，云南大学出版社 1999 年版。

84. 王宵冰主编：《仪式与信仰：当代文化人类学新视野》，民族出版社 2008 年版。

85. 王章伟：《在国家与社会之间——宋代巫觋信仰研究》，香港：中华书局 2005 年版。

86. 王正芳编：《哈尼族神话传说集成》，中国民间文艺出版社 1990 年版。

87. 吴飞：《浮生取义——对华北某县自杀现象的文化解读》，中国人民大学出版社 2009 年版。

88. 吴飞：《自杀作为中国问题》，生活·读书·新知三联书店 2007 年版。

89. 吴飞：《自杀与美好生活》，生活·读书·新知三联书店 2007 年版。

90. 吴成国：《六朝巫术与社会研究》，武汉出版社 2007 年版。

91. 乌仁其其格：《蒙古族萨满医疗的医学人类学阐释》，内蒙古人民出版社 2009 年版。

92. 西双版纳傣族自治州民族事务委员会：《哈尼族古歌》，云南民族出版社 1992 年版。

93. 席焕久：《医学人类学》，辽宁大学出版社 1994 年版。

94. 席焕久：《医学人类学》，人民卫生出版社 2004 年版。

95. 徐一峰、严非：《文化与健康：医学人类学实践》，上海人民出版社 2006 年版。

96. ［美］许烺光：《驱逐捣蛋者——魔法·科学与文化》，台湾：南天书局 1997 年版。

97. 阎云翔、龚小夏译：《私人生活的变革：一个中国村庄里的爱情、家庭与亲密关系》，上海书店出版社 2006 年版。

98. 杨向奎：《中国古代社会与古代思想研究》，上海人民出版社 1962 年版。

99. 杨庆堃：《中国社会中的宗教》，范丽珠译，上海人民出版社 2007 年版。

100. 杨羊就：《都玛简收——哈尼族神话古歌》，云南民族出版社 2004 年版。

101. 杨羊就、白金明译：《缩最禾土玛绕——哈尼族神话古歌》，云南民族出版社 2005 年版。

102. 云南省少数民族古籍整理出版规划办公室编：《斯批黑遮》，云南民族出版社 1990 年版。

103. 云南省少数民族古籍整理出版规划办公室编：《哈尼阿培聪坡坡》，云南民族出版社 1986 年版。

104. 余安邦编：《本土心理与文化疗愈——伦理化的可能探问》，"中央研究院"，2008 年。

105. 余德慧：《台湾巫宗教的心灵疗遇》，台湾：心灵工坊，2006 年版。

106. 曾文星：《华人心理与治疗》，台湾：桂冠图书公司 1995 年版。

107. 曾文星：《文化与心理治疗》，北京大学出版社 2002 年版。

108. 曾文星编：《文化精神医学》，台湾：水牛出版社 2006 年版。

109. 张开宁、邓启耀编：《多学科视野中的健康科学》，中国社会科学出版社 2000 年版。

110. 张实：《体质人类学》，云南大学出版社 2009 年版。

111. 张实：《云南藏医历史与文化》，云南大学出版社 2007 年版。

112. 张珣：《疾病与文化》，台湾：稻乡出版社 1989 年版。

113. 赵官禄：《十二奴局》，云南人民出版社 1989 年版。

114. 郑志明：《宗教与民俗医疗》，台湾：大元书局 2004 年版。

115. 周作人：《周作人民俗学论集》，上海文艺出版社 1999 年版。

116. 周大鸣：《中国的族群与族群关系》，广西民族出版社 2002 年版。

117. 周大鸣、郭正林等：《中国乡村都市化》，广东人民出版社 1996 年版。

118. 中国人类学学会编：《医学人类学论文集》，重庆出版社 1986

年版。

二　中文论文（中国作者按姓氏首字母，外国学者按首字母排序）：

1. 巴莫阿依：《凉山彝族的疾病信仰与仪式医疗》，《宗教学研究》2003 年第 1、2 期。

2. 白建雄：《哈尼族糯比支系的叫魂》，《元江哈尼文化集锦》，元江哈尼文化学会编，2012 年。

3. 蔡佩如：《穿梭天人之际的女人——女童乩的性别特质与身体意涵》，《清华人类学丛刊四》，台湾：唐山出版社 2001 年。

4. 程瑜：《乡土医学的人类学分析：以水族民族医学为例》，《广西民族学院学报》（哲学社会科学版）2006 年第 3 期。

5. 陈梦家：《商代的神话与巫术》，《燕京学报》1936 年第 20 期。

6. 陈华：《方兴未艾的医学人类学研究》，《中山大学学报》（哲学社会科学版）1988 年第 2 期。

7. 陈志荣：《噶玛兰人的治疗仪式与其变迁》，庄英章、潘英海编《台湾与福建社会文化研究论文集》，"中央研究院"民族学研究所，1995 年。

8. 陈纬华：《仪式的效力：理论回顾》，《广西民族学院学报》（哲学社会科学版）2003 年 S1 期。

9. 邓启耀：《族群与信仰边界的漂移——20 世纪 20—70 年代藏汉摄影家的藏区摄影》，《文艺研究》2012 年第 10 期。

10. 邓启耀：《山茅野菜的意义——少数民族传统采食习俗及生态、文化观念》，黄树民主编《中国少数民族饮食文化》，台湾：财团法人中华饮食文化基金会出版，2009 年。

11. 丁山：《释疾》，《中央研究院历史语言研究所集刊》1930 年第 1 本第 2 份。

12. 费孝通：《反思、对话、文化自觉》，《北京大学学报》（哲学社会科学版）1997 年第 3 期。

13. 傅光宇：《谈为生者招魂的另一种仪式》，红河哈尼族彝族自治州民族研究所编《哈尼族研究文集》，云南大学出版社 1991 年版。

14. 顾明志、李健芬：《哈尼族民间医疗行为管窥》，《中国民族民间医药》2003 年第 6 期。

15. 和少英、刀洁：《金平傣族的巫文化与心理治疗》，《中央民族大学学报》（哲学社会科学版）2011 年第 1 期。

16. 和柳：《历史、文化与行动中的医学多元——对一个纳西族村落疾病与治疗的人类学考察》，《广西民族大学学报》（哲学社会科学版）2011 年第 4 期。

17. 胡厚宣：《殷人疾病考》，《甲骨学商史论丛初集》第 3 册，《成都齐鲁大学国学研究所》1944 年。

18. 胡厚宣：《论殷人治疗疾病之方法》，《中原文物》1984 年第 4 期。

19. 黄宣卫：《钱币、治病仪式与宇宙观——由巫师流派的兴衰看鸟鸣村阿美族 1930 年代的社会变迁》。发表于"东台湾宗教与医疗"研讨会，慈济大学宗教与文化研究所、东台湾研究会主办，2003 年 4月 26—27 日。

20. 黄绍文、王晏、满丽萍：《哈尼族自然宗教的神职人员——莫批》，《宗教学研究》2010 年第 1 期。

21. 贾毅、王希隆：《东乡族民间"都阿"治疗及其功用解读》，《中央民族大学学报》（哲学社会科学版）2013 年第 1 期。

22. 景军：《穿越成年礼的中国医学人类学》，《广西民族大学学报》（哲学社会科学版）2012 年第 2 期。

23. 景军：《泰坦尼克定律：中国艾滋病风险分析》，《社会学研究》2006 年第 5 期。

24. ［美］康豹：《汉人社会的神判仪式初探——从斩鸡头说起》，《中央研究院民族学研究所集刊》2000 年第 88 期。

25. 勒黑：《哈尼族的尼玛和尼玛里》，《世界宗教文化》1998 年第 1 期。

26. 勒黑：《哈尼族的"尼玛"和"尼玛里"》，《世界宗教文化》1998 年第 1 期。

27. 李永祥：《彝族的疾病观念与传统疗法——对云南赫查莫村及其周边的个案研究》，《民族研究》2009 年第 4 期。

28. 李亦园：《台湾民间宗教的现代趋势——对彼得柏格教授东亚发展

文化因素论的回应》，张光直编《考古、历史与文化论集》，台湾：正中书局 1991 年版。

29. 李国文：《论哈尼族社会中的原始宗教》，《云南民族学院学报》1994 年第 1 期。

30. 李劼：《从"替罪羊"现象看社会紧张的缓释》，《吉首大学学报》（社会科学版）2009 年第 3 期。

31. 李少军：《哈尼族传统敬神、招魂、驱鬼仪式的哲学解读》，中央民族大学哈尼学研究所编《中国哈尼学》，民族出版社 2005 年版。

32. 里二、李学兰：《西双版纳哈尼族医药概述》，《中国民族民间医药杂志》1996 年第 3 期。

33. 林玮嫔：《人观、空间实践与治病仪式：以一个台湾西南农村为例》，《考古人类学刊》2000 年第 56 期。

34. 刘昭瑞：《上帝的山葡萄园——关于揭西县一个天主教教徒村的调查与思考》，黄淑娉编《广东族群与区域文化研究调查报告集》，广东高等教育出版社 1999 年版。

35. 刘昭瑞：《数术三论》，王建新、刘昭瑞编《地域社会与信仰习俗——立足田野的人类学研究》，中山大学出版社 2007 年版。

36. 刘昭瑞：《秦祷病玉简、望祭与道教投龙仪》，《四川文物》2005 年第 2 期。

37. 刘锐：《中农治村的发生机理》，《西南石油大学学报》（社会科学版）2012 年第 3 期。

38. 刘玉堂、贾海燕：《马王堆帛书〈五十二病方·祛疣〉所涉之巫术与民俗》，《中南民族大学学报》2009 年第 1 期。

39. 刘志扬：《"神药两解"：白马藏族的民俗医疗观念与实践》，《西南民族大学学报》（人文社科版）2008 年第 10 期。

40. 刘志扬：《从洁净到卫生：藏族农民洁净观念的嬗变》，《广西民族学院学报》（哲学社会科学版）2006 年第 4 期。

41. 刘志扬：《西藏农民在就医行为选择上的文化观念》，《开放时代》2006 年第 4 期。

42. 刘志扬：《神圣与内在：藏族农民洁净观念的文化诠释》，《广西民族学院学报》（哲学社会科学版）2006 年第 3 期。

43. 刘志扬:《洁净与社会边界》,《广西民族大学学报》(哲学社会科学版)2012 年第 5 期。

44. 林辉,孙慕义:《医学人类学对卫生政策的作用和价值》,《医学与社会》2002 年第 1 期。

45. 林富士:《试论汉代的巫术医疗法及其观念基础》,《史原》1987 年第 16 期。

46. 林富士:《试论〈太平经〉的疾病观念》,《中央研究院历史语言研究所集刊》1993 年第 62 期。

47. 林富士:《东汉晚期的疾疫与宗教》,《中央研究院历史语言研究所集刊》1995 年第 66 期。

48. 林富士:《中国六朝时期的巫觋与医疗》,《中央研究院历史语言研究所集刊》1999 年第 70 期。

49. 林富士:《医者或病人——童乩在台湾社会中的角色与形象》,《中央研究院历史语言研究所集刊》2005 年第 76 期。

50. 林富士:《头发、疾病与医疗——以汉唐之间的医学文献为主的初步探讨》,《中央研究院历史语言研究所集刊》2000 年第 71 期。

51. 罗宗志:《百年来人类学巫医研究的综述与反思》,《百色学院学报》2004 年第 4 期。

52. 罗正心:《体现的文化观点:以气功为例》,《中央研究院民族学研究所集刊》2000 年第第 89 期。

53. 麻国庆:《费孝通先生的第三篇文章:全球化与地方社会》,《开放时代》2005 年第 4 期。

54. 麻国庆:《类别中的关系:家族化的公民社会的基础——从人类学看儒学与家族社会的互动》,《文史哲》2008 年第 4 期。

55. 麻国庆:《儒家思想与社会延续:家族化公民社会的基础——人类学与儒学的对话》,王建新、刘昭瑞编《地域社会与信仰习俗——立足田野的人类学研究》,中山大学出版社 2007 年版。

56. 麻国庆:《作为方法的华南:中心和周边的时空转换》,《思想战线》2006 年第 4 期。

57. 毛佑全:《哈尼族女巫的"走阴"》,《广东民俗》2000 年第 3 期。

58. 毛佑全:《哈尼族的"莫批"和原始宗教残遗》,《中央民族学院学报》1992 年第 3 期。

59. 毛佑全：《滇南哀牢山区哈尼族占卜、招魂述略》，《云南民族学院学报》1991 年第 4 期。

60. 毛佑全：《哈尼族祖先崇拜文化内涵》，《云南社会科学》1993 年第 6 期。

61. 毛佑全：《哈尼族原始宗教观念中的魂、鬼、神文化内涵》，《世界宗教研究》1997 年第 3 期。

62. 彭兆荣：《人类学仪式理论的知识谱系》，《民俗研究》2003 年第 2 期。

63. 彭兆荣：《人类学仪式研究评述》，《民族研究》2002 年第 2 期。

64. 彭文斌、郭建勋：《人类学视野下的仪式分类》，《民族学刊》2011 年第 3 期。

65. 色音：《萨满治病仪式的医学人类学阐释》，孟慧英主编《当代中国宗教研究精选丛书·原始宗教与萨满教卷》，民族出版社 2008 年版。

66. 宋镇豪：《商代的巫医交合和医疗俗信》，《华夏考古》1995 年第 1 期。

67. 宋镇豪：《商代的疾患医疗与卫生保健》，《历史研究》2004 年第 2 期。

68. 王建新：《人类学视野中的民族宗教研究方法论探析》，《民族研究》2009 年第 3 期。

69. 王建新：《宗教民族志的视角、理论范式和方法——现代人类学研究诠释》，《广西民族大学学报》2007 年第 2 期。

70. 王建新：《宗教文化类型——中国民族学·人类学理论新探》，《青海民族研究》2007 年第 4 期。

71. 王建新：《南方民族萨满教研究再议》，《思想战线》2012 年第 3 期。

72. 王建新：《中国民族宗教研究的学术架构》，《北方民族大学学报》2009 年第 6 期。

73. 王清华：《哈尼族社会中的摩匹》，《学术探索》2008 年第 6 期。

74. 王清华：《哈尼族非物质文化遗产〈斯批黑遮〉研究》，《云南民族大学学报》（哲学社会科学版）2007 年第 1 期。

75. 王筑生：《社会科学与自然科学的交叉——医学人类学》，《思想战线》1996 年第 4 期。

76. 王健：《近年来民间信仰问题研究的回顾与思考》，《史学月刊》2005 年第 1 期。

77. 文荣光：《要神也要人——精神疾病与民俗医疗》，《民间信仰与社会研讨会论文集》，东海大学，1982 年。

78. 文荣光：《灵魂附体现象——台湾本土的压力因应行为》，《中央研究院民族学研究所集刊》1992 年第 73 期。

79. 乌仁其其格：《"安代"治疗仪式的民族精神病学阐释》，《文化遗产》2008 年第 3 期。

80. 翁乃群：《海洛因、性、血液及其制品的流动与艾滋病、性病的传播》，《民族研究》2004 年第 6 期。

81. ［美］西佩·休斯、罗克著，罗文宏、黄剑波、张有春译：《心性的身体：医学人类学未来的研究引论》，《思想战线》2010 年第 6 期。

82. 徐君、李沛容：《医学人类学视野下的民族地区医疗体系——四川省凉山州木里藏族自治县的案例》，《西南民族大学学报》（人文社科版）2008 年第 4 期。

83. 徐义强：《哈尼族的原始宗教信仰与仪式治疗》，《宗教学研究》2012 年第 1 期。

84. 徐义强：《渡边欣雄的汉族民俗宗教研究及其学术意义》，《宗教学研究》2012 年第 4 期。

85. 徐义强：《萨满教的宗教特征及与巫术的关系》，《宗教学研究》2009 年第 3 期。

86. 徐义强：《客家萨满的通灵途径、仪式及与台湾的比较》，《宗教学研究》2008 年第 2 期。

87. 徐义强：《哈尼族治疗仪式的医学人类学解读》，《中央民族大学学报》（社会科学版）2013 年第 2 期。

88. 徐义强：《近三十年我国医学人类学研究的回顾与反思》，《思想战线》2011 年第 3 期。

89. 徐义强：《李亦园宗教文化观述评》，《世界宗教文化》2011 年第 3 期。

90. 徐义强：《祭词、医疗与民族文化遗产——哈尼族祭词〈斯批黑遮〉中蕴涵的疾病观研究》，《西南民族大学学报》（社会科学版）2013 年第 3 期。

91. 徐义强：《阎云翔的私人生活研究及其对中国乡村人类学的启示》，《中国农业大学学报》（社会科学版）2010 年第 4 期。

92. 徐义强：《人类学田野工作反思录》，《中国农业大学学报》（社会科学版）2012 年第 1 期。

93. 徐义强：《人类学本土化探索历程评述》，《青海民族研究》2011 年第 4 期。

94. 徐义强：《哈尼族多元医疗体系与行为健康的医学人类学讨论》，《青海民族研究》2012 年第 3 期。

95. 徐义强：《仪式、象征与宗教艺术遗产》，《民族艺术研究》2012 年第 5 期。

96. 徐义强：《巫与中国文化源头》，《中西文化研究》2007 年第 2 期。

97. 徐义强：《萨满的比较研究视野：闽西客家与台湾》，台湾：《台湾源流》2006 年冬季刊。

98. 徐义强：《闽台王爷信仰的起源与嬗变》，台湾：《台湾源流》2006 春季刊。

99. 徐义强：《闽西客家"神媒"与北方"萨满"比较研究概说》，《客家研究辑刊》2007 年第 1 期。

100. 徐义强：《哈尼族的原始宗教信仰》，《中国俗文化研究》第 6 辑，巴蜀书社 2010 年版。

101. 徐义强：《一部优秀的彝族医学人类学民族志》，《医学与社会》2010 年第 12 期。

102. 徐义强：《"虎日"的医学人类学解读：以文化的力量对抗疾病》，《医学与社会》2011 年第 8 期。

103. 徐义强：《医学的文化视角：基于医学人类学的理念》，《南京医科大学学报》（社会科学版）2012 年第 1 期。

104. 徐义强：《灵物、祭祀与治疗：红河哈尼族茶文化习俗初探》，《农业考古》2012 年第 2 期。

105. 徐义强：《哈尼族村寨宗教人员与乡村治理初探》，《农业考古》
2012 年第 3 期。

106. 徐义强：《多维文化视野下的巫蛊研究》，《学园》2012 年第 5 期。

107. 徐义强：《哈尼族的家族源流父子连名制度》，台湾：《台湾源流》
2012 年冬刊。

108. 徐义强、马岑晔：《农业文化遗产红河哈尼梯田生态特征与传统农
业仪礼》，《农业考古》2012 年第 6 期。

109. 徐义强：《商品化、家园感与人口流动》，《西南石油大学学报》
（社会科学版）2013 年第 2 期。

110. 徐义强、李凯冬：《农业文化遗产红河哈尼梯田保护与开发刍议》，
《农业考古》2013 年第 1 期。

111. 徐义强：《近四十年来台湾医疗人类学研究回顾与反思》，《世界民
族》2014 年第 4 期。

112. 许木柱：《精神异常的几个文化因素》，《思与言》1975 年第 13 卷
第 2 期。

113. 许木柱：《阿美族的社会文化变迁与青少年适应》，《中央研究院民
族学研究所专刊》乙种 1987 年第 17 号。

114. 简美玲、许木柱：《现代适应中的阿美族医疗行为初探》，《国立政
治大学民族学报》1994 年第 21 期。

115. 颜学诚：《修炼与身心互动：一个气的身体人类学研究》，《考古人
类学刊》2002 年第 58 期。

116. 颜学诚：《内丹是文化吗？一个对修炼经验的身体研究》，《中正大
学中文学术年刊》11 卷，台湾"中正大学"，2008 年。

117. 杨淑媛：《人观、治疗仪式与社会变迁：以布农人为例的研究》，
《台湾人类学刊》2006 年第 4 期。

118. 杨善华、梁晨：《农民眼中疾病的分类及其仪式性治疗——以河北
Y 县 NH 村为例》，《社会科学》2009 年第 3 期。

119. 颜宁：《茶叶经济的兴衰与传统文化的调适——西双版纳南糯山僾
尼人的个案》，《民族研究》2009 年第 2 期。

120. 叶敬忠：《一分耕耘未必有一分收获》，《中国农业大学学报》（社

会科学版）2012 年第 1 期。

121. 余光弘：《台湾区神媒的不同形态》，《中央研究院民族学研究所集刊》2000 年第 88 期。

122. 余光弘：《A. van Gennep 生命仪礼理论的重新评价》，《中央研究院民族学研究所集刊》1985 年第 60 期。

123. 余舜德：《身体修炼与仪式展演：慈溪道场个案的研究》，《中央研究院民族学研究所集刊》1997 年第 84 期。

124. 余舜德：《食物冷热系统、体验与人类学研究：慈溪道场个案研究的意义》，《中央研究院民族学研究所集刊》2000 年第 89 期。

125. 余舜德：《文化感知身体的方式：人类学冷热医学研究的重新思考》，《台湾人类学刊》2003 年第第 1 期。

126. 詹鄞鑫：《巫医治疗术"有效性"析论》，《华东师范大学学报》（哲学社会科学版），1999 年第 6 期。

127. 张泽洪：《中国南方少数民族与道教关系初探》，《民族研究》1997 年第 6 期。

128. 张振江、苏慕烽：《三洞水族使用巫术的原因初探》，《思想战线》2011 年第 3 期。

129. 张应强：《湘黔界邻地区飞山公信仰的形成与流播》，《思想战线》2010 年第 6 期。

130. 张实：《少数民族村寨疾病治疗的人类学研究》，《思想战线》2008 年第 4 期。

131. 张实、郑艳姬：《小凉山彝族疾病文化的人类学研究》，《云南社会科学》2010 年第 5 期。

132. 张先清：《回顾与前瞻：20 世纪中国学者之明末清初天主教传华史研究》，陈村富主编《宗教文化》第三辑，东方出版社 1998 年版。

133. 张有春：《一个乡村治病过程的人类学解读》，《广西民族大学学报》（哲学社会科学版）2011 年第 4 期。

134. 张有春：《人类学视野中的民族医学疗效评价》，《中央民族大学学报》（哲学社会科学版）2011 年第 3 期。

135. 张有春：《人类学与公共卫生：理论与实践》，《广西民族大学学报》（哲学社会科学版）2007 年第 1 期。

136. 张有春：《医学人类学的社会文化视角》，《民族研究》2009 年第 2 期。

137. 张珣：《光复后台湾人类学汉人宗教研究之回顾》，《中央研究院民族学研究所集刊》1996 年第 81 期。

138. 张珣：《台湾汉人的医疗体系与医疗行为：一个台湾北部农村的医学人类学研究》，《中央研究院民族学研究所集刊》1983 年第 56 期。

139. 张珣：《台湾汉人收惊仪式与魂魄观》，黄应贵主编《人观、意义与社会》，"中央研究院"民族学研究所，1993 年。

140. 张金文、李克忠：《摩批——哈尼族文化传承者》，《今日民族》2006 年第 12 期。

141. 赵永刚、陈祖琨、郑进：《哈尼医药未成体系原因刍议》，《中医学报》2010 年第 1 期。

142. 郑志明：《民间的养生术与民俗疗法》，《历史月刊》1996 年第 96 期。

143. 郑志明：《台湾民间信仰的研究回顾》，《世界宗教研究》2013 年第 1 期。

144. 郑宇：《哈尼族宗教权威与双重性社会结构》，《民族研究》2007 年第 4 期。

145. 祝平一：《宋、明之际的医史与"儒医"》，《中央研究院历史语言研究所集刊》2006 年第 77 期。

146. 朱文旭、白居舟：《哈尼族叫魂习俗》，《民俗研究》2000 年第 3 期。

147. 周星：《"民俗宗教"与国家的宗教政策》，《开放时代》2006 年第 4 期。

148. 周大鸣、梅方权：《多重证据法与族源研究——以中国西南族群生物遗传多样性与区域文化研究为例》，《中山大学学报》2003 年第 4 期。

149. 周大鸣：《关于人类学学科定位的思考》，《广西民族大学学报》2012 年第 1 期。

三　学位论文（按姓氏首字母排序）：

1. 蔡佩如：《穿梭天人之际的女人——女童乩的性别特质与身体意涵》，台湾"清华大学"人类学研究所硕士学位论文，2000 年。

2. 陈晓毅：《交响与变奏：青岩宗教生态的人类学研究》，中山大学博士学位论文，2004 年。

3. 尔古果果：《凉山彝族毕摩仪式中的心理治疗因素与功能的研究》，西南民族大学硕士学位论文，2011 年。

4. 李智：《湖北武当地区的"叫魂"习俗》，北京师范大学硕士学位论文，2008 年。

5. 李冬莉：《社会转型与 HIV 高危险行为：甘肃戒毒所的调查与研究》，中央民族大学博士学位论文，2003 年。

6. 罗宗志：《生命经验底下的信仰疗法：广西一个盘瑶村落的巫医研究》，广西民族大学硕士学位论文，2003 年。

7. 马宁：《藏汉结合部多元宗教共存与对话研究》，中山大学博士学位论文，2010 年。

8. 彭兆荣：《仪式谱系：文学人类学的一个视野》，四川大学博士学位论文，2002 年。

9. 孙金菊：《乡村回族妇女疾病与健康的人类学研究》，兰州大学博士学位论文，2011 年。

10. 徐义强：《闽西客家萨满研究》，厦门大学硕士学位论文，2007 年。

11. 杨蓉：《中国乡村社会的医学多元主义》，厦门大学硕士学位论文，2007 年。

12. 张杰：《试论殷人对疾病及其治疗的认识》，郑州大学硕士学位论文，2002 年。

13. 张雨龙：《橡胶种植与社会文化变迁》，云南大学硕士学位论文，2011 年。

14. 张珣：《台湾社会变迁中仰止乡之医疗行为———一项医药人类学之探讨》，台湾大学考古人类学研究所硕士学位论文，1981 年。

15. 张劲夫：《从"页尼登"到"哈空"》，广西民族大学硕士学位论文，2008 年。

16. 张先清:《官府、宗族与天主教》,厦门大学博士学位论文,
    2003 年。

17. 朱飞:《彝族地区的巫文化探析》,四川大学硕士学位论文,
    2005 年。

四 外文文献（首字母排序）:

1. Balzer, M. M. , *Shamanism*, *Soviet Studies of Traditional Religion in Siberia and Central Asia*, London: M. E. Sharp, Inc. , 1990.

2. Brown, M. F. , *Shamanism and its Discontents*, Med. Anthropol. Q. , 1988.

3. C. K. Chang. , *Art. Myth and Ritual*, Harvard UP, 1983.

4. Frazer, J. G. , *The Golden Bough* (1922), London: Macmillan, 1976.

5. Helman Cecil. , *Culture*, *Health and Illness*, London: Wright, 1990.

6. Huang, Shiun-wey. "Coin and Healing Ritual among the Amis in Taiwan: State, Images of Others, and Socio-Cosmic Order in the Early 1930s Iwan", *Journal of Ritual Studies*, 2008: 28 (2).

7. Hahn RA. , *Sickness and Healing*: *An Anthropological Perspective*, New Heaven & London: Yale University Press, 1995.

8. Jackson, Stanley W. , "The Wounded Healer", *Bulletin of the History of Medicine*, 2001: 75.

9. Kleinman, Arthur. , *Writing at the Margin*: *Discourse between Anthropology and Medicine*, Berkeley: University of California Press, 1995.

10. Kleinman, A. , P. Kunstadter, E. R. Alexander and J. L. Gale, Eds, *Medicine in Chinese Cultures*: *Comparative Perspectives*, Washington, D. C. : USGPO for Fogarty International Center, N. I. H. , 1975.

11. Kleinman, Arthur. , "Concepts and a Model for the Xomparison of Medical Systems as Cultural Systems", *Social Science and Medicine*, 1978, 12: 85 –93.

12. Kleinman, A. , *Social Origins of Distress and Disease*: *Depression and Neurasthenia in Modern China*, New Haven: Yale University Press, 1986.

13. Li, Yi-Yuan, "Shamanism in Taiwan: an Anthropological Inquiry" *in Culture Bound Syndromes*, *Ethnopsychiatry*, *and Alternate Therapies*, edi-

ted by W. Lebra, Honolulu: Hawaii University Press, 1976: 179 – 188.

14. Martin, Emily, *The Woman in the Body*: *A Cultural Analysis of Repro-duction*, Boston: Beacon Press, 1987.

15. Victor Turner, "A Ndembu Doctor in Practice", *Magic*, *Faith and Healing*, Ari Kiev, ed. , New York: Free Press, 1964: 230 – 263.

附录

部分田野照片

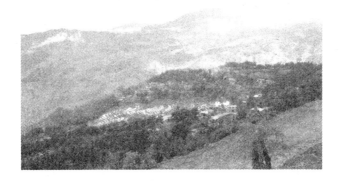

云雾中哈尼村寨如仙境

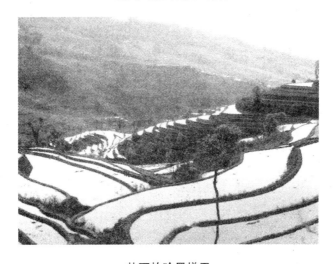

壮丽的哈尼梯田

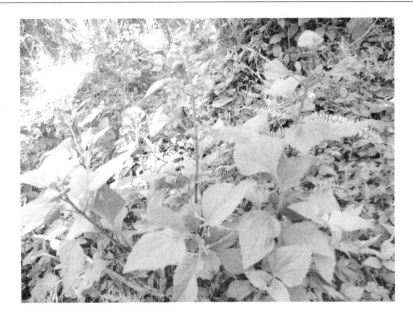

草药：莫咪咪爬

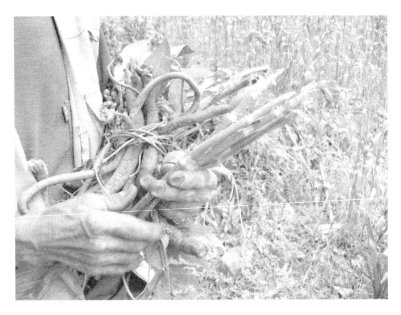

泡酒用的树根

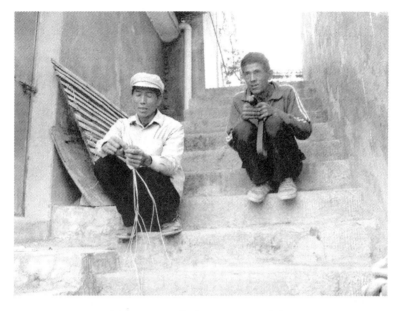

莫批为患者占卜诊断病因（山草卜）

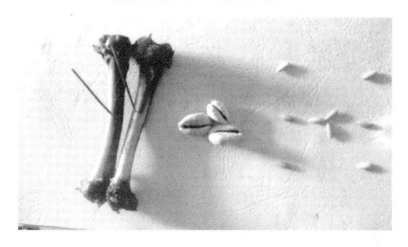

鸡骨卦

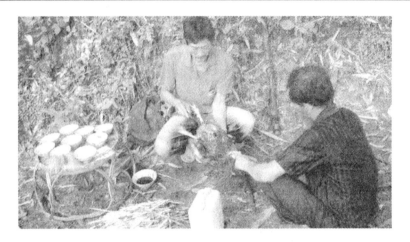

莫批杀鸡：洁净仪式

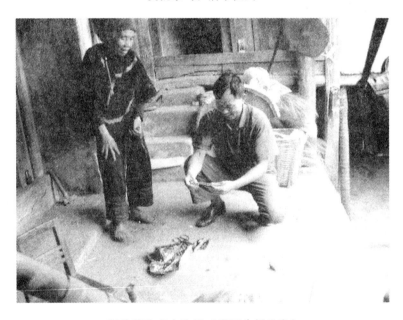

师娘莫为老人治腿（退死牛烂马鬼）

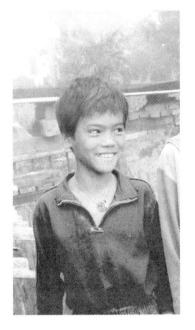 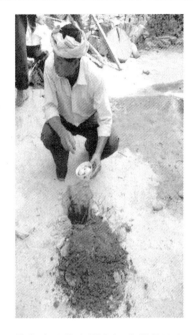

儿童避邪物：狗牙铜钱　　　　　送小鸡（代表恶鬼）在村外路上

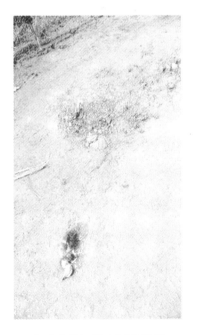 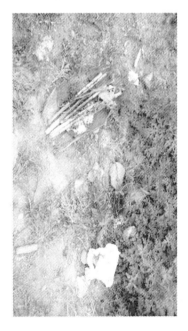

仪式中将不干净埋进洞里　　　　病神被送出

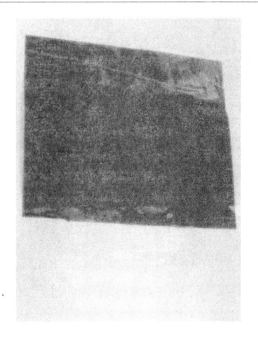

避鬼符

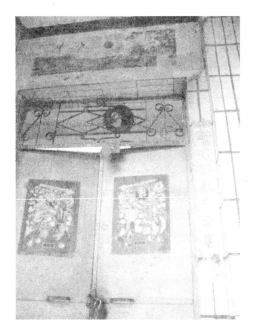

六月年时打发野鬼

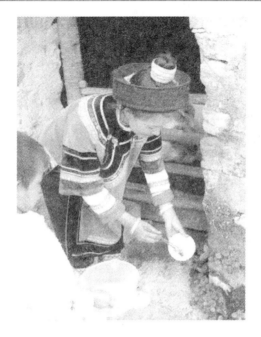

门上鬼眼可防止各种鬼怪

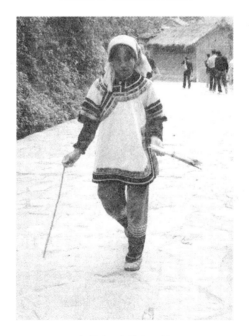

六月年时送走天神

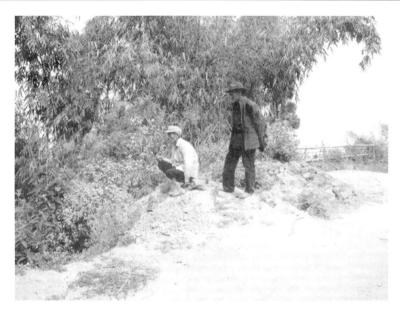

莫批在河边为患者全家"背"（做仪式）

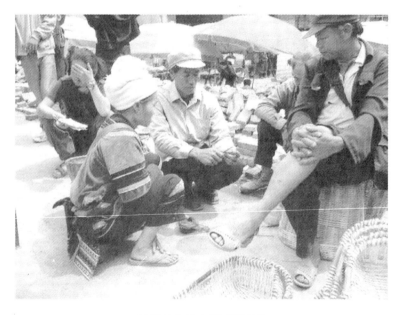

赶街时莫批也要"出诊"

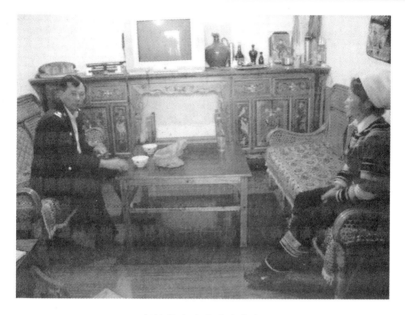

师娘莫为患者瞧米占卜

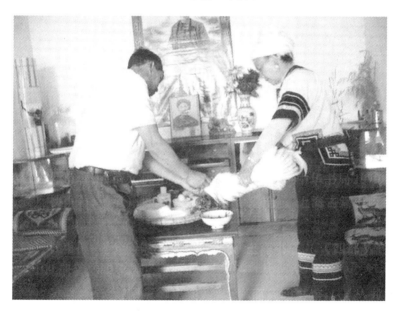

驱鬼仪式（白公鸡为治疗仪式中重要祭物）

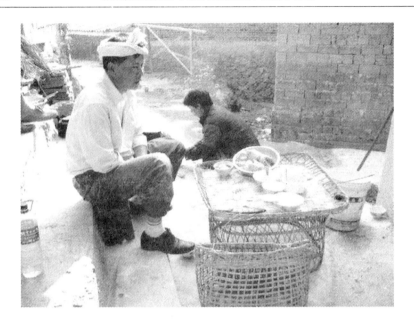

退鬼仪式（约擦突）时巫师须头着白布

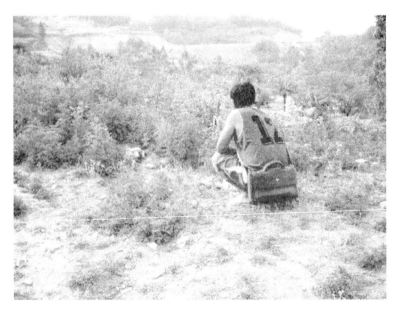

刹黑扑仪式治疗时，巫师在路边咒骂鸭子（鸭子代表恶鬼）

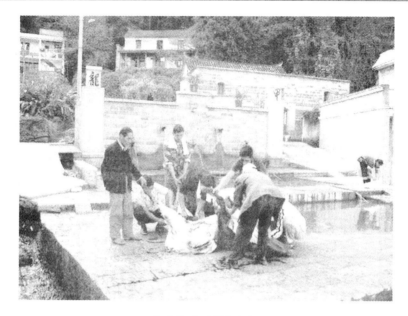

公共仪式时杀牛祭祀

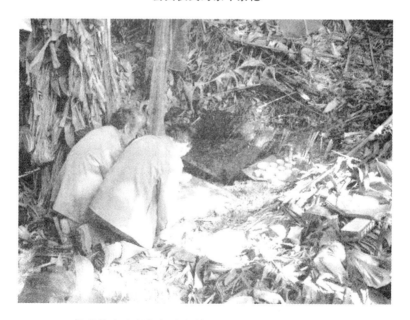

咪谷代表全村祭祀水井神（洁净水源，保护身体）

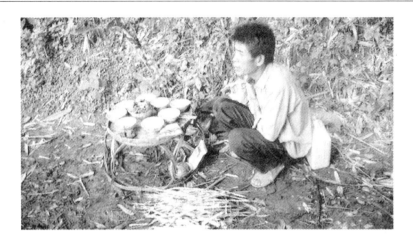

咪谷献饭：请神

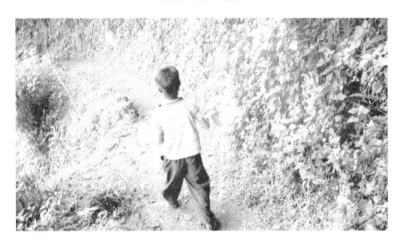

每一家都要出一个人把病鬼送出村寨之外

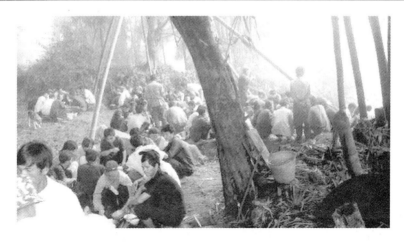

仪式结束时分食祭品，可得保佑之力

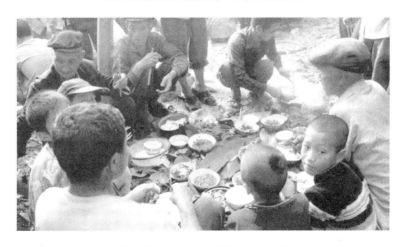

分食祭品严禁女人参与，而只有男人可以参加

后　　记

　　曾有人说写一本书便是留下一次遗憾，结束这本略带有"地气"但还没有理论飞扬的文字，我亦有同样感觉。还有太多内容没有写出来，还有太多调查没有整理出来，还有太多文献没有解读，太多，太多的遗憾……可是由于时间和精力的关系，只能就此狠心搁笔，留待以后慢慢延伸。仅以此文作为数年来追踪哈尼族巫师的一个小结。然而，此时之心情除了遗憾之外，还有些许的忧虑，随着与村民接触越多，对村庄研究时间越长，我对村庄的忧虑感与失落感愈渐增加。商业化大潮下的边疆农村出现的种种变迁和境况让人并不十分乐观，这一切让本文行文中的笔调多少显得稍冷了一点。

　　而此刻，另外的心绪则是感谢，却要从头说起。记得在上大学时，我喜欢在图书馆胡乱看书，像啃青的牛去到草原，东啃一嘴，西啃一嘴。一天在书架上看到一本叫《中国巫蛊考察》的书，便对其中奇异的民俗现象感到惊讶，也对远方的云南充满着幻想。没想到，十年后我真的去了云南工作，娶了云南的妻子，生了云南的女儿。而且居然和此书的作者邓启耀教授有缘遇见，还成为了他的门下弟子，人生真是一段奇妙的旅程。可以说，邓老师对我的指导，细致而自由，宽容又得体，在此致以我最衷心的谢意！在写作过程中，师母周楷模教授也同样在生活上多加关照。我从邓老师和师母那里，不仅学到渊博的知识，还有云淡风清的人生态度，弥足珍贵。

　　2009年11月中山大学人类学系和香港中文大学联合主办"首届医学人类学与行为健康国际研讨会"。承蒙程瑜老师邀请，我以"哈尼人的宗教治疗"的论文参加了会议，并得到一些与会专家，尤其是著名的医学人类学家清华大学景军教授的指点和回应，让我受益匪浅，这进一步奠定了之后的研究思路。

　　2010 年我被中山大学人类学系录取为博士研究生，中大人类学系是我国人类学南方一个主要基地，有着悠久的人类学研究历史。宗教人类学方面有刘昭瑞老师和王建新两位名师，我从他们那里收获不少。难能可贵的是，医学人类学这个在中国还十分陌生的领域，中大也很有传统特色，如陈华和程瑜老师，以及我的导师邓启耀教授，都是这方面的专家。

　　求学于康乐园，让我这个离开大学氛围和人类学系一段时间的学生，仿佛苏醒了。课业学习过程中我有幸受到刘昭瑞、周大鸣、麻国庆、何国强、张应强等教授的熏陶，大大扩展了我的研究视角。尤其是刘老师的"道教与民间宗教"课让我知道了汗牛充栋的关于古代宗教与医疗的研究成果，周老师的"人类学与中国社会研究"课在研究方法和思路上给我很多启发，麻老师的理论视野激发了我的很多灵感。课余我常常去和极富亲和力的张振江老师"闲谈"，娓娓道来之间，获益不少。王建新老师的民族志研究课应该来说对我实地调查最有帮助，我得到的最深刻启示便是好的民族志是成为人类学者的重要标志，每当田野中烦恼之时，我便想起王老师课上的告诫。此外，朱爱东、朱健刚、余成普老师则在预答辩时对论文提出诸多中肯的修改意见，特别感谢刘昭瑞老师的鼓励与指引。

　　我在厦门大学人类学研究所求学期间一直便对民间信仰感兴趣，感谢邓晓华教授引导我最终选择客家萨满作为毕业论文研究方向，若不是邓老师敏锐的学术眼光和坚定的信念支持，我想也就不会有我今后继续沿此前行的研究之路。宋平老师对我的研究一直颇多鼓励，更让人感动的是，在我刚刚到红河开始新的生活和调查时，她曾不远千里，亲自来红河给我打气并指导，对此我将永远铭记在心。

　　2008 年春季，杨六金老师来到我工作的学校，建立国际哈尼/阿卡研究中心，我自然成为这个新成立的中心的一个分子，并参加了哈尼支系文化研究项目。2008 年暑期便在元阳县登云村做了一些调查，完成一些研究报告。感谢杨老师为我的调查牵线搭桥，建立人脉关系，带领我认识了不少的巫师（贝玛），给予了调查最关键的帮助。在本书出版过程中，也是关怀备至。

　　在调查过程中，感谢龙甲村的李建华和大嫂周红英，妥善的为我安排了饮食起居。乐育的李梅仰大莫批则无私的提供了很多的民间知识，娘普村的普泽黑、普勒仰等莫批和登云村白卜斗莫批不厌其烦的回答我的提问，对我的包容理解让人感动。感谢勤劳而淳朴的哈尼人，是他们成就了这本著作，祝愿他们更加的健康和快乐。我也深知对于哈尼文化了解还很不够，这项研究的调查还不深入，分析还很幼稚很肤浅，只能有待以后再细细展开。

当我在哈尼族村寨调查的同时，加拿大麦吉尔大学地理系 Jean Rousseau（中文名：远帆）和日本东京都立大学人类学系阿部朋恒也在红河做他们的博士论文调查，尤其阿部的主题是哈尼族的宗教。田野期间，我们互相串访，我们三人经常的交流，得益不少，更留下珍贵的友情。

本书的修改和出版要感谢宫京蕾女士和审稿专家及编辑、校对人员，正是他们的细心审读和高度的责任感，才将本书中的诸多错别字一一改正。本书也要特别感谢安学斌教授，正是他的多次过问和提醒，才使得我硬着头皮继续修改，又蒙他牵线搭桥，最终获得学校资助。同时也要感谢科技处的支持，尤其是王红晓女士在稿子修改中多次热情帮助。

本书的不少部分都以单篇论文的形式在一些学术期刊发表，它们是《宗教学研究》《中央民族大学学报》《思想战线》《世界宗教文化》《世界民族》《中国农业大学学报》《西南民族大学学报》《青海民族研究》《农业考古》《医学与社会》《中国俗文化研究》等。是他们接纳了我的还十分肤浅幼稚的论述，这里我要对他们表示衷心的感谢。

最后，要感谢的是我的家人给予了大量的支持，父亲的提醒妈妈的叮嘱。尤其是岳母和内弟对我们生活上的照料，使我腾出不少时间，没有他们，本书将无法完成。本书初稿写作阶段特别不容易，写作之时也正是妻子十月怀胎的时候，当我在村寨调查时，她默默的忍受着孤独。当我整天坐在电脑面前而无暇顾及时，她对此也表示了极大的理解。而随着女儿恰恰的出生，我的写作和研究节奏被打乱了，写作受到了一定程度的影响。经常是只能在夜深人静、母女安睡之后，我才能打开电脑开始整理材料。有时候正在奋笔疾书时突然被她的啼哭打乱而不得不放下而去哄她、抱她，有时候只好一边抱着小家伙一边阅读文献。因此，书写这本书成为我一辈子最难忘的人生经历！然而，在小家伙的啼哭和笑脸中，我也再次深深感受到生命的延续与人之为人的意义。

是为记。

徐义强
2016 年夏于蒙自